薬学生のための
天然物化学テキスト

徳島大学大学院教授　　　大阪薬科大学教授　　　姫路獨協大学教授
　　　　　　　　　　　　　　　　　　　　　京都大学名誉教授
高 石 喜 久　　　馬 場 きみ江　　　本 多 義 昭

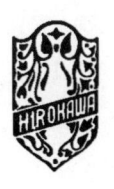

東京 廣川書店 発行

執筆者一覧 (50音順)

青木　俊二	兵庫医療大学教授
石黒　京子	武庫川女子大学教授
市丸　百代	元神戸薬科大学准教授
稲田　　昭	摂南大学教授
柏田　良樹	徳島大学大学院准教授
桑島　　博	近畿大学教授
小西　天二	同志社女子大学教授
髙石　喜久	徳島大学大学院教授
谷口　雅彦	大阪薬科大学准教授
永津　明人	金城学院大学教授
橋本　敏弘	徳島文理大学教授
馬場きみ江	大阪薬科大学教授
本多　義昭	姫路獨協大学教授・京都大学名誉教授
守安　正恭	神戸薬科大学教授

まえがき

　近年の医療技術の発達と医薬品開発の飛躍的な進歩にはめざましいものがあるが，現在使用されている医薬品の多くは人類が伝承してきた生薬，民間薬などの天然薬物を起源とした天然由来の化合物，あるいはそれらをリードまたはシード化合物として研究開発されたものである．

　天然物化学は，薬用植物学・生薬学で習得した天然薬物に関する知識をもとに学習するものであり，薬学生が学習する創薬関連科目の基礎として位置づけられる．また近年，天然物質が有する多様な機能性が注目され，広い分野でその応用が求められていることから，天然物化学に関する知識の重要性は大きくなっている．

　本書は「薬学生のための薬用植物学・生薬学テキスト」の姉妹編として出版されたもので，薬学教育モデル・コアカリキュラムの内容を網羅し，必要とされる知識の要点を薬学生にわかりやすく解説したものである．

　はじめに，天然物化学の基礎となる天然物質の化学的な取扱い法，構造決定法，立体化学の知識を分かりやすく解説した．また，天然物質の構造を理解する上で重要となる生合成の概要と要点の解説を行い，生合成に準じた化合物分類に基づいて医薬品として重要な天然物質について解説を行った．

　各化合物については，その起源，生物活性，用途，重要な試験法等を日本薬局方との関連を重視しながら解説するようにつとめた．さらに機能性天然物質として，抗生物質についても要点を解説するとともに，医薬品として使用される以外の天然物質として，天然毒，天然色素，香料，甘味料などについても記載した．また近年，健康志向の高まりにより，食品やサプリメントが注目されていることから，食品に含有される機能性成分に関しても概説した．

　また，巻末には，現在医薬品として使用されている天然化合物をまとめるとともに，CBT および国家試験に利用できる練習問題も掲載した．

　終りに，本書の出版にご尽力いただいた廣川書店常務取締役廣川典子氏をはじめ編集部の方々に深謝いたします．

平成 21 年 1 月

編　　者

目　　次

序　論 ……………………………………………………………………………… 1
  1　植物由来医薬品の発見が世界の歴史を変えた　　1
  2　天然物化学の始まり　　2
  3　モルヒネの単離から構造確定までに146年　　3
  4　天然物をもとにして開発された医薬品　　5

第Ⅰ部　天然物質の取り扱い　　9

第1章　抽出，分離，精製 …………………………………………………… 11
  1.1　抽　出　　11
  1.2　水蒸気蒸留　　12
  1.3　クロマトグラフィー　　12

第2章　構造決定法 …………………………………………………………… 15
  2.1　融点，旋光度，元素分析　　15
  2.2　赤外吸収スペクトル　　16
  2.3　紫外・可視吸収スペクトル　　17
  2.4　質量分析法　　19
  2.5　核磁気共鳴スペクトル　　20
    2.5.1　^{1}H-NMR　　21
    2.5.2　^{13}C-NMR　　25
    2.5.3　二次元NMR　　27
  2.6　旋光分散，円二色性　　29

第3章　天然物質と立体化学 ………………………………………………… 30
  3.1　生物活性と立体化学　　30
  3.2　天然から得られる鏡像異性体　　32
  3.3　不斉とキラリティー　　32
  3.4　有機化合物の異性体について　　33
    3.4.1　2個の不斉炭素を有する化合物と立体異性体　　34
    3.4.2　対称面を有する化合物の立体異性体　　34
  3.5　相対配置と絶対配置　　36
  3.6　立体配置の表示法　　37

3.6.1 *R, S* 表示法　37
3.6.2 D, L 表示　38
3.6.3 *cis, trans* 異性体，*E, Z* 異性体　39
3.6.4 *erythro, threo* 表示　40
3.7 不斉原子のない分子の光学異性体　41
3.8 立体配置の図面上の表示法　41
3.8.1 立体構造式　41
3.8.2 Fischer 投影式　42
3.8.3 Newman 式　42
3.9 配座と配座異性体　42

第Ⅱ部　代表的な天然物質の構造と生合成　45

はじめに　47
1 一次代謝と二次代謝　47
2 天然物の構造と生合成経路　48

第1章　糖類　52
1.1 糖類の化学　52
1.2 単糖類　55
1.3 少糖類　58
1.4 多糖類　60
1.5 配糖体　63

第2章　脂質　64
2.1 脂肪酸　64
2.2 単純脂質　65
2.3 複合脂質　66
2.4 エイコサノイド　67
2.5 ポリアセチレン化合物　69

第3章　芳香族化合物　71
3.1 シキミ酸経路由来の芳香族化合物　71
3.1.1 フェニルプロパノイド（狭義）　73
3.1.2 クマリン　75
3.1.3 リグナン，ネオリグナン　77

3.1.4 セスキリグナン，ジリグナン　79
3.1.5 リグニン　79
3.1.6 C_6-C_1化合物　80
3.2 酢酸-マロン酸経路由来の芳香族化合物　81
3.2.1 クロモン　82
3.2.2 フタリド　82
3.2.3 アントラキノン，アンスロン　83
3.2.4 ナフトキノン　85
3.2.5 ベンゾキノン　86
3.3 酢酸-マロン酸経路とシキミ酸経路による複合経路由来の芳香族化合物　87
3.3.1 フラボノイド　88
3.3.2 スチルベン　97
3.3.3 イソクマリン　97
3.4 その他の芳香族化合物　98
3.4.1 タンニン　98
3.4.2 ジアリルヘプタノイド　101
3.4.3 カンナビノイド　102
3.4.4 プレニレーティドフロログルシノール誘導体　102

第4章　テルペノイド・ステロイド　104

4.1 モノテルペン　106
4.2 セスキテルペン　112
4.3 ジテルペン　116
4.4 セスタテルペン　120
4.5 トリテルペンおよびトリテルペンサポニン　120
4.6 ステロイドおよびステロイドサポニン　129
　4.6.1 ステロール　130
　4.6.2 胆汁酸　131
　4.6.3 ステロイドホルモン　131
　4.6.4 変態ホルモン　133
　4.6.5 ステロイドサポニン　134
　4.6.6 強心配糖体とその関連化合物　135
4.7 カロテノイド　139
4.8 ポリテルペノイド　141

第 5 章　アルカロイド ………………………………………………………………… 143
 5.1 オルニチン由来のアルカロイド 146
  5.1.1 トロパンアルカロイド 146
 5.2 リジン由来のアルカロイド 149
  5.2.1 ピペリジンアルカロイド 149
  5.2.2 キノリチジンアルカロイド 150
 5.3 ニコチン酸由来のアルカロイド 150
  5.3.1 ピリジンアルカロイド 150
 5.4 チロシン由来のアルカロイド 151
  5.4.1 ベンジルイソキノリン型アルカロイド 152
  5.4.2 フタリドイソキノリン型アルカロイド 154
  5.4.3 モルフィナン型アルカロイド 155
  5.4.4 トロポロン型アルカロイド 155
  5.4.5 テルペノイドイソキノリン型アルカロイド 156
 5.5 トリプトファン由来のアルカロイド 156
  5.5.1 単純トリプタミン誘導体 158
  5.5.2 テルペノイドインドールアルカロイド 158
  5.5.3 バッカクアルカロイド 160
  5.5.4 ピロロインドールアルカロイド 161
  5.5.5 インドロキナゾリン型アルカロイド 161
  5.5.6 キノリンアルカロイド 161
 5.6 アントラニル酸由来のアルカロイド 162
 5.7 ヒスチジン由来のアルカロイド 163
 5.8 アミノ酸転移反応由来のアルカロイド 164
  5.8.1 フェニルアラニン由来のアルカロイド 164
  5.8.2 テルペノイドアルカロイド 165
  5.8.3 ステロイドアルカロイド 166
 5.9 プリンアルカロイド 166
 5.10 アミノ酸類 167

第 6 章　その他 ………………………………………………………………………… 169
 6.1 青酸配糖体 169
 6.2 カラシ油配糖体（グルコシノレート） 170

第Ⅲ部　機能性天然物質　　173

第1章　微生物が生み出す医薬品　175
   1.1　抗生物質　175
   1.2　抗腫瘍性抗生物質　180
   1.3　免疫抑制剤　182
   1.4　酵素阻害剤　182

第2章　海洋生物を資源とする天然物　184

第3章　自然毒　189
   3.1　植物性自然毒　189
   3.2　キノコ毒　191

第4章　天然色素　194

第5章　香料　199

第6章　甘味料　202

第7章　食品の機能性物質　205
   7.1　植物成分に健康を求める時代　205
   7.2　食品の機能性　205
   7.3　食品に含まれる機能性成分　206

第8章　農薬　211
   8.1　はじめに　211
   8.2　害虫駆除物質　211
   　8.2.1　殺虫作用成分　211
   　8.2.2　摂食阻害物質　212
   　8.2.3　昆虫ホルモン・フェロモン　213
   8.3　植物病原菌に対する農薬用抗生物質　213

第Ⅳ部　天然物質をリード化合物にして開発された医薬品　215

演習問題 ･･ 225

索　引 ･･ 237

序　論

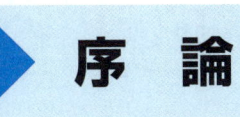

　天然物化学は，動植物，微生物，海洋生物等の天然資源が生産する天然物（二次代謝産物）を分離し，その化学構造の決定，化学合成，生合成研究を行うとともに，天然物の生物活性の探索研究を行い，人類の健康維持と生活の向上に役立たせることを主目的にした学問領域である．

　天然物化学の守備範囲は広く，1）医薬品の開発を目的として，天然資源から抗がん，抗ウイルス，抗菌，免疫賦活，免疫抑制などあらゆる疾病の治癒を対象とした生物活性物質の単離と応用を進める研究，2）生物に傷害を与える，発がん促進，天然毒など生物の生理機能に影響を与える化合物の解明，3）食用となる天然資源の機能性（抗アレルギー，発がん予防，高血圧予防，血糖値制御，肥満抑制など）に関与する物質の特定と健康食品としての機能評価，4）生物間相互作用等，自然現象（生物の自己制御物質：植物ホルモン，昆虫ホルモンなど，生物の個体間制御物質：抗生物質，ファイトアレキシン，植物成長阻害物質，他感作用物質など）に関与する天然物質の単離とその機能解明，5）天然物の生合成ならびに組織培養の研究，6）天然物の全合成研究，などがあげられる．このような広い天然物化学の中で，本書では天然物と人間の健康維持に焦点をあて，それを理解するため，主に1），2），3），5）に関連した記述をする．

1　植物由来医薬品の発見が世界の歴史を変えた

　1965年発刊されたNorman Taylorの著書「Plant Drugs that Change the World」には，植物由来医薬品の発見が世界の歴史を変えたと書いてある．医薬品の発見が世界の歴史を変えるものであろうか？　アンデスの山中でインディオにより使用されていたコカの葉から世界で初めて局所麻酔薬コカイン cocaine が発見され，人々は外科手術の苦痛から解放された．聖アンソニーの火と恐れられていた麦角から子宮収縮止血薬エルゴメトリン ergometrine が得られた．阿片は戦争も起こしているが，それから単離されたモルヒネ morphine は一方でがん末期等に起こる激しい疼痛時における鎮痛，鎮静薬として使用されている．中国の伝説上の皇帝神農が著したといわれている「神農本草経」に掲載されている生薬，麻黄からは喘息等に今でも使用されているエフェドリン ephedrine が発見されている．人々が古来から苦しめられているマラリア（Malaria, イタリア語で悪い空気という意味の mal aria を語源とする）に有効な化合物キニーネ quinine がペルーの不思議な樹キナの皮から得られた．インドの伝統医学アユルベーダ医学で用いられていたキョウチクトウ科ラウオルフィア（印度蛇木）から鎮静薬あるいは血圧降下薬として使用され

2　序　論

cocaine　　　ergometrine　　　morphine　　　(−)-ephedrine

quinine　　　reserpine　　　digitoxin

るレセルピン reserpine が単離された．水腫に効果があるシュロップシャの老女の秘薬として知られていたゴマノハグサ科ジギタリスから強心配糖体ジギトキシン digitoxin が単離された．ジギトキシンはジギタリス強心配糖体として高血圧，虚血性心疾患，腎疾患などに基づくうっ血性心不全，手術，ショックなどの際における心不全および各種頻脈の予防と治療に使用されている．

　これら医薬品は人々の苦痛を取り除き，病気を治癒するもので，人々の歴史を大きく変えたといっても過言ではない．このような天然産物から有効成分を取り出し，私達の健康維持に役立たせる天然物化学の研究はいつ頃から始まったのであろうか．

2　天然物化学の始まり

　人類は有史以来，苦痛から逃れたい，健康でありたいとの願望をもち，自然界にある草根木皮，動物，鉱物から食べ物になるもの，薬になるものを探し出してきた．それは世界各地の各民族に及び，親から子，孫に伝承され，今日私達が使用している膨大な天然薬物となっている．

　古代のアラビアに生まれ，中世のヨーロッパに伝わった錬金術は，化学実験の基となる加熱，冷却，蒸留，昇華，結晶化などの技術を発展させ 18 世紀の化学を誕生させた．その流れの中，近代の天然物化学は 18 世紀後半に始まったといえる．それ以降，天然薬物の歩みは東洋と西洋では大きく異なり，東洋では統合思想に基礎を置き，天然薬物を数多く組み合わせて使用する方向（中国の中医学，日本の漢方薬など）へ進んだが，西洋では解析思想に基礎を置き，天然薬物が効果を示すのは何故だろう，何が効いているのだろうと考えるようになった．この考え方の基

礎になったのはスイス人のパラケルスス Paracelsus（1493～1541）で，彼は天然薬物の中には，ある特殊な有効成分があると主張した．これは天然薬物中に存在する有効成分の研究を進めるというヨーロッパの解析的な考え方の原点である．天然物から有機化合物を単離する画期的な研究はスウェーデンの薬剤師シェーレ Scheele（1742～1786）により行われた．彼はレモン汁からクエン酸，牛乳から乳酸を単離し，その後の天然物化学の先鞭をつけ，19世紀初頭，ドイツの薬剤師ゼルチュルナー Sertürner による阿片からモルヒネの単離へと結びついた．このモルヒネの発見は天然薬物から活性成分が発見された画期的な業績であり，これ以降，数多くの活性成分が発見され，近代的化学薬品の時代へと進んでいった．この19世紀初頭から20世紀末に至る200年にもわたる長い戦いは，まさに天然物化学・有機化学発展の歴史を物語っている壮絶なドラマである．天然物化学における主だった研究成果を次に示す．

西暦	
1769	レモン汁からクエン酸，牛乳から乳酸，酒石から酒石酸の単離（Scheele）
1806	阿片よりモルヒネの単離（Sertürner）
1817	ホミカよりストリキニーネの単離（Pelletire, Caventou）
1820	キナ皮よりキニーネの単離（Pelletire, Caventou）
1828	尿素の合成（Wöhler）
1848	酒石酸の光学分割（Pasteur）
1860	コカの葉よりコカインの単離（Niemann）
1887	麻黄よりエフェドリンの単離（長井長義）
1910	オリザニンの発見（鈴木梅太郎）
1928	ペニシリンの発見（Fleming）
1955	インスリンの構造解明
1964	フグ毒テトロドトキシンの構造解明（平田義正，津田恭介，Woodward）
1984	免疫抑制剤 FK506 の構造解明（藤沢薬品）

3　モルヒネの単離から構造確定までに146年

ここでモルヒネの構造決定について振り返ってみよう．私達が当たり前のように思っているモルヒネの構造は，単離（1806）から平面構造提出（1925）までに119年，構造の確定（1952）までに146年の月日を要している．今日の機器分析を使用すれば，構造決定にある程度慣れた大学院生なら，おそらく1か月程度で構造を決められるだろう．モルヒネの構造決定には想像を絶する時間と膨大な数の人的資源，多様な化学反応の駆使と綿密な考察が必要とされた．モルヒネの構造決定の過程を振り返り，これからの天然物化学はどうあるべきか考えてみよう．

阿片よりモルヒネが単離（1806）され，阿片処理液よりコデインが得られた（1833）．コデインの分子式は $C_{18}H_{21}NO_3 \cdot H_2O$（1843），モルヒネの分子式は $C_{17}H_{19}NO_3$ と発表された（1847）．モルヒネの分子式が正しいことは，1897年，凝固点降下法で分子量が285と決定されたことに

より確定された．その後，モルヒネをアセチル化するとジアセテートを与え，コデインはモノアセテートを与えることがわかり，モルヒネの3つの酸素のうち2つは水酸基であることが明らかになった（1870年代）．モルヒネは塩化鉄（Ⅲ）試液で呈色するが，コデインは呈色しないことより，コデインはフェノール性水酸基のメチル体であることが明らかとなった（1881）．モルヒネと10倍量のZn混合液を300℃に加熱しフェナンスレンが得られた．しかし，過酷な条件であったので確信はなかった（1881，von Gerichten）．その後，モルヒネのアルカリ分解物から3,4-dihydroxybenzoic acid が得られた（1883）．再度穏和な条件でモルヒネの分解反応を行い，dihydrophenanthrene（morphol と命名）を得た．しかし，この時点で水酸基の位置は不明であった（1886，von Gerichten）．

コデインより trimethoxyphenanthrene が得られ（1897，Freund），その後，2つの水酸基が phenanthrene の A 環のオルト位に存在することが明らかとなった（1899）．3,4-dimethoxyphenanthrene が合成され，コデインからの methylmorphol のメチル化体と同定され，モルヒネ中に phenanthrene に相当する炭素骨格が存在することが確定した（1900，Pschorr）．合成された 3,4,6-trimethoxyphenanthrene が Freund が得た trimethoxyphenanthrene と一致したことより，3番目の水酸基は6位に存在することが判明した（1902，Pschorr）．

3,4-dihydroxybenzoic acid   phenanthrene   morphpol   R=H morphine
R=CH₃ codeine

1-acetoxy-2-(dimethylamino) ethane   trihydroxyphenanthrene

モルヒネの単離から100年を経て，モルヒネに含まれる14個の炭素はフェナンスレン骨格であり，3個の酸素は3位にフェノール性水酸基，4位と5位はエーテル結合，6位にアルコール性水酸基であることが明らかになった．残りは3個の炭素と1個の窒素である．Knorr はモルヒネの誘導体から 1-acetoxy-2-(dimethylamino) ethane を得た．これによりエチルアミンの存在が明らかとなった（1906）．その後，エチルアミン側鎖の結合位置についての検討が長期間行われた．1925年，Robinson らによりモルヒネの構造式が提出され，1952年，Gates がモルヒネの全合成を報告し，ここにモルヒネの構造が確定した．

モルヒネの単離から構造確定までに146年の年月がかかったが，近年，天然物化学に関する状況は，1）技術的進歩（① 液体クロマトグラフィーなどの進歩による分離技術の進歩，② 二次元 NMR 等を始めとする機器分析技術の進歩，③ 生物活性を測定する種類の増加と簡便化，④

情報収集・処理におけるコンピュータの進歩)，2) 研究環境の変化（異分野共同研究の増加），3) 民族薬物学の普及とこの情報を基にした医薬品開発研究，4) 21世紀は代替医療と西洋医療が組み合わされた統合医療の時代ともいわれている，5) 世界的に健康志向が強くサプリメントなどの需要が盛んになっているなど，大きく変化している．一方，天然物関係の研究報告数の増加，新規雑誌の発行も盛んである．特に中国からの研究発表が顕著になっている．また近年，欧米の製薬会社では天然物からの医薬品開発に乗り出している所もある．このような状況から，今後ますます特異な構造と生物活性をもつ天然物の単離が進むことが期待されるとともに，既存天然物を含めて新しい生物活性の発見も期待される．まさに21世紀に入り天然物化学はルネッサンスを迎えているといっても過言ではない．天然物から人の健康，病気の克服に役立つ化合物を単離し，社会に提供して人々の健康増進に役立てる天然物化学の役割は，1806年のモルヒネ単離以来200年が経過した今でも変わっていない．天然薬物がある効果を示す場合，自然界で不思議な現象が見られる場合，どのような化合物が関与しているのかを追求する天然物化学の原点に大きな変わりはない．しかし，情報と技術の進歩の著しい今日では，天然物化学の方法論は大きく変化しており，その利点を生かした研究を進め，社会にエビデンスを広く示す必要が強く望まれる時代に来ている．

4　天然物をもとにして開発された医薬品

　人類は天然薬物を"くすり"として疾病の治療に用いてきたが，19世紀になって，それら伝承薬物の情報をもとに活性化合物の単離が行われ，それらが医薬品として使用されるようになった．さらに，天然物から得られた化合物の副作用や毒性の改善，薬効増強などを目的として，その誘導体やその構造をモチーフとした誘導体などきわめて多くの化合物が合成され，医薬品として使用されている．

　ヤナギ類は古代から薬効が知られており，ディオスコリデスの「薬物誌」にも，ヤナギの樹皮が鎮痛，解熱，分娩の痛みの緩和などに用いられていた記載があり，ヨーロッパでは長く解熱・鎮痛薬や駆風薬として使用されてきた．また，南アフリカのホッテントット人はヤナギをリウマチ熱に用いており，またチェロキーインディアンなどアメリカインディアンも解熱・鎮痛にヤナギを用いていた．一方，日本においてはヤナギの枝を歯痛や歯肉炎に"ようじ"として使用しており，"ようじ"に楊枝（ヤナギの枝）の文字をあてるのはこの所以といわれる．これら全く異なる地域の人々がヤナギを同様な目的で使用していたわけである．

　イギリスのストーン E. Stone は1819年，セイヨウシロヤナギ *Salix alba* の樹皮または葉からsalicin を単離した．1838年には salicin を酸化してサリチル酸が得られた．このサリチル酸は解熱やリウマチ熱の治療に用いられたが，強い苦みや胃障害などの副作用が見られた．その後，1897年，ドイツの製薬会社バイエルでサリチル酸のアセチル体であるアセチルサリチル酸の合成に成功し，1899年からアスピリンという名称で販売され，現在でも主要な医薬品として使用されている．アスピリンのもとになったサリチル酸は，1890年代にセイヨウナツユキソウ〔(*Fil-*

ipendula ulmaria＝*Spiraea ulmaria*）（バラ科）〕の成分として得られ，セイヨウナツユキソウの当時の属名をもとに spiric acid の名称がつけられている．したがって，acetyl salicylic acid は acetyl spiric acid であり，バイエル社はこの名称からアスピリン aspirin を医薬品名として採用した．アスピリンは合成医薬品と思われがちであるが，その医薬品名は植物名にちなんでつけられているわけである．

　コカの葉から単離されたコカインは局所麻酔剤としての素晴らしい力をもっていたが，常にその毒性にも悩まされていた．また毒性の少ない量ではその効力が十分長く続かなかった．この欠点を除くため，コカインをリード化合物として数多くの合成品がつくられ，エステル型局所麻酔剤としてのプロカインが得られた．プロカインの作用はコカインの1/2であるが，毒性は1/6であった．またプロカインアミドはナトリウムチャンネル遮断剤として急性心筋梗塞における不整脈の予防に用いられている．

　このようにして天然物から見出され，またさらに種々の構造修飾等の研究が行われ，数多くの医薬品が医療現場で使用されている．天然物を起源とするリード化合物とそれらを基に合成された医薬品の例を図1に示す．なお，天然物質をリード化合物にして開発された種々医薬品の例の詳細は，第Ⅳ部を参照していただきたい．

セイヨウシロヤナギ（*Salix alba*）

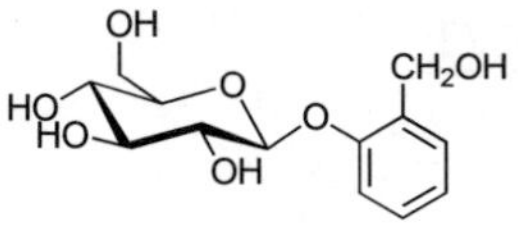

salicin
解熱，鎮痛

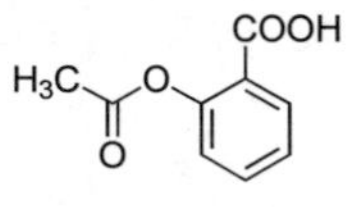

aspirin
解熱，鎮痛

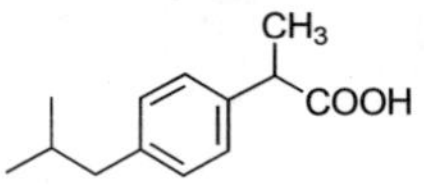

ibuprofen
解熱，鎮痛

セイヨウナツユキソウ（*Spiraea ulmaria*）

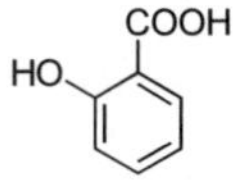

salicylic acid
解熱，鎮痛

コカ（*Erythroxylon coca*）

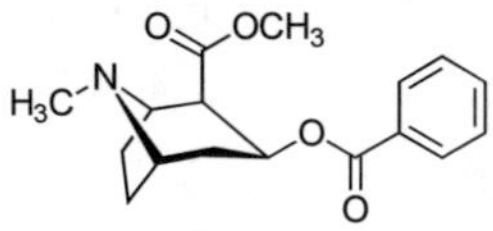

cocaine
局所麻酔

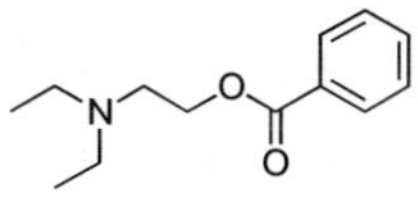

procaine
局所麻酔

ムラサキウマゴヤシ（*Medicago sativa*）

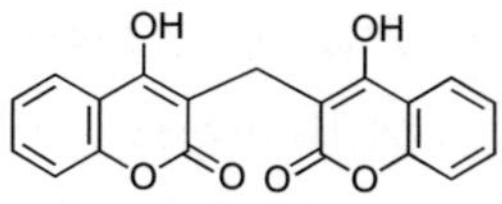

dicoumarol
血液凝固阻害

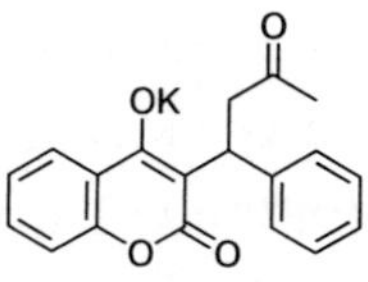

warfarin potassium
血液凝固阻害

図1　天然物を起源とするリード化合物とそれらを基に合成された医薬品の例

カラバル豆（*Physostigma venenosum*）

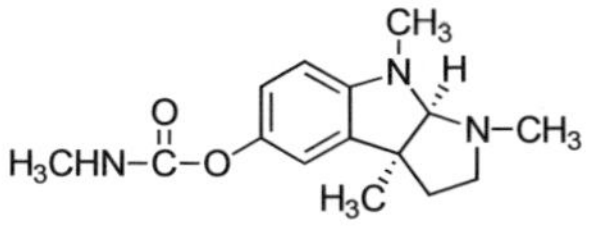

physostigmine
コリンエステラーゼ阻害薬

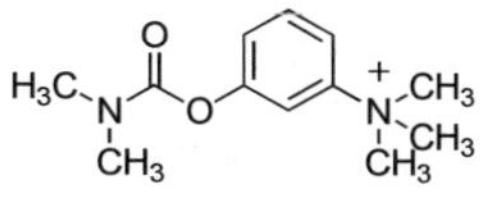

neostigmine
コリンエステラーゼ阻害薬

ケシ（*Papaver somniferum*）

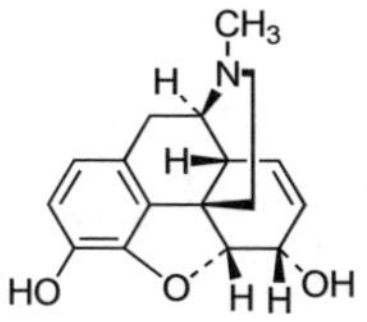

morphine
鎮痛薬

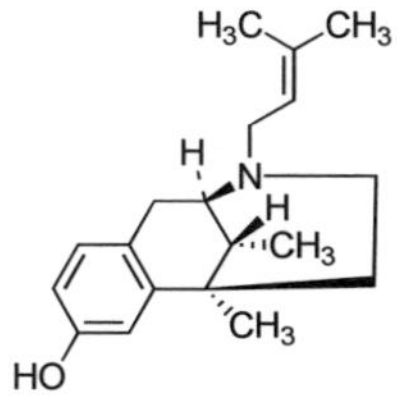

pentazocine（局）
鎮痛薬

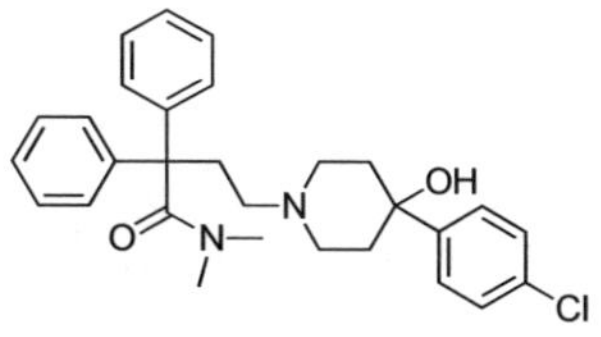

loperamide
止瀉薬

キナ（*Cinchona succirubra*）

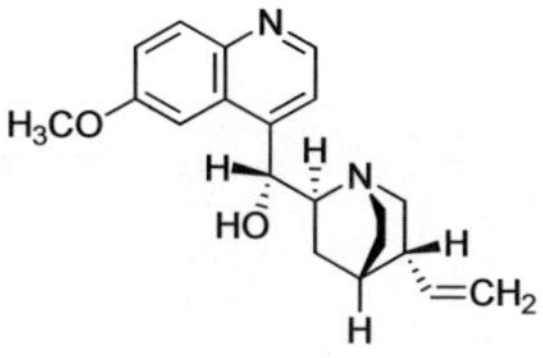

quinine
抗マラリア薬

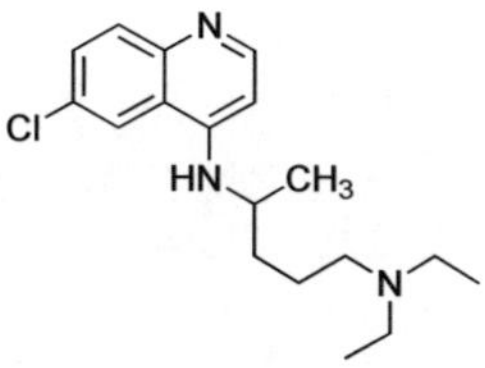

chloroquine
抗マラリア薬

山豆根（*Sophora subprostrata*）

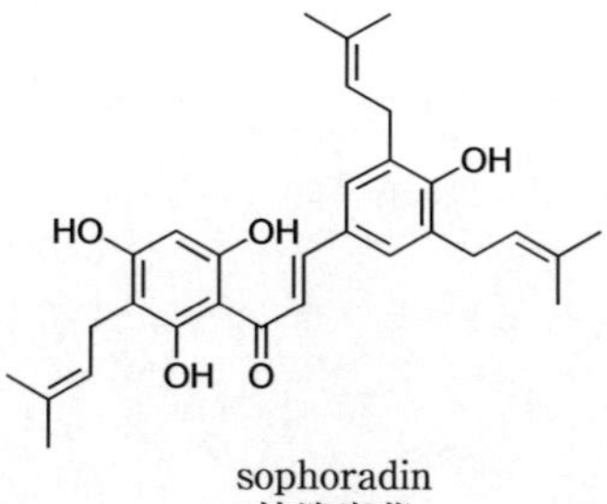

sophoradin
抗潰瘍薬

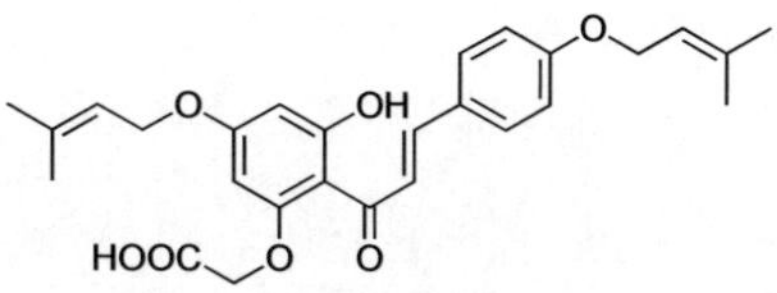

sofalcone
抗潰瘍薬

アンミ（*Ammi visnaga*）

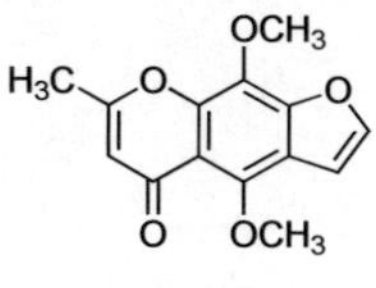

khellin
冠拡張作用

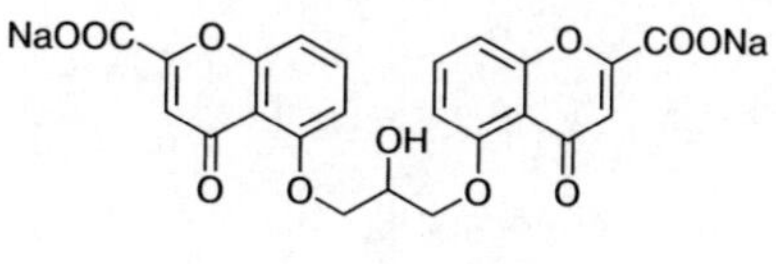

sodium cromoglicate
抗アレルギー薬

図1　つづき

ナンテン（*Nandina domestica*）

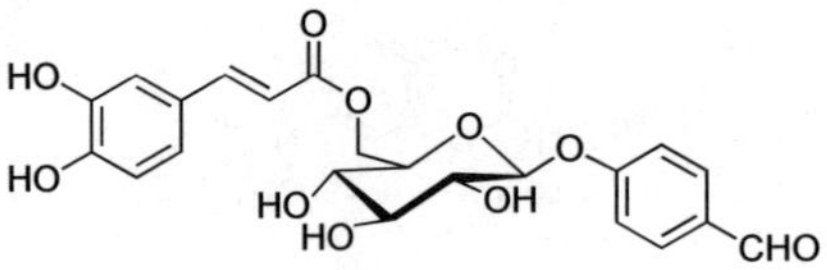

nandinoside
抗アレルギー薬

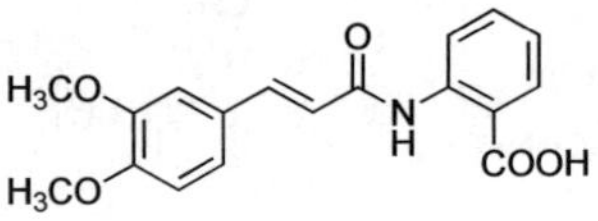

tranilast
抗アレルギー薬

オウゴン（*Scutellaria baicalensis*）

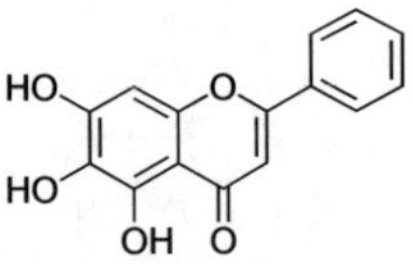

baicalein
抗アレルギー薬

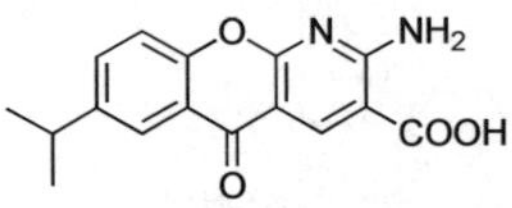

amlexanox
抗アレルギー薬

図1　つづき

I

天然物質の取り扱い

1 抽出，分離，精製

1.1 抽　出

　生薬をはじめ動植物の成分を得るには，材料から取り出すという操作が必要になる．その最も一般的な方法が「抽出」という操作である．「抽出」は，目的とする化学物質の溶解度に応じた溶媒を選び，生物体から溶かし出させる操作を指し，こうして得られた溶液を「抽出液」，この「抽出液」の溶媒を蒸留して取り除いたものを「エキス」という．

　エキスを作る場合，抽出溶媒の選択は，水酸基やアミノ基，カルボキシル基といった極性の高い置換基が多い化合物を目的とする場合，水，メタノール，エタノール，アセトンなどの極性溶媒を用いる．ステロイド，トリテルペン，脂質など極性置換基の分子全体に対する割合が低い低極性化合物を目的にするときにはn-ヘキサンなどの無極性溶媒を抽出に用いる．両者の中間に属する化合物も多くあり，極性が高い方から，n-ブタノール，酢酸エチル，ジエチルエーテル，クロロホルムなども抽出溶媒として多く使われる．これらの溶媒の中でもメタノール，エタノールは，高極性から低極性の分子まで幅広く抽出ができるので使用されることが多い．

　抽出液の溶媒を取り除いて濃縮するには，通常，エバポレーターを用いて減圧で濃縮する．減圧濃縮すると溶媒の沸点よりもかなり低い温度で溶媒を留去できるので，高温で不安定な化合物も分解や反応をある程度抑えることができる．水抽出液の水を取り除くには，凍結乾燥という方法もある．必ず0℃以下で溶媒が取り除かれるので，熱に不安定な化合物を扱う場合には有効な方法である．

　メタノール，エタノールなどによって高極性から低極性の分子まで幅広く抽出した場合，得られたエキスを互いに混ざり合わない極性の低い溶媒と高い溶媒との間で分液ロートなどを用いて振り混ぜ，成分の極性の相違でどちらの溶媒に溶解しやすいか分配率の差によって分離する液-液分離（分配）が能率的である．多くの場合，有機溶媒と水の間で分液操作を行い，有機層の溶媒を低極性のものから順次取り換え，各溶媒に可溶な物質を抽出していく．

　目的とする成分の酸性度の違いを利用して分離を行うこともある．特に塩基性化合物であるアルカロイドは，有機溶媒と希薄な酸の水溶液で分液操作をすると水層に抽出され，この後アンモニア水などで水層の液性を弱アルカリ性にし，酢酸エチルなどの有機溶媒で抽出すると，有機溶媒層にアルカロイドが抽出される．

1.2 水蒸気蒸留

混合物それぞれの蒸気圧（分圧）の合計が大気圧を超えたときにそれぞれの蒸気圧の比で蒸留されてくるという原理を用いて成分を取り出す方法で，精油など揮発性のある成分を取り出すときに有効な方法である．精油の沸点は 100℃ よりも高いものが多いが，水と共存すると水と精油の分圧が合わせて大気圧（平地で 1 気圧 = 1013 hPa）に達したときに沸騰が始まるので 100℃ 以下で蒸留できる．

1.3 クロマトグラフィー

（1）液-液分配クロマトグラフィー

シリカゲル（多孔質の無水ケイ酸の粉末）のように，水を保持しやすい担体を細いガラス管に充填し，水と混和しない溶媒に溶解した混合物を注入し，次に同じ溶媒を同じ向きに流していくと，担体の表面の水と流れてくる溶媒との間で溶質の分配が起こる．このとき，分配率の差に応じて溶質は担体表面の水相に残るものと溶媒相に溶解するものとに別れる．新しい溶媒が来るとやはりそこで分配率に従って溶出していく．つまり，水に対する分配率が小さいものほど，この充填ガラス管の中を速く通過することになる．出口のところで，化合物を何らかの方法で素早く検知しながら分取すれば，個々の成分に分けることができる．この原理に基づいた方法を液-液分配クロマトグラフィーまたは液体クロマトグラフィー liquid chromatography（LC）という．

（2）逆相クロマトグラフィー

シリカゲルなど水を保持しやすい担体を用いる場合とは逆に，シリカゲル担体表面にシリコン樹脂を付着させたものや表面水酸基をオクタデシルシリル（ODS）基などを用いて化学的にアルキル化したものなどに，非水系の溶媒を固定相として吸着させ，移動相溶媒に水やメタノールなどの水系溶媒を用いる方法を逆相クロマトグラフィーと呼ぶ．配糖体など水溶性の有機化合物の分離・分析に好適である．

（3）薄層クロマトグラフィー

薄層クロマトグラフィー thin-layer chromatography（TLC）は，ガラス板や，アルミ板あるいはプラスチック板の上にシリカゲルなどの粉末の固定相を厚さ 0.1〜1 mm 程に塗布したものを用いる．移動相溶媒の展開に要する時間も短く，固定相や呈色試薬の選択の範囲も広いため，混合物の分離・分析に用いる手軽な方法として広く使われている．溶媒の移動距離と化合物の移

動距離の比（R_f 値）や呈色反応から定性分析，化合物の同定ができ，濃度分布を測定すれば定量分析も可能である．分離操作で用いるときは，化合物の存在する部分のゲルを剥がし取って，適当な溶媒中に溶け出させゲルをろ過し，溶媒を留去することで，目的の化合物を得ることができる．

（4）高速液体クロマトグラフィー

担体表面の固定相と移動相の間の溶質の分配速度は十分に速いので，移動相である溶媒の流速が速ければ速いほど，渦流や分子拡散による再混合の可能性は小さくなり，その結果，分離能は高くなる．また，担体の粒度を小さくして表面積を大きくすると単位距離内での理論的な分配の回数（理論段数）は増え，やはり分離能は高くなる．細かい粒子を充填した円筒（カラム）の中で移動相の速度を上げようとすると，溶媒の粘性のために高い圧力をかけて送液する必要が出てくる．その送液のために高圧ポンプを用いて溶媒に加圧する方法を高速液体クロマトグラフィーhigh performance liquid chromatography（HPLC）という．取り扱う溶質の量や目的に応じて，分析用，分取用などいろいろな能力の高圧ポンプをはじめとする装置類を使い分ける．

HPLC では，出口で紫外線のある波長での吸光度などを測定・検出することによって，一定条件で出口に到達するまでの時間（保持時間 retention time）で定性分析が，信号強度の積分値であるピーク面積から定量分析も同時に行うことができる．紫外吸収スペクトルはじめ，円二色性，質量，核磁気共鳴スペクトルなど，スペクトルを測定しながら化合物を検出する装置も開発されている．

（5）ペーパークロマトグラフィー

ペーパークロマトグラフィー（ろ紙分配クロマトグラフィー paper partition chromatography（PPC））は固定相担体として細長く切ったろ紙を用い，密閉した容器の中で移動相溶媒（展開溶媒）を吸い上げて混合物を展開させて分離を行う方法である．固定相担体は水酸基を多数もっている cellulose と考えることができる．呈色試薬や紫外線によってろ紙上に展開された化合物を検出することができ，R_f 値から化合物の同定もできる．古くから利用されており，再現性もよい．

（6）ガスクロマトグラフィー

移動相が気体であれば，液体よりも流速を速くすることができる．溶質を気化することができれば，ケイ藻土などの表面に液体を付着させた固定相と窒素ガスなどの気体の移動相との間の分配を応用した気-液分配クロマトグラフィー gas-liquid chromatography（GLC），いわゆるガスクロマトグラフィーが行われる．揮発性低分子の分析によく使われる．

（7）吸着クロマトグラフィー，その他

液相や気相間の分配によらないで，アルミナ（Al_2O_3），マグネシア（MgO），活性炭末など吸着活性の強い固体表面への吸着-溶出を応用したのが，吸着クロマトグラフィーである．クロマトグラフィーの中では最も歴史が古く，カロチノイドやアルカロイドの分離などに利用されてきた．

そのほか，イオン交換樹脂を用いるイオン交換クロマトグラフィー，分子の大きさによってふるい分けるゲルろ過（分子ふるい）クロマトグラフィーなど多くの手段が応用されている．

2 構造決定法

　合成医薬品の多くは天然物から得られた活性物質の構造にならって創り出された化合物であり，天然医薬品は医薬品開発のリード化合物として重要な位置を占めている．また，天然物から得られた新しい構造を有する化合物は，有機合成化学者の合成ターゲットとなり，新たな反応の開発にも寄与してきた．多種多様な構造を有する天然物の構造解析は創薬におけるさまざまな分野に新たな情報を供与する上で重要である．

　最近の分光分析を始めとする機器分析手法の進歩により，微量のサンプルでも構造解析は容易になっている．本章では，有機化合物の構造決定に利用される機器分析などについて概説する．

2.1　融点，旋光度，元素分析

　有機化合物を得たときには，それらの物理化学的性質は化合物を特定する指標として必要なデータである．

（1）融　点

　融点は結晶性化合物が加熱により融解し固相と液相が平衡状態にあるときの温度であり，化合物を結晶として得たときは融点を測定する必要がある．純粋な化合物の融点は固有の値を示すので，物質の同定に用いられるほか，異物質が存在するときは融点降下が観察されるので，純度の指標ともなる．日本薬局方の融点測定法は，毛細管に試料を入れてシリコン油中で加熱する方法が採用されているが，試料量が必要であるので，試料をカバーグラスに挟んでホットプレートで加熱して測定する方法が一般にはよく用いられている．また，融点はある程度の温度幅を有しており，溶け始めから溶け終わりの温度を表示することが多いが，日本薬局方では溶け終わりの温度を融点と定義している．

（2）旋光度

　光学活性化合物またはその溶液は，通過する平面偏光の偏光面を回転させる．その回転した角度を旋光度といい，これを旋光度計によって測定する．進行してくる光に向かい合った観測者から見て，偏光面が右回り（時計回り）に回転する場合を右旋性といい＋の符号で，左回りに回転する場合を左旋性といい－の符号で示す．

　比旋光度は次式で表される．

$$[\alpha]_x^t = 100\alpha/lc$$

- α：偏光面を回転した角度
- t：測定時の温度
- x：用いたスペクトルの特定の単色光の波長または名称．一般にナトリウム D 線（589 nm）が用いられ，D と記載される．
- l：試料溶液の層長．日本薬局方では mm，JIS では dm を用いる．
- c：試料濃度．日本薬局方では溶液 1 mL 中に存在する薬品の g 数で定義される．また，JIS では，100 mL 中の g 数を用いる．

（3）元素分析

元素分析は化合物の構成元素の構成比を決定する定量分析のことをいう．

精密に秤量した分析試料を酸素気流下で燃焼し，最終的に生成する CO_2，N_2，H_2O を定量することによりそれぞれ炭素，窒素，水素の比率を％で算出し，実験値を得る．酸素は直接測定できない．また，燃焼して気化しない元素は灰分として残る．質量分析スペクトルにより得られる分子量を考慮し，組成式を求める．実験値は± 0.30 ％以内の誤差で計算値と一致する必要がある．元素分析には数 mg の量が必要であり回収不可能なため，高分解能質量分析により分子量と分子式の情報を得ることが多くなっている．

2.2　赤外吸収スペクトル

赤外線は可視光とマイクロ波の中間に位置する電磁波であり，$400 \sim 4000\,cm^{-1}$（$2.5 \sim 25\,\mu m$）程度の波長である．この波長の電磁波を分子に照射すると，分子の構造によって特徴的な赤外吸収スペクトル infrared (IR) spectrum を示す．これにより化合物の同定が可能である．振動数は結合を形成する原子の質量が大きくなるほど低くなり，結合が強くなるほど高くなる．一方，$1300\,cm^{-1}$ の低波数領域は指紋領域と呼ばれ，化合物に特徴的な複雑な吸収を示すことから，化合物の同定に用いられる．

表 2.1　IR スペクトルにおける代表的官能基の吸収帯

官能基	吸収帯 cm^{-1}	官能基	吸収帯 cm^{-1}
ROH	3640 〜 3610	COOH	1760（単量体）；1710（二量体）
ROH（分子間水素結合）	3600 〜 3500	−CO−O−	1735
RCOOH	3000 〜 2500	C=O	1715
RNH_2	〜 3500，〜 3400 の 2 本	α,β-不飽和 C=O	1675
NH	3350 〜 3310	C=N	1690 〜 1640
C−H		C=C	1670 〜 1600
アルカン	3300	RNO_2	1560, 1350
アルケン	3100 〜 3000	C−C	1250 〜 1150
アルキン	3000 〜 2800	C−N	1230 〜 1030
C≡N	2260 〜 2210	C−O−	1275 〜 1020
C≡C	2260 〜 2100		

波長の高波数領域においては，分子中の官能基における結合（O−H, C−H, C=C, C=O, C−O, C−N など）により特徴的な伸縮振動を示す．代表的な官能基の吸収帯を表 2.1 に示す．これらの吸収をみることによって存在する官能基を推測することができる．

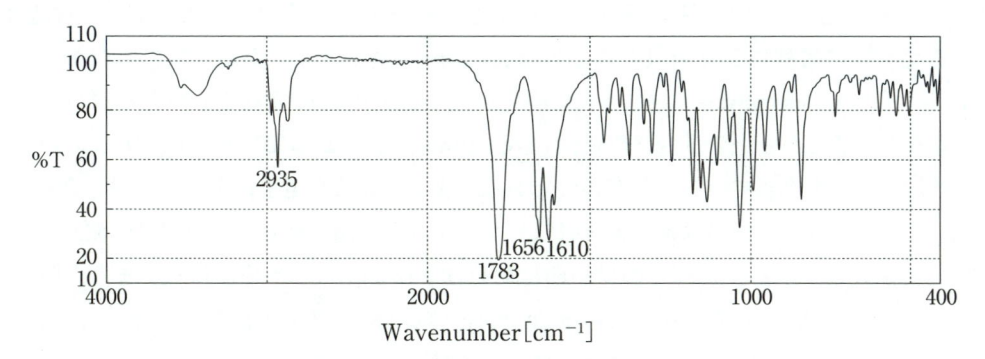

図 2.1 サントニンの IR スペクトル

サントニンの赤外吸収スペクトル（IR）

サントニンの IR スペクトルから，以下のような官能基の存在が示される．

$2935\ cm^{-1}$：メチルおよびメチレンの C−H 伸縮振動
$1783\ cm^{-1}$：δ-ラクトンの C=O 伸縮振動
$1656\ cm^{-1}$：共役ケトンの C=O 伸縮振動
$1610\ cm^{-1}$：二重結合の C=C 伸縮振動

2.3 紫外・可視吸収スペクトル

分子に紫外・可視光を照射すると，低いエネルギー準位（基底状態）の電子は高いエネルギー準位（励起状態）へ遷移する．この励起エネルギーに相当する波長の光が吸収されスペクトルが得られる．電子遷移の波長は基底状態と励起状態のエネルギー差に対応している．分子の軌道には，結合性の σ 軌道・π 軌道と非結合性の n 軌道および反結合性の σ* 軌道・π* 軌道があり，それぞれのエネルギー準位は，下図のようになっている．

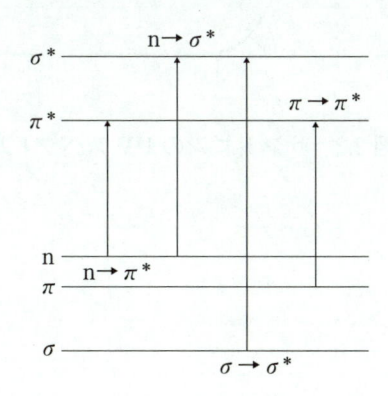

飽和炭化水素は σ 軌道と σ^* 軌道のみを有する化合物であるので $\sigma \rightarrow \sigma^*$ 遷移のみである．この遷移には大きなエネルギーが必要で，吸収するのは波長の短い遠紫外線であり紫外・可視吸収スペクトルの対象とならない．不飽和炭化水素においては，σ 軌道・π 軌道・π^* 軌道・σ^* 軌道が存在し，$\sigma \rightarrow \sigma^*$ 遷移よりも励起エネルギーの小さな $\pi \rightarrow \pi^*$ 遷移が可能であるが，二重結合が 1 個有する化合物の遷移により吸収されるのは 200 nm 程度の波長である．紫外吸収スペクトル ultraviolet (UV) absorption spectrum で測定可能な近紫外部に吸収をもつためには，共役電子系の存在が必要であり，分子内に発色団 chromophore と呼ばれる C=C, C=N, C=O, C=S などが共役した形を有していることが必要である．また，非共有電子対をもつ原子を含む－OH, －NH$_2$, －Cl などは，単独では紫外線を吸収しないが，発色団と結合して吸収は長波長側へ移動し，吸光度を大きくする．これらの原子団は助色団 auxochrome と呼ばれる．また，吸収位置の長波長シフトを深色シフト bathochromic shift, 短波長シフトを浅色シフト hypsochromic shift という．また，吸収強度が強くなるのを濃色効果 hyperchromism, 弱くなるのを淡色効果 hypochromism という．

紫外吸収強度は，試料濃度とセル長に比例するという Lambert-Beer の法則が知られており，物質の定量に用いられる．吸光度（A），濃度（c mol/L），セル長（l cm）は下式の関係にあり，ε はモル吸光係数と呼ばれる．

$$A = \varepsilon c l$$

サントニンの UV スペクトル

サントニンの UV スペクトルは図 2.2 に示すとおりで，分子中に存在する共役ケトンに基づく吸収極大が 239 nm に観察される．

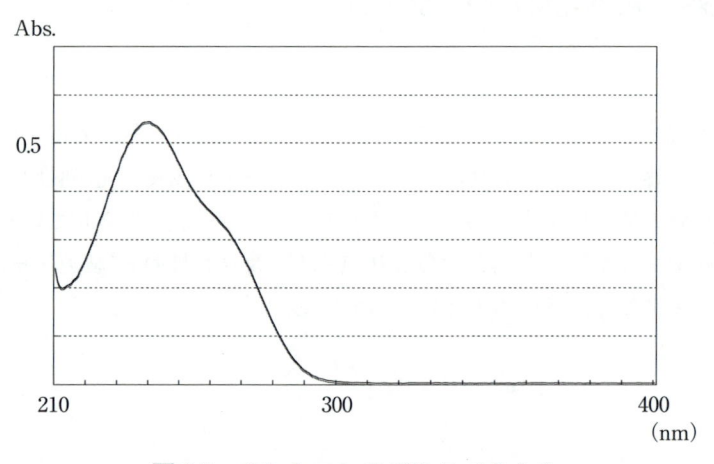

図 2.2　サントニンの UV スペクトル

2.4 質量分析法

化合物をイオン化し，生じた複数のイオンを磁場または電場を通過させてイオンの質量 (m) と電荷 (z) の比 (m/z) の大きさに分離する方法を質量分析法といい，分離されたイオンをス

(a)

(b)

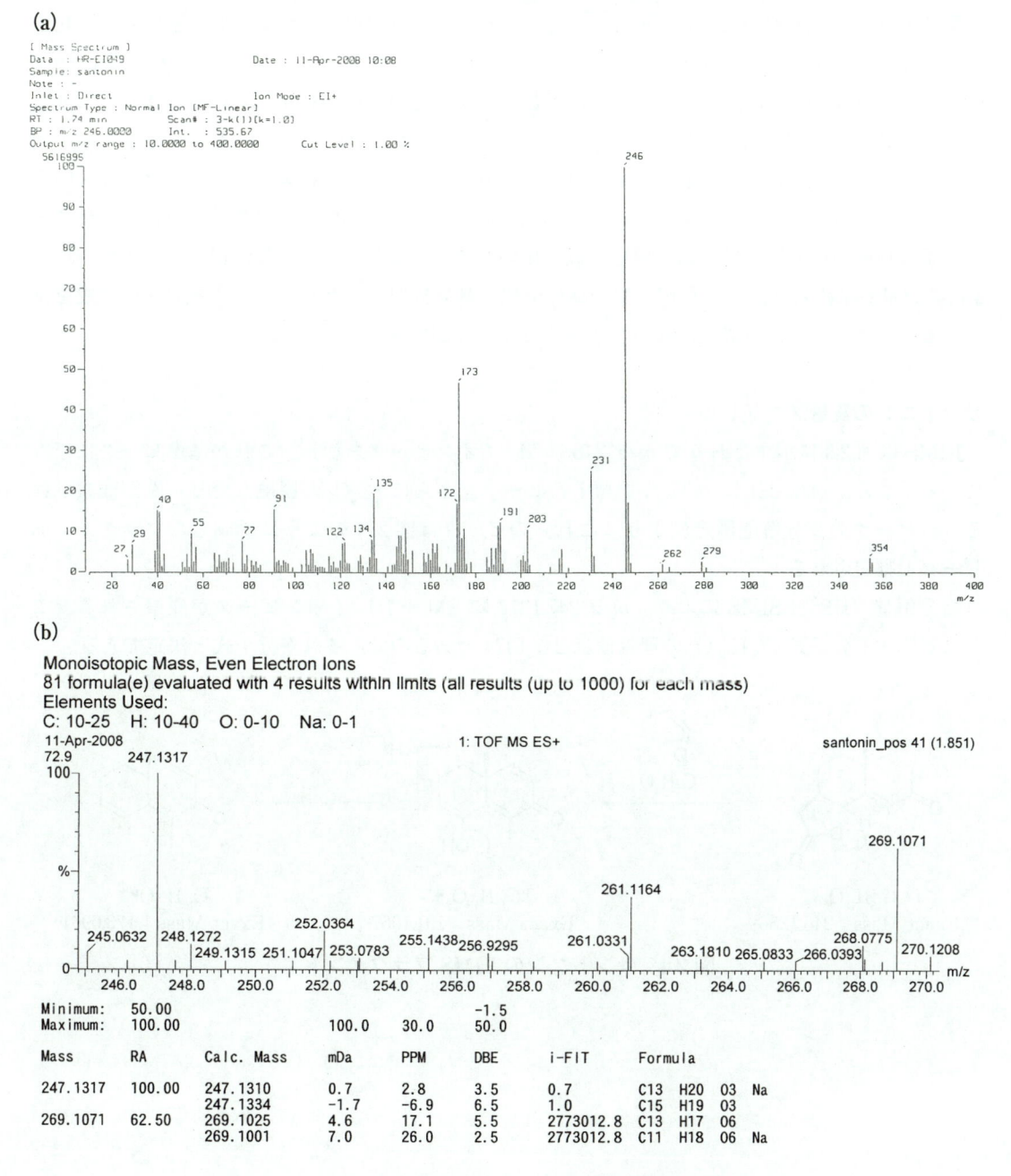

Mass	RA	Calc. Mass	mDa	PPM	DBE	i-FIT	Formula			
247.1317	100.00	247.1310	0.7	2.8	3.5	0.7	C13	H20	O3	Na
		247.1334	-1.7	-6.9	6.5	1.0	C15	H19	O3	
269.1071	62.50	269.1025	4.6	17.1	5.5	2773012.8	C13	H17	O6	
		269.1001	7.0	26.0	2.5	2773012.8	C11	H18	O6	Na

図2.3 サントニンの EIMS (a), HR-ESIMS (b) スペクトル

ペクトルとして記録したものが質量スペクトル mass spectrum (MS) である．通常，縦軸に基準ピーク（100 %）に対するピーク強度（%）を，横軸に質量/電荷（m/z）を示す．

イオン化法は，高真空中で気化した試料に高エネルギー電子をあてて，分子中の電子を1個放出させてイオン化する方法〔電子衝撃 electron impact (EI) イオン化法〕が古くから用いられてきた．この方法が適用できるのは，熱に安定な気化が起こりやすい低極性化合物で，分子量が約 1,000 以下の非イオン性の有機化合物である．そのため，試料の気化が起こりにくい高極性化合物に適応できるイオン化法が考案され，電解脱離 field desorption (FD) イオン化法，高速原子衝撃 fast atom bombardment (FAB) イオン化法，マトリックス支援レーザー脱離イオン化法 matrix assisted laser desorption/ionization (MALDI)，エレクトロスプレーイオン化 electro spray ionization (ESI) 法など，現在では多数のイオン化の方法が存在している．また，これらのイオン化法により生成するイオン混合物を，質量/電荷比で分離しスペクトルを分離する手法にも数種の方法が存在する．最も一般的な分析装置は磁場型質量分析装置であり，その他，四重極型質量分析装置，飛行時間型質量分析装置などがある．また，磁場型質量分析装置の一種である二重収束磁場型装置では2個の磁場装置を用いることにより高い分解能が得られ，小数点以下4桁の質量が求められる．したがって，高分解能質量分析が可能となり，分子イオンの組成を決定することができ，構造解析に有用な情報を得ることができる．

サントニンの質量スペクトル

EIMS は図 2.3 に示すとおりで m/z 246 に M$^+$ イオンピークを示し，これが基準ピークになっている．また，m/z 231 に ·CH$_3$ が脱離したピーク，さらに ·C$_2$O$_2$ が脱離したピークが観察される．各ピークの高分解能測定により，これらのピークは図 2.4 のように生成したフラグメントピークと推定される．

高分解能（HR）ESIMS により，m/z 247.1317 に (M + H)$^+$ イオンピークが観察される．これに対応する分子式 C$_{15}$H$_{19}$O$_3$ の理論値は 247.1334 であるので，これが分子式と決定できる．

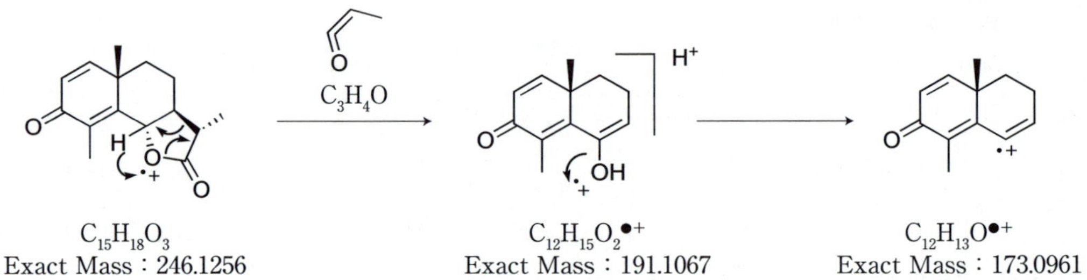

図 2.4　サントニンの EIMS フラグメント

2.5 核磁気共鳴スペクトル

　強い磁場中に化合物を置くと，磁性を示す構成原子核が核に特有の周波数のラジオ波に共鳴して低エネルギーの核スピン状態と高エネルギーの核スピン状態に分裂する．この低エネルギー状態から高エネルギー状態への遷移によるラジオ波の共鳴吸収を利用したスペクトルが核磁気共鳴スペクトル nuclear magnetic resonance（NMR）spectrum である．

　磁性を示す原子は陽子または中性子が奇数個の原子の ^1_1H, $^{13}_6C$, $^{15}_7N$, $^{19}_9F$, $^{31}_{15}P$ などである．これらはスピン量子数が 1/2 であり，磁場中では低エネルギー状態と高エネルギー状態の 2 つの状態のみをとる．一方，$^{12}_6C$, $^{16}_8O$ などは陽子と中性子がいずれも偶数個であるので，陽子スピン同士，中性子スピン同士が互いに対をつくるので，全体として磁性を示さず，スピン量子数は 0 となり核磁気共鳴を示さない．

　外部磁場中では，核の周囲に存在する電子は，外部磁場に逆らう誘導磁場を生じている．これを遮蔽といい，この遮蔽効果の違いによりそれぞれの原子は異なる共鳴周波数を有しており，この共鳴周波数の変化を化学シフト chemical shift という．化学シフトは，通常はテトラメチルシラン（TMS）を内部標準とし，TMS からある核種の共鳴周波数の差を測定 NMR 装置の静磁場共鳴周波数で割った値を 10^6 倍して ppm 単位で表示する．

　測定するラジオ周波数のエネルギーは，周波数範囲を連続波で掃引する方法と，周波数全範囲のパルスを一度にかける方法があり，現在は一般に後者が用いられている．この方法では，エネルギーを吸収して励起した核が基底状態に戻るときに放出するエネルギーである自由誘導減衰 free induction decay（FID）を検出し，これをフーリエ変換することによりスペクトルが得られる．

2.5.1　^{1}H-NMR

（1）化学シフト

　^{1}H 核の化学シフトによりプロトン周囲の環境を推定することができる．化学シフトに影響を与える要因の 1 つは ^{1}H 核周囲の電子密度である．電気陰性度の高い置換基が隣接すると，核周囲の電子密度を低下させ，遮蔽に寄与する電子が少なくなるので低磁場シフトした化学シフトを示す．また，多重結合や芳香環の π 電子は，外部磁場により誘起磁場を生じ化学シフトに影響を与える．この影響は，π 電子雲が等方性をもたず方向により作用が異なるので磁気異方性といわれる．二重結合性 π 電子は分子平面の上下に存在するので，π 電子雲による誘起磁場は上下の方向では外部磁場と反対方向になるので高磁場シフトを，分子平面方向では π 電子雲による誘起磁場と外部磁場が同じ方法になるので低磁場シフトする．

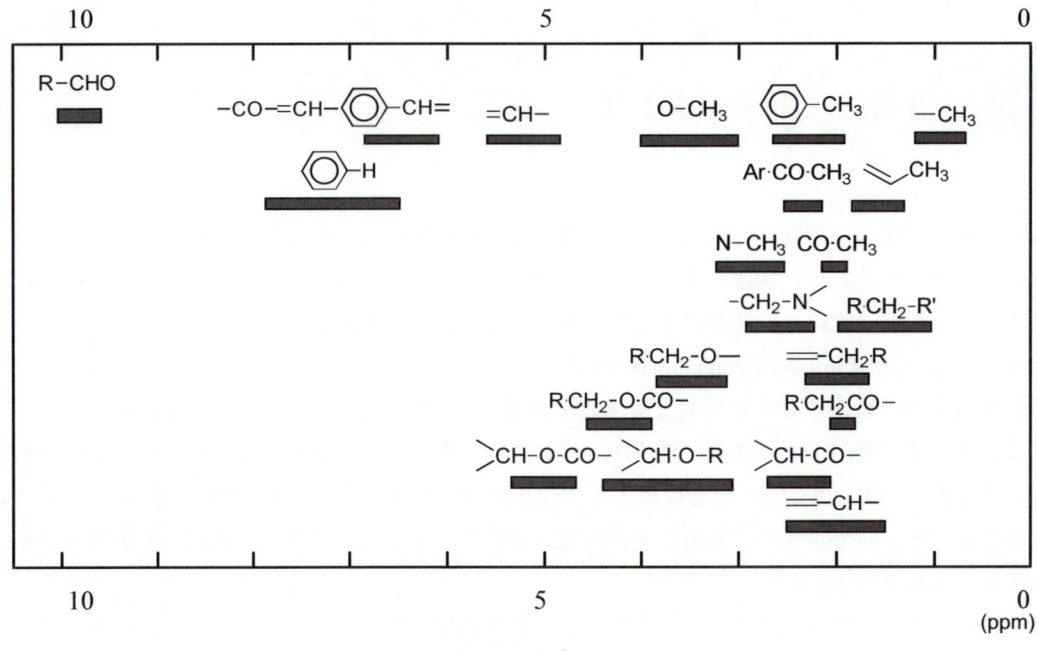

図2.5 典型的な ^{1}H 化学シフト

（2） スピン-スピン結合

スピン-スピン結合は隣接した ^{1}H 核による相互作用である．隣接した核スピンが1個のとき，その隣接核スピンは観測プロトンの核スピンと平行と逆方向の2つの状態をとり，観測プロトンのシグナルを2本に分裂させる．この分裂線の幅をスピン-スピン結合定数といい，その幅を J（Hz）で表す．シグナルの分裂は，隣接する原子に結合するプロトン数が n であるとき，プロトンが磁気的に等価な場合には $(n+1)$ 本に分裂して観察される．

表2.2 代表的なスピン-スピン結合定数 J（Hz）

構　造	結合定数	構　造	結合定数
aliphatic ジェミナルプロトン >C<H,H	12～15	olefinic H,H C=C H	12～18
ビシナルプロトン CH-CH	5～9	H C=C H	6～12
	トランス：8～12 ゴーシュ：2～4	>C=C<H	0～2
in cyclohexane		aromatic	
	H_{ax}-H_{ax}：7～14 H_{ax}-H_{eq}：2～3 H_{eq}-H_{eq}：2～3 1,3-H_{eq}-H_{eq}：1～2		o：6～10 m：1～3 p：0

スピン-スピン結合定数は構造により変化するので，構造解析に有用な情報が得られる．代表的なスピン-スピン結合定数を表 2.2 に示す．ビシナルプロトンおよびジェミナルプロトン間のスピン-スピン結合定数はスピン結合するプロトン間の二面角により変化することが知られており，その値は Karplus 則により二面角の値から近似的な値を導くことができる．立体構造の解析において，スピン-スピン結合定数の値により有用な情報が得られる．また，オレフィニック水素においては，ビシナルプロトンが *trans* の関係にある場合と *cis* の関係にある場合のスピン-スピン結合定数が異なるので，二重結合の配置を知ることができる．ベンゼン環プロトンにおいては，オルト位，メタ位，パラ位の関係にあるプロトン間のスピン-スピン結合定数の値が異なることから，置換基の位置関係を知ることが可能である．

（3） 積分曲線

個々のシグナルの面積は積分曲線で表される．シグナルの面積比はプロトン数と対応しているので，各シグナルにおけるプロトン数を推定することが可能である．

（4） 核オーバーハウザー効果

スピン-スピン結合定数は化学結合を通しての相互作用であるが，空間的・立体的に近接した位置関係にある核スピン同士の相互作用も存在しており，一方の核から他方の核へエネルギー伝達が起こっている．このような関係にあるシグナルの一方に共鳴周波数を照射すると一方のシグナルの積分強度の増加が観察される．この現象を核オーバーハウザー効果 nuclear Overhauser effect（NOE）という．NOE はプロトン間の距離の判定に利用できるので，立体化学の情報を得ることができる．

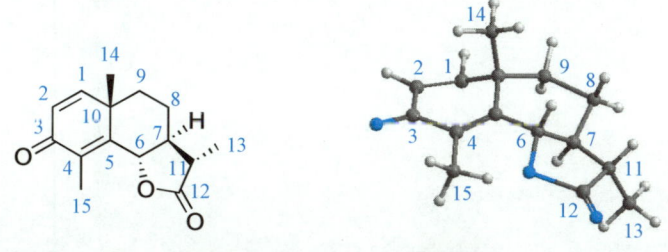

図 2.6 サントニンの構造

サントニンの ^{1}H-NMR スペクトル

サントニンの ^{1}H-NMR スペクトルでは，3H 分のシグナルが δ 2.14，1.33，1.28 に観察され，メチル基に基づくシグナルであると推定される．最も低磁場に観察される δ 2.14 のシグナルは二重結合による遮蔽効果によって低磁場シフトしている 15 位のメチル基である．また，δ 1.28 のメチル基は二重線に分裂しているので 13 位のメチル基であり，δ 1.33 一重線のシグナルは 14 位のメチル基に帰属できる．低磁場側には δ 6.69，6.25 に二重線に分裂しているシグナルが観察され，ケミカルシフトからオレフィン水素である．スピン-スピン結合は $J=9.9$ Hz であるので，*cis*-配置の二重結合と推定できる．サントニンの構造から，この二重結合はカルボニルと共役しており，β 位の水素の電子密度のほうが低下しているので，δ 6.69 が H-2，6.25 が H-1 に帰属

できる．δ 4.79 には，酸素官能基の結合するメチンの存在が，δ 2.42 にメチン，2.14〜1.48 にメチンおよびメチレンに帰属されるシグナルが観察される．

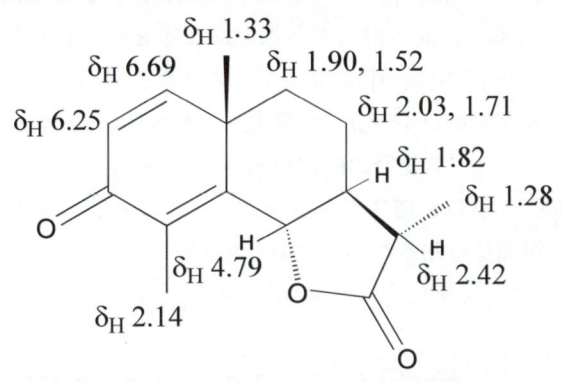

^{1}H-NMR（CDCl$_3$, 400 MHz）δ 6.69（1H, d, J=9.9 Hz, H-1），6.25（1H, d, J=9.9 Hz, H-2），4.79（1H, d, J=12 Hz, H-6），2.42（1H, m, H-11），2.14（3H, s, H-15），2.03（1H, br d, J=12 Hz, H-8eq），1.90（1H, dt, J=3, 12 Hz, H-9eq），1.82（1H, dq, J=3.5, 12 Hz, H-7），1.71（1H, dt, J=3.5, 12 Hz, H-8aq），1.52（1H, dt, J=4, 12 Hz, H-9aq），1.33（3H, s, H-14），1.28（3H, d, J=6.9 Hz, H-13）．

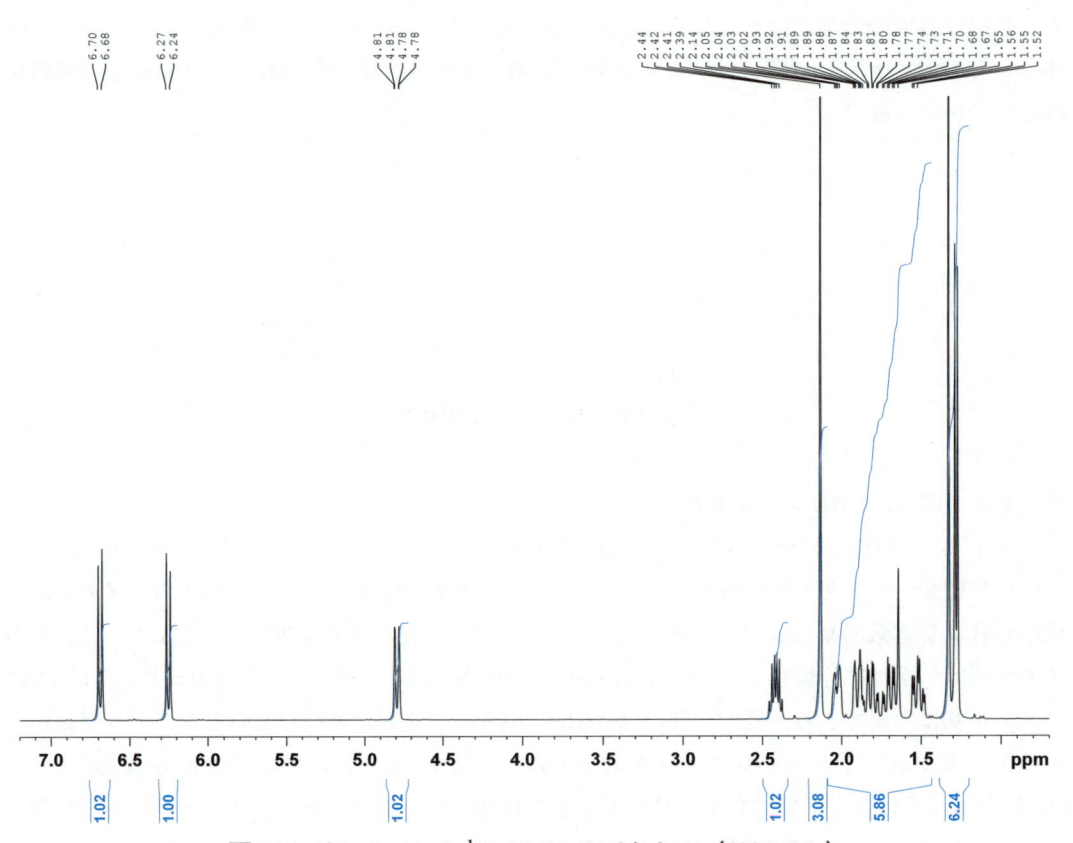

図 2.7　サントニンの ^{1}H-NMR スペクトル（400 MHz）

2.5.2 ^{13}C-NMR

天然に多く存在する^{12}Cの核スピン量子数は0であるので核磁気共鳴を起こさないが，^{13}Cの核スピン量子数は1/2で^{1}Hと同様NMRを測定することができる．しかし，^{13}Cは磁気能率が低く，その相対感度は^{1}Hの1/64であり，さらに天然存在比が1.1％であるので，実際は^{1}Hの1/5800の感度しかない．しかし，超電導磁石の導入やフーリエ変換法の進歩により多回数積算が可能になったことからその測定が可能になった．

^{13}C-NMRでは，カルボニルやニトリルなど官能基炭素や4級炭素，置換芳香族など^{1}Hをもたない炭素が観測でき，これらから直接的な情報を得ることができる．

（1） ^{13}Cの化学シフト

^{1}Hの化学シフトが10 ppm程度のスペクトル範囲で観測されるのに対し，^{13}Cの化学シフトは約200 ppmの範囲で観測される．^{1}H-NMRと同様に，^{13}C核周囲の電子密度により化学シフトが変化し電気陰性度の高い置換基が隣接すると，低磁場シフトした化学シフトを示す．

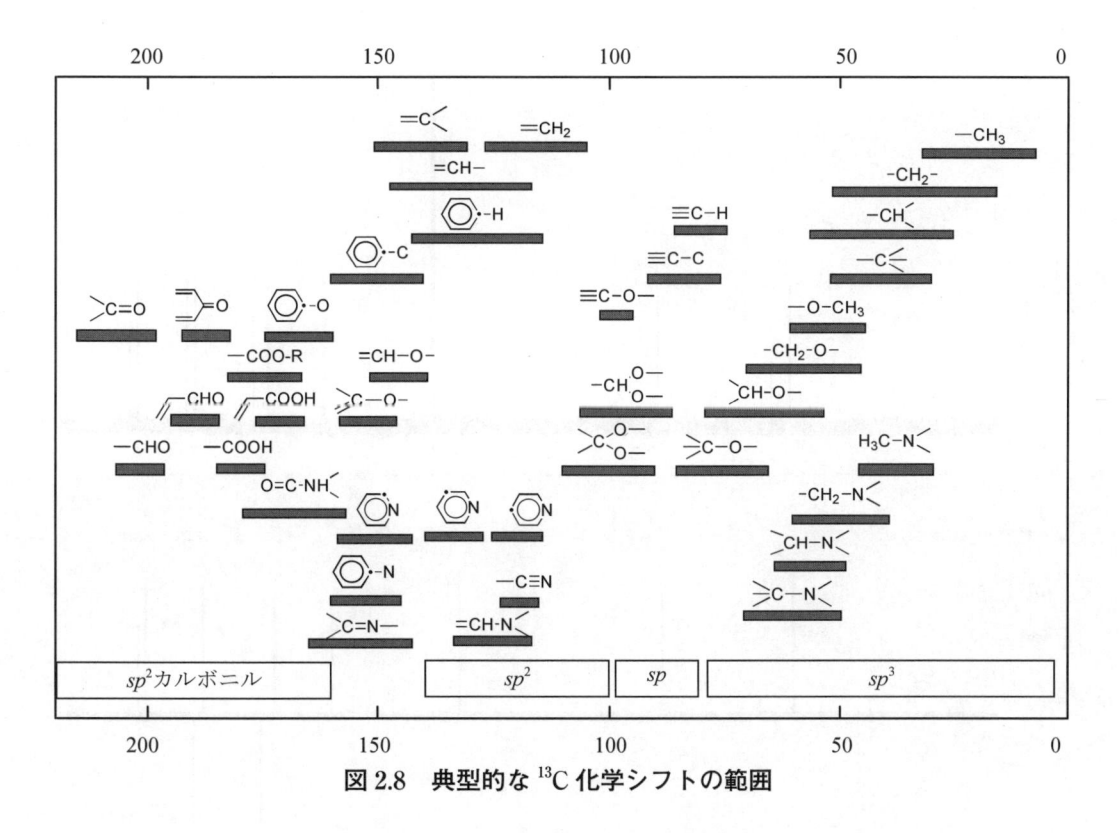

図2.8 典型的な^{13}C化学シフトの範囲

（2） ^{13}Cにおけるカップリング

^{13}Cは^{1}Hとスピン結合するので，^{13}C-NMRを測定すると^{13}C−^{1}Hのカップリングが観測される．^{13}C−^{1}Hのカップリングは大きく，1本の結合を通しての$^1J_{C-H}$（125〜250 Hz）だけでなく，

2個以上の結合を通した $^{13}C-C-^{1}H$ 〔$^{2}J_{C-H}$ (50〜2.5 Hz)〕や $^{13}C-C-C-^{1}H$ 〔$^{3}J_{C-H}$ (2〜8 Hz)〕まで観測されて複雑なスペクトルとなるので，これらのカップリングを消去する測定法が用いられる．

最も一般的な ^{13}C-NMR の測定法は，広域帯電波を用いて全プロトンを照射し，$^{13}C-^{1}H$ のカップリングを完全に消去する完全デカップリング測定であり，この測定法ではすべての ^{13}C シグナルは一重線として観測される．また，この測定法では ^{13}C から ^{1}H へのエネルギー伝達（NOE）が消去されるので，プロトンを有する炭素シグナル強度が強くなる．したがってこの測定法では，炭素シグナルの積分強度は炭素数を正しく表していない．

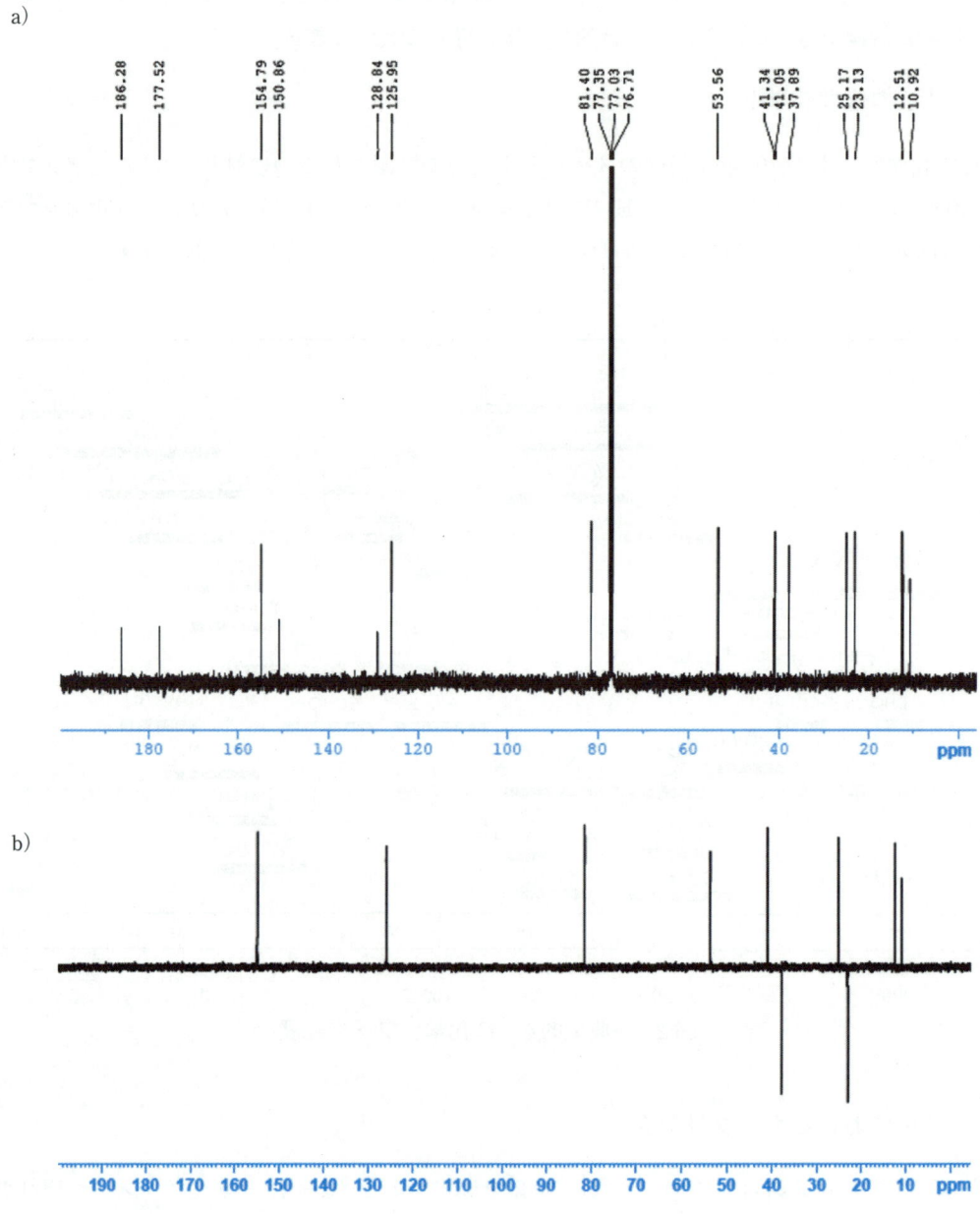

図 2.9 サントニンの ^{13}C-NMR (a)，DEPT135 スペクトル (b)

また，プロトンの共鳴周波数から少しずらした周波数を照射（オフレゾナンス照射）することにより，^{13}C–^{1}H のカップリングを化学結合 1 個分のみにするオフレゾナンス測定がある．この測定法では，結合する ^{1}H とのスピン-スピン結合により結合するプロトン数 $n+1$ に分裂したシグナルが観察され，炭素の種類を区別することができる．この測定法は現在ではほとんど用いられず，現在では同じ情報が得られる DEPT（distortion enhancement by polarization transfer）が広く用いられている．

サントニンの ^{13}C-NMR および DEPT スペクトル（図 2.9）

サントニンの ^{13}C-NMR スペクトルでは，15 本の炭素シグナルが観察され，sp^2 炭素シグナルの領域に 6 本，sp^3 炭素シグナルの領域に 9 本が観察される．δ 186.3，177.5 はケミカルシフトからそれぞれカルボニルおよびエステルカルボニル炭素である．δ 154.8，150.9，128.8，126.0 はオレフィニック炭素で，DEPT スペクトルの結果から，δ 154.8，126.0 は二置換二重結合，δ 150.9，128.8 は四置換二重結合に帰属される．sp^3 炭素シグナルは，DEPT スペクトルと ^{1}H-NMR で 3 個のメチル基が存在していたことを考慮すると，1 個の酸素官能基の結合したメチン炭素，1 個の四級炭素，2 個のメチン炭素，2 個のメチレン，3 個のメチル基の存在がわかる．

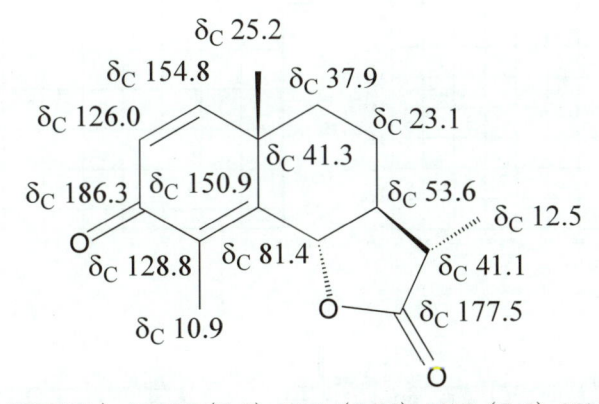

^{13}C-NMR (CDCl$_3$, 100 MHz) δ 186.3 (C-3), 177.5 (C-12), 154.8 (C-1), 150.9 (C-5), 128.8 (C-4), 126.0 (C-2), 81.4 (C-6), 53.6 (C-7), 41.3 (C-10), 41.1 (C-11), 37.9 (C-9), 25.2 (C-14), 23.1 (C-8), 12.5 (C-13), 10.9 (C-15).

2.5.3 二次元 NMR

化合物に対しある一定時間間隔の 2 つのパルスを与えると，相互作用している 2 つの核においては，一方の核の歳差周波数はスピン-スピン相互作用などにより他方の核へ移動する．この 2 つのパルス間隔の長さを変えた一連のパルス系列を与えた後 FID を測定し，これを二次元フーリエ変換すると二次元 NMR スペクトルが得られる．多種の測定法が存在し，プロトン同士のカップリング情報を得る ^{1}H-^{1}H COSY（^{1}H-^{1}H shift correlation spectroscopy），$^1J_{\text{C–H}}$ を観測し，プロトン同士の空間的な位置関係に関する情報を得る NOESY（NOE correlated spectroscopy），プロトンが結合している炭素情報を得る ^{1}H-^{13}C COSY（hetero-nuclear shift correlation spectroscopy, HETCOR), $^2J_{C-H}$, $^3J_{C-H}$ を観測し，遠隔 C−H カップリングに関する情報を得る COLOC（correlation spectroscopy via long-range coupling）などの測定法が広く利用されている．また，^{1}H 側から ^{13}C の相互作用に関する情報を観測する二次元 NMR の HMQC（heteronuclear multiple quantum coherence）および HMBC（heteronuclear multiple-bond quantum coherence）は，それぞれ HETCOR, COLOC と同じ情報が得られ，少量のサンプルでも短時間で情報を得ることができる点で，構造解析に汎用されている．

サントニンの二次元 NMR スペクトル

図 2.10 に示すような二次元 NMR スペクトルが得られ，すべてのプロトンと炭素のシグナルの帰属が可能となる．

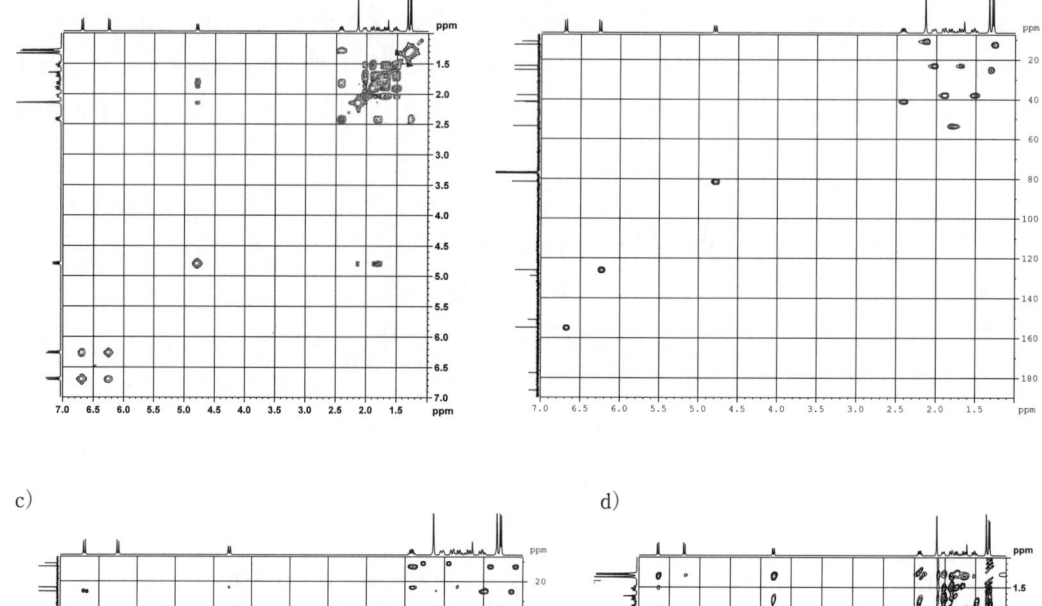

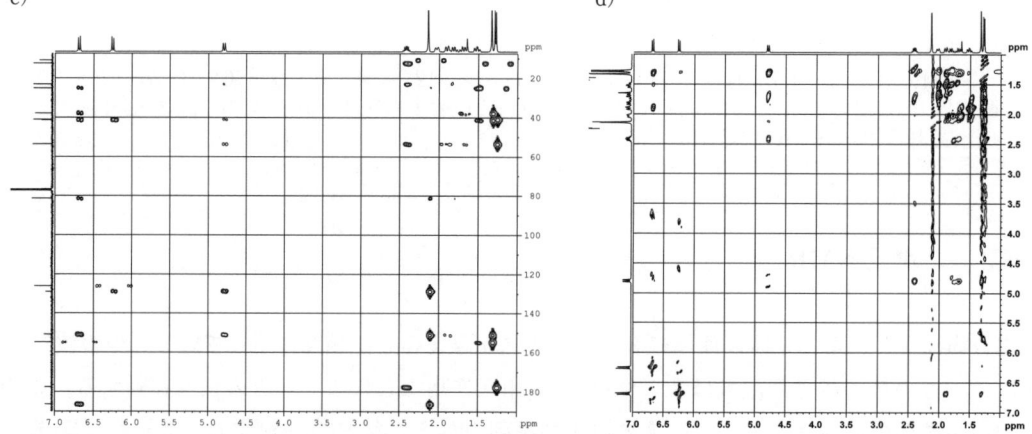

図 2.10 サントニンの ^{1}H-^{1}H COSY (a), HSQC (b), HMBC (c), NOESY スペクトル (d)

2.6 旋光分散，円二色性

　光学活性物質の旋光度は波長によって変化するが，これを旋光分散 optical rotatory dispersion（ORD）という．縦軸にモル旋光度〔ϕ〕，横軸に波長をとると ORD スペクトルが得られる．通過した平面偏光は，旋光角だけ回転すると同時に左右の円偏光に対する吸収の差があることから楕円偏光となり，円偏光二色性 circular dichromism が観察される．このときの分子楕円率〔$\tan\theta$〕またはモル円二色性〔$\Delta\varepsilon$〕を縦軸に，波長を横軸にとったものが円二色性（CD）スペクトルである．分子中の不斉中心付近に紫外・可視領域に吸収帯をもつ発色団が存在すると，その吸収極大の前後で異常分散を示す．この現象を Cotton 効果といい，その極大波長と UV 吸収の極大値は一致する．ORD スペクトルでは，正の Cotton 効果では長波長側が正で短波長側が負であり，負の Cotton 効果では逆の異常分散がみられ，CD スペクトルと同様の情報が得られるが，CD スペクトルのほうが Cotton 効果の分離がよいことから，CD スペクトルがよく用いられている．

　CD スペクトルの Cotton 効果は発色団とその遷移の性質に依存し，化合物の不斉構造を反映するので，絶対構造の決定，立体配座解析や生体高分子の高次構造解析に有用である．

　有機分子の絶対構造解析には，オクタント則，CD 励起子キラリティ法，aromatic quadrant rule, helicity rule などが適用されている．

3 天然物質と立体化学

　天然物質は複雑な構造を有しており，また光学活性である化合物が多い．これは，生体反応をつかさどる酵素はタンパク質よりなるためキラリティーを有し，反応は立体的に制御された状態で進行するためである．天然物質の光学活性はその生物活性と大きく関係していることが多く，天然物質を医薬品として利用する上では生物活性と立体構造との関係は重要である．さらに，その化学反応性，生合成などを理解するためにも，立体化学に関する知識は重要となる．

3.1 生物活性と立体化学

　天然物質は立体化学の相違により生物活性などが異なる場合が多く，その理解には立体化学に関する知識が必要である．なお，ゴシックで表した部分は立体化学には重要な用語で，理解する必要がある．詳細は後述する．

　ハッカ *Mentha arvensis* var. *piperascens* などに含有されるメントール menthol はよく知られる芳香成分であり，その立体が異なると香りも異なってくることがわかっている．天然に広く分布しているのは，負の旋光性を示す（−）-メントール（または *l*-メントール）である．メントールには，不斉炭素 asymmetric carbon が 3 個存在し，8 個（$2^3=8$）の光学活性体が存在する．メントールの 4 個の立体異性体の構造と配座 conformation を図に示す．これら 4 種とその鏡像異性体 enantiomer の合計 8 種の立体異性体が存在する．8 種の立体異性体のうち，鏡像異性体どうし以外の立体異性体はジアステレオマー diastereo isomer の関係にある立体異性体である．

　（−）-メントールには，爽快な香りがあり，また皮膚につけると独特な清涼感があるが，そのメチル基，水酸基，イソプロピル基の配位が変化すると，ハッカの香りが松のようなショウノウ臭やかび臭いショウノウ臭などに変化する．

　一方，（−）-メントールと同じ相対配置を有し，絶対配置が逆の化合物は（＋）-メントール（または *d*-メントール）であり，（−）-メントールと（＋）-メントールは鏡像異性体の関係にある．（＋）-メントールは（−）-体と同様なにおい等の性質を示すが，（−）-体に比べ，においは約 1/3，皮膚に対する清涼感は 1/10 程度になる．

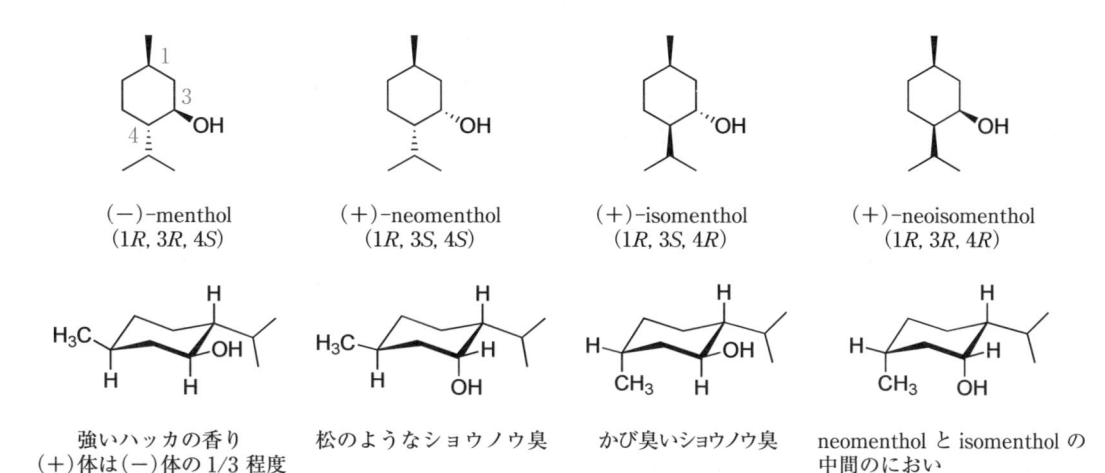

(−)-menthol
(1R, 3R, 4S)

(+)-neomenthol
(1R, 3S, 4S)

(+)-isomenthol
(1R, 3S, 4R)

(+)-neoisomenthol
(1R, 3R, 4R)

強いハッカの香り
(+)体は(−)体の1/3程度のにおいと1/10程度の皮膚清涼感

松のようなショウノウ臭

かび臭いショウノウ臭

neomentholとisomentholの中間のにおい

また，香気成分に関する同様の例として，ミカン果皮やダイダイ果皮の香りの成分である(+)-リモネン limonene はレモンの香りがするが，その鏡像異性体の(−)-リモネンはオレンジの香りがすることも知られている．物質の香りはレセプタータンパク質によって感知されるので，化合物の立体構造によってにおいが異なることは生物活性が異なることと同様であり，鏡像異性体であっても香りの強さが異なるなど，人間の受容体によって正確に認識されているわけである．

(+)-limonene

(−)-limonene

quinine
(8S, 9R)

quinidine
(8R, 9S)

天然起源医薬品においても，立体の違いにより生物活性が異なる例は多くある．キナ皮に含まれるキニーネは抗マラリア薬として使用されるが，キニーネの4か所の不斉炭素原子のうちの2か所の立体配置が異なり，キニーネとジアステレオマーの関係にあるキニジンは抗不整脈薬として使用され，医薬品としての用途が異なる．したがって，生物活性を測定する場合において立体化学の確認は重要な事項である．また，昆虫フェロモンにおいても，一方の鏡像体のみが活性で他方は作用を害する化合物（ディスパリュア，シス-ペルベノール），同じ属の昆虫でも異なる種は異なる鏡像体を用いる例（イプスジエノール），両鏡像体が共存してはじめて活性を示す例（スカトール）等がある．

詳しくは「続医薬品の開発」第5巻 生理活性物質の分離と精製（廣川書店）などを参照願いたい．

3.2 天然から得られる鏡像異性体

　天然物質は光学活性を有するものが多く，生体内には，そのいずれか一方の鏡像体が含まれる場合が多い．しかし，例は少ないが別の生物からもう一方の鏡像体が見出される場合，ラセミ体として含まれている場合もある．その例を次に示す．

1) ショウノウ油の主成分カンファーは（＋）体であるが，キク科ヨモギ中には（－）体が，リュウノウギク中には（±）体が含まれている．
2) 天然のタンパク質構成アミノ酸は例外なくL系列であるが，各種ペプチド性抗生物質にはD系列のアミノ酸が存在している．
3) 黒斑病罹患サツマイモが生産するファイトアレキシン，イポメアマロン ipomeamarone と微生物 *Myoporum lactum* の生産するナギオン nagione は鏡像体の関係にある．
4) *Nephthea* 属八放サンゴから得られたセスキテルペン *ent*-oplopanone は陸上植物ハリブキから単離された oplopanone の鏡像体である．

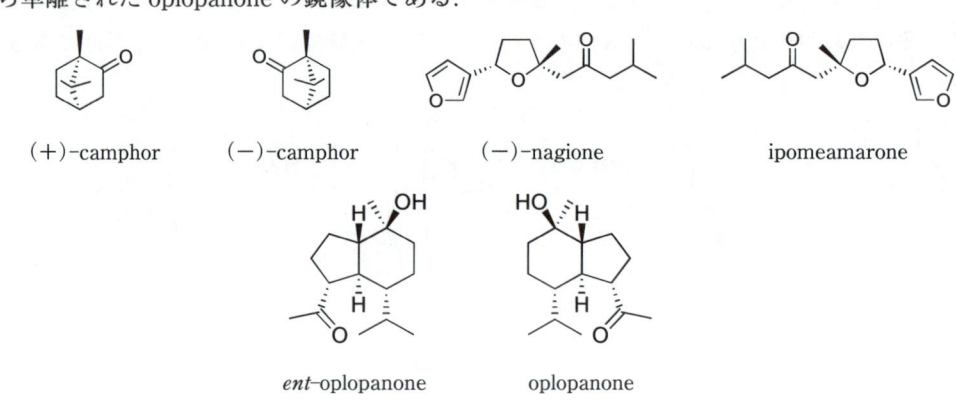

（＋）-camphor　　（－）-camphor　　（－）-nagione　　ipomeamarone

ent-oplopanone　　oplopanone

3.3 不斉とキラリティー

　3次元の図形や物体がその鏡像と重ね合わすことのできない性質をキラリティー chirality といい，キラリティーがあることをキラル chiral という．逆にキラリティーがない場合はアキラル achiral という．これらは発音上カイラリティー，カイラルともいわれる．これらの言葉はギリシャ語の手を意味する cheir が語源である．手はキラルな例の代表的なもので，右手とその鏡像である左手は互いに重ね合わすことができない．キラルな分子をキラル分子という．
　糖で最も単純なキラル分子はグリセルアルデヒド glyceraldehyde であり，グリセルアルデヒドのC2炭素原子のように4つの異なる置換基が結合している炭素を不斉炭素という．一般にキラル分子は旋光性を示し，グリセルアルデヒドにも旋光度の符号が正の（＋）-グリセルアルデヒド

と，旋光度の符号が負の（−）-グリセルアルデヒドがある．両者の平面構造は同一であるが，互いに重ね合わすことができない分子であり，これらの関係を**エナンチオマー** enantiomer（対掌体または鏡像異性体）という．

また，**ラセミ体**とは，キラル分子が等量のエナンチオマーと混在する状態をいう．ラセミ体であることを特に示す場合には，化合物の前に（±）または *dl*- をつける．

D-(+)-glyceraldehyde   L-(−)-glyceraldehyde

3.4　有機化合物の異性体について

　この項目では有機化合物の異性体について概略を示す．分子式が同じでも，分子の形や物理的あるいは化学的性質が異なる化合物を互いに**異性体** isomer という．異性体は大きく2つに大別され，1）分子式は同じであるが分子の構造が異なる**構造異性体** constitutional isomer と，2）同じ分子式をもち，分子を構成する原子間相互の結合順序も同じであるが，原子の空間的（三次元的）な配列が異なる**立体異性体** stereoisomer である．構造異性体には，① 炭素骨格の違いによる**骨格異性体** skeletal isomer，② 官能基の位置の違いによる**位置異性体** positional isomer，③ 官能基の違いによる**官能基異性体** functional isomer がある．

骨格異性体	位置異性体	官能基異性体
H₃C-CH₂-CH₂-CH₃ H₃C-CH(CH₃)-CH₃	*o*-クレゾール　*m*-クレゾール　*p*-クレゾール	H₃C-CH₂-OH H₃C-O-CH₃

　立体異性体には，1）ある化合物の分子に固有な原子の空間的な配置を示す**立体配置** configuration に伴う異性体と，2）単結合の回転などで生じる空間的な構造の違いを示す**立体配座** conformation に伴う異性体がある．

　立体配置は，言い換えれば二重結合の回転や不斉炭素の立体反転など通常の条件では相互に変換不可能な原子の空間的配置である．不斉炭素が1個のみの化合物の立体異性体にはエナンチオマーしか存在しないが，複数の不斉炭素が存在すると多くの立体異性体が可能となる．一般的

に，1個の不斉炭素ごとに2個の異性体が可能であり，n個の不斉炭素をもつ化合物には，理論的に2^n個の立体異性体が存在する．しかし，環結合や分子の対称性などのため例外も多い．立体配置に伴う異性体には，① お互いの異性体が鏡像の関係にあるエナンチオマー enantiomer（対掌体または鏡像異性体ともいう）と，② 異性体が互いに鏡像関係にないジアステレオマー diastereomer に分かれる．エナンチオマーはお互いに鏡像関係である一対の立体異性体のことをいい，これら2つの異性体はお互いにエナンチオマーであるという．以下に2個以上の不斉炭素を有する化合物の立体異性体の例を示す．

3.4.1 2個の不斉炭素を有する化合物と立体異性体

2個の不斉炭素を有する糖にはスレオース threose とエリスロース erythrose が存在する．これらの糖には2個の不斉炭素があるので，$2^2=4$個の立体異性体が存在する．D-スレオースと L-スレオース並びに D-エリスロースと L-エリスロースは互いにエナンチオマーの関係にある．また，D-スレオースと D-および L-エリスロースの関係や，D-エリスレオースと D-および L-スレオースの関係のように，立体異性体のうちエナンチオマーの関係以外の立体異性体をジアステレオマーの関係にあるという．下記の立体配置表示は後述の Fischer 投影式で表示してある．

D-(−)-threose　　　L-(+)-threose　　　D-(−)-erythrose　　　L-(+)-erythreose

3.4.2 対称面を有する化合物の立体異性体

2個の不斉炭素を有する化合物でも，分子内に対称面を有する糖アルコールにおいては可能な立体異性体が異なる．エリスリトール erythritol は，ブドウ等の果実や味噌，醬油等の発酵食品に含有される糖アルコールである．2個の不斉炭素を有するが，C2-C3 の間に対称面を有しており，図に示す2種は180°回転させると同一分子となる．このような分子をメソ体 meso compound という．メソ体は，不斉炭素を有するが，それぞれのキラリティーが相殺されるため光学不活性な分子である（不斉炭素の R, S 表示をするとわかりやすい．R, S 表示の詳細は後述する）．

一方，エリスリトールのジアステレオマーであるスレイトール threitol には，(+)-スレイトールと (−)-スレイトールが存在し，両者はエナンチオマーの関係にある．したがって，スレイトールの立体異性体には一対のエナンチオマーとメソ体エリスリトールの計3個の立体異性体が存在する．

```
    1 CH₂OH              CH₂OH              CH₂OH              CH₂OH
HO──┼──H             H──┼──OH            H──┼──OH           HO──┼──H
  2
H──┼──OH            HO──┼──H             H──┼──OH           HO──┼──H
  3
    4 CH₂OH             CH₂OH              CH₂OH              CH₂OH
```

  (−)-threitol   (+)-threitol   erythritol
   2(R), 3(R)   2(S), 3(S)   2(S), 3(R)   2(R), 3(S)

　分子内に対称面を有する C5 の糖アルコールでは，分子内に存在する不斉炭素の個数や可能な立体異性体の個数が異なる．よく知られる C5 の糖アルコールにキシリトールがある．キシリトールは，カバノキ科植物より得られた天然の糖アルコールで，キシロースを還元することによっても得られる．ショ糖と同程度の甘味を有しカロリーが低いため，甘味料や糖質補給料として使用される．一方，キシリトールの C3 の異性体のリビトール ribitol はリボフラビン riboflavin の一部を構成する糖アルコールであり，核酸の構成糖のリボース ribose を還元することによっても得られる．キシリトールとリビトールは，C3 に結合する C2 と C4 側の置換基が対称であるので，両者は光学活性を示さないメソ体で，互いにジアステレオマーの関係にある．また，複数の不斉炭素のうち 1 個のみ立体が異なるので，互いにエピマー epimer であるということもできる．C3 に結合する C2 と C4 側置換基の平面構造は全く同一であるが，鏡像異性体になっている（C2，C4 の R, S 表示を参照）．C3 のような不斉中心は擬似不斉的 pseudoasymmetric であるといい，擬似不斉炭素と呼ぶ．なお，擬似不斉炭素は通常の不斉炭素と区別して R, S 表示するが，その表示法については後述する．

　一方，D-アラビトールは，キノコやアボカドなどに含有される糖アルコールで，L-アラビノースや L-リキソースの還元によっても得られる．L-アラビトールと D-アラビトールは，エナンチオマーの関係にある．アラビトールでは，C3 に結合する C2 と C4 側の置換基は立体を含め全く同一なので，C3 は不斉炭素ではない．しかし，両者はキラルな光学活性な分子である．

　キシリトールの分子は対称であることから，異性体は以下に示す 4 種のみ可能である．

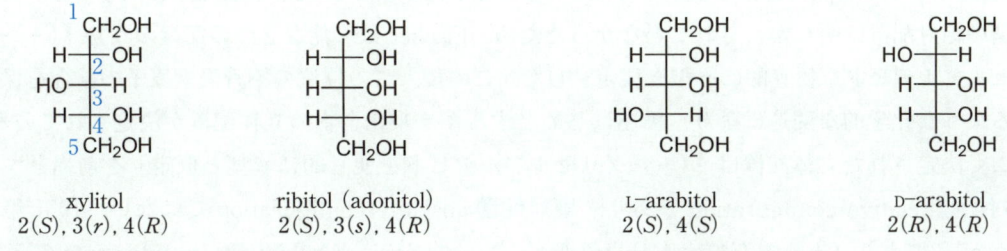

```
    1 CH₂OH             CH₂OH              CH₂OH              CH₂OH
 H──┼──OH            H──┼──OH            H──┼──OH          HO──┼──H
   2
HO──┼──H             H──┼──OH           HO──┼──H            H──┼──OH
   3
 H──┼──OH            H──┼──OH            H──┼──OH           H──┼──OH
   4
    5 CH₂OH             CH₂OH              CH₂OH              CH₂OH
```

   xylitol   ribitol (adonitol)   L-arabitol   D-arabitol
  2(S), 3(r), 4(R) 2(S), 3(s), 4(R)   2(S), 4(S)   2(R), 4(R)

・両者ともメソ体   ・両者とも光学活性体
・C3 の 2 つの置換値が鏡像異性体で，C3 は擬似 ・C3 に結合する置換基が同一なので，C3 は不斉
　不斉炭素と呼ぶ   炭素原子ではない
・不斉炭素 2 個と擬似不斉炭素 1 個が存在   ・不斉炭素は 2 個のみ存在

　なお，立体異性体のエナンチオマーとジアステレオマーの立体化学的な違いとともに，それらの物理的，化学的な性質の違いの理解も重要である．また，ジアステレオマーには二重結合のシス-トランス E, Z 異性体，シクロ化合物のシス-トランス異性体も含まれる．エナンチオマーとジアステレオマーの違いを次に示す．

エナンチオマー	ジアステレオマー
1) 分子が互いに鏡像関係にある． 2) すべてのキラル炭素（不斉炭素）の立体配置（R,S）は逆． 3) 旋光度の絶対値は同じだが符号は逆． 4) 物理的・化学的性質（融点，沸点など）は同じ． 5) 生体内での反応は異なる．	1) エナンチオマー以外の立体配置異性体． 2) 一部のキラル炭素の立体配置のみ逆． 3) 旋光度は異性体によって異なる． 4) 物理的・化学的性質（融点，沸点など）は異なる． 5) 生体内での反応は異なる． 6) cis, trans（E, Z）の幾何異性体も含む． 7) ジアステレオマー化合物中，複数のキラル炭素を含み，その1つだけ立体配置（R, S）の異なる化合物をお互いにエピマー epimer という．糖の異性体でよく使われる．

　立体配座に伴う異性体は通常の条件では相互変換可能な空間的配置であるが，化合物が有する置換基などの影響により，通常どちらかの配座のエネルギー準位が低く，エネルギー的に安定なほうの配座をとった分子が得られる．メントールなどの場合，すべての置換基がエカトリアル配置をとるイス形配座が安定であり，この配座をとる化合物が得られる．しかし，エネルギー的な安定性の差が小さく，大きな立体障害などの原因で単結合の回転障害が大きくなると，異なる立体配座をもつ分子どうし conformer を分離することができる場合もある．

3.5　相対配置と絶対配置

　Fischer は糖類の絶対配置を表示するために Fischer 投影式を 1891 年に提案した．しかし，当時は糖の絶対配置は明らかにされていなかったため，Fischer は可能な 2 つの配置のうち『($+$)-グリセルアルデヒドを便宜的に D 型と仮定』した．この後，この位置の不斉炭素原子の結合を保持するような化学的な関連により，糖をはじめとするキラル化合物の立体配置が決定されている．ここで決定された立体配置は『($+$)-グリセルアルデヒドを便宜的に D 型と仮定』を前提とする相対配置 relative configuration であり，絶対配置 absolute configuration ではない．1951 年に Bijvoet らにより ($+$)-酒石酸ナトリウムルビジウム塩 sodium rubidium ($+$)-tartrate の X 線結晶構造解析が行われ，この絶対配置が決定された．($+$)-酒石酸の相対配置は決定されていたので，($+$)-グリセルアルデヒドから関連づけられたすべての化合物の絶対配置が決定され，最初の Fischer の仮定も正しいことが明らかとなった．

　絶対配置は，X 線結晶構造解析，CD スペクトル（オクタント則，励起子キラリティー則），NMR における新 Mosher 法の適用などにより決定されている．

3.6 立体配置の表示法

不斉炭素の絶対立体配置は *R,S* 表示法（Chan-Ingold-Prelog の順位則）で表現されるのが一般的であるが，類似した構造をもつ立体異性体の多い糖類，アミノ酸類については，簡便性から D,L 表示法が用いられている．なお，立体異性体の符号 *l* 体（＝（－）体），*d* 体（＝（＋）体），は立体配置を規定しているのではなく，化合物の比旋光度の符号を表示しているので，絶対配置を示す *R*, *S* や D, L とは無関係である．

3.6.1 *R*, *S* 表示法

最も一般的な表示法で利用範囲が広く，すべてのキラル炭素（不斉炭素）について表示できる．その表示法は，① キラル炭素につく4つの原子に Chan-Ingold-Prelog の順位則で順位付けをする，② 最も小さい順位の原子（通常は H）を向こう側に，残りを手前に置く，③ 順位則の大きい順に番号を付け，それが右回りなら *R* 配置 *R*-configuration，左回りなら *S* 配置 *S*-configuration とする．*R* は右を意味するラテン語 recutus に由来し，*S* は左を意味するラテン語 sinister に由来している．*R*, *S* はどちらかわかりにくいので，英語の右を意味する right を基本にして *R* は右回りと記憶しておけば便利である．

Chan-Ingold-Prelog の順位則
1) キラル炭素に直接結合している4個の原子を比べ，原子番号の大きいほど順位が上（1位）で，小さいものを下にする順位付けをする．原子番号が同じ場合は質量数の多いほうを優先する． 　　　　例：I > Br > Cl > F > S > O > N > C > D > H（D は重水素を表す）
2) 上記優先順位が決まらない場合（同じ原子どうしなど）は2番目に結合している原子を比較する．それでも決まらない場合はさらに3番目，4番目の原子で比較する． 　　　　例：OCH_3 > OH > $N(CH_3)_2$ > $NH(CH_3)$ > NH_2
3) 多重結合を有する場合は，結合の数だけ同じ原子が着いているものとする． 　　　　例：C=O は －O－C－O－，C=C は －C－C－C－，C=N は －N－C－N－とする．
4) 立体配置の *R* は *S* より，*Z* は *E* より優先．

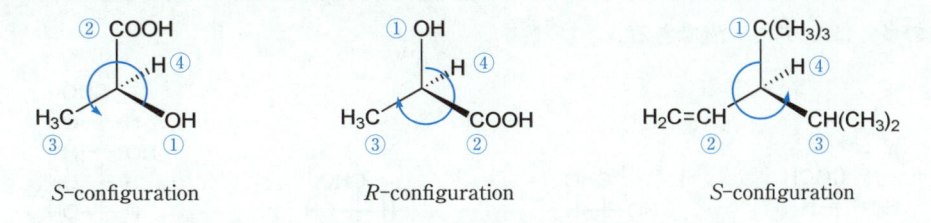

S-configuration　　　　*R*-configuration　　　　*S*-configuration

なお，擬似不斉炭素は不斉炭素と区別して表示するので注意を要する．

擬似不斉炭素は，同一平面構造を有する置換基を2個有しているので，表に示す4) の順位規則を適用する必要がある．天然物の例として，ダツラなどのナス科植物に含有される（－）-ヒヨスチアミンを例に説明する．

（－）-ヒヨスチアミンは，酵素で加水分解するとトロピン tropine と（*S*）-トロパ酸（*S*）-tropic

acid に加水分解される．トロピンは分子内に対称面を有するのでメソ体である．C3 における優先順位 4) を適用すると図に青字で示すようになる．擬似不斉炭素は通常の不斉炭素と区別し，小文字で表示し r と示す．前に述べたキシリトール，リビトールの C3 も擬似不斉炭素であるので立体配置を小文字で表示している．

なお，ヒヨスチアミンのトロピン部分は対称構造を有するため，C1-N-C5 の環結合は反転しても同一の立体になる．そのため，ヒヨスチアミンの立体異性体は図に示す 4 種が存在するのみである．

3.6.2 D, L 表示

絶対配置の表示法として古くから使用されてきたが，現在は糖類，アミノ酸類およびその誘導体に用いる．糖類はカルボニル基（アルデヒドまたはケトン等）から最も遠くにあるキラル炭素が D-グリセルアルデヒドと同じ R 配置をもっている場合，D 糖，S 配置をもっている場合 L 糖と呼ばれる．Fischer 投影式（後述）では，カルボニル基から最も遠いキラル炭素が右向きの OH 基を有している場合 D 糖，左向きの場合 L 糖となる．

アミノ酸も，Fischer 投影式で書くとき，糖類と同じように最も酸化度の高い -COOH を上に置き，アミノ基の向きが左向きの場合 L-アミノ酸，右向きの場合 D-アミノ酸となる．天然の α-アミノ酸の多くは L-アミノ酸である．

3.6.3 *cis, trans* 異性体，*E, Z* 異性体

二重結合により原子間結合の回転が束縛されると，立体異性体が生じる．このような異性体を**幾何異性体** geometrical isomer という．同一置換基が二重結合の同じ側にある場合をシス *cis* 配置，反対側にある場合をトランス *trans* 配置という．また，二重結合の両側に結合している原子または官能基に Chan-Ingold-Prelog の順位則に従い順位付けを行い，上位順位の原子団または官能基が同じ側にある化合物を *Z*, 反対側にある場合を *E* と表す．

malic acid
cis, Z

fumalic acid
trans, E

Z

E

環構造または環状化合物に関しても，同様に *cis, trans* 異性体が存在する．置換基が環の同じ側に出ている場合をシス *cis* 配置，反対側にある場合をトランス *trans* 配置という．これは，不斉炭素が隣接しない 1,3-dimethylcyclohexane のような場合にも適用される．なお，2 個の *trans*-1,2-dimethylcyclohexane は互いにエナンチオマーの関係にあるが，*cis*-1,2-dimethylcyclohexane は対称面が存在しており，不斉炭素のキラリティーが逆であるのでメソ体になる．

trans

cis

cis

cis-1,3-dimethyl-cyclohexane

trans-1,2-dimethylcyclohexane

cis-1,2-dimethylcyclohexane

多環状分子においても，縮合位置（橋頭位 head bridge）に結合する原子の相対配置によってシスおよびトランスの異性体が存在する．

デカリンは，2 つのシクロヘキサン環が縮環した構造を有している．この C1 と C6 の橋頭位の水素原子の配置により，*cis*-デカリンと *trans*-デカリンの 2 種の異性体が存在する．これらは対称構造を有するので，ともにアキラルな分子で互いにジアステレオマーの関係にある．

trans-decarine   *cis*-decarine

多環状分子の結合様式の相対配置の理解は，テルペノイドやステロイドなどの多環状分子の立体化学においても重要となる．例えば，一般のステロイドと強心ステロイドは A, B, C, D 環の環結合の様式が異なる．A, B 環の環結合は，C5, C10 に結合する置換基の相対配置によって表す．一般のステロイドでは *trans*，強心ステロイドでは *cis* である．同様に C, D 環の環結合も C13, C14 に結合する置換基の相対配置により表示する．なお，B, C 環の環結合はいずれも *trans* である．

A/B : *trans* ; C/D : *trans*

一般のステロイド

A/B : *cis* ; C/D : *cis*

強心ステロイド

3.6.4 *erythro, threo* 表示

隣り合ったキラル炭素の相対的な配置をスレオ *threo*, エリスロ *erythro* 表示法を用いて表示することがある．Fischer 投影式で表示したとき，同一（または類似）の官能基が同じ側になる場合をエリスロ型，反対側になる場合をスレオ型といい，これはエリスロース，スレオースに由来するものである．また，アミノ酸のスレオニン L-threonine とアロスレオニン L-allothreonine も同様な関係である．エリスロ，スレオも覚えにくいが，エリスロ Erythro の E の字体を思い出し，同じ側に官能基が向いている場合がエリスロと理解しておけばよい．

D-threose   D-erythreose   L-threonine   L-allothreonine

3.7 不斉原子のない分子の光学異性体

　不斉原子をもたない化合物も，キラル分子で光学活性である場合がある．不斉原子をもたないキラル分子には，軸不斉化合物や面不斉化合物がある．
　軸不斉化合物には，アレン異性体 allene isomer やビフェニル構造を有するアトロプ異性体 atrop isomer がある．図に示す化合物は，互いにエナンチオマーの関係にある．これらの化合物は，不斉炭素を有しない異性体を生じる軸の立体配置について R, S 表示することができる．

R-configuration　　S-configuration

R-configuration　　S-configuration

3.8 立体配置の図面上の表示法

3.8.1 立体構造式

　平面を想定し，平面上にある結合は細い実線で表示し，平面から手前に出ている結合は太い実線，平面の後ろに出ている結合は破線で表示する．

(−)-menthol

3.8.2 Fischer 投影式

Fischer が糖類の絶対配置を示すために提案した表示法．キラル炭素とその結合を十文字で表示する．横の線は手前に出ている結合を表し，縦の線は後ろへ出ている線を表す．キラル炭素がいくらあっても同じ表示になり，すべてを表示できるが，複雑な化合物の表示は難しいこともある．

3.8.3 Newman 式

2個の炭素を平面に垂直に置き，一方の炭素から反対側の炭素を見通した図とする．手前の炭素は 120° に出ている 3 本の結合の交点で示し，それぞれの先端に置換基を置く．反対側の炭素は大きな円で示し，円から出る結合の先に置換基を置く．配座の情報を示すには優れているが，2個の不斉炭素までしか表せない．

l-(−)-ephedrine

3.9　配座と配座異性体

単結合の回転によって生じる立体的に異なる構造を配座 conformation という．理論的には無数の配座異性体は可能であるが，実際には置換基の影響でエネルギー準位の小さい安定な配座をとる．前出の Newman 式で表記すると理解しやすい．

エタンの立体配座では，スタッガード *staggard* と呼ばれる安定な配座と，エクリプス *eclipse* と呼ばれる水素どうしが重なりあった不安定な配座が存在する．

一方，*n*-ブタンでは，最も安定な配座はアンチ型 *anti*（*staggard*）form であり，これを 60° ず

つ回転させた図に示す6個の配座が考えられる．アンチ型の次に安定なのはメチル基がねじれているゴーシュ配座であり，不安定な配座はエクリプスであり，メチル基どうしが重なり合うエクリプス配座が最も不安定である．

eclipse　　　　　　　*staggard*

anti　　　　*eclipse*　　　*gauche*(*skew*)　　*eclipse*　　*gauche*(*skew*)　　*eclipse*
($\phi=0°, 360°$)　($\phi=60°$)　　($\phi=120°$)　　($\phi=180°$)　　($\phi=240°$)　　($\phi=300°$)

シクロヘキサンは，いす型 chair form のときすべての C-C 結合においてゴーシュ配座となり，最もひずみが小さい配座となる．やや不安定な舟型 boat form との間に，半いす型 half-chair form やねじれ舟型 twisted-boat form の配座が存在する（図 3.1）．これらの配座においてはエクリプスとなる水素原子が多くなるので不安定であるが，多環状化合物においては，その他の置換基の影響でこのような配座をとる場合もある．

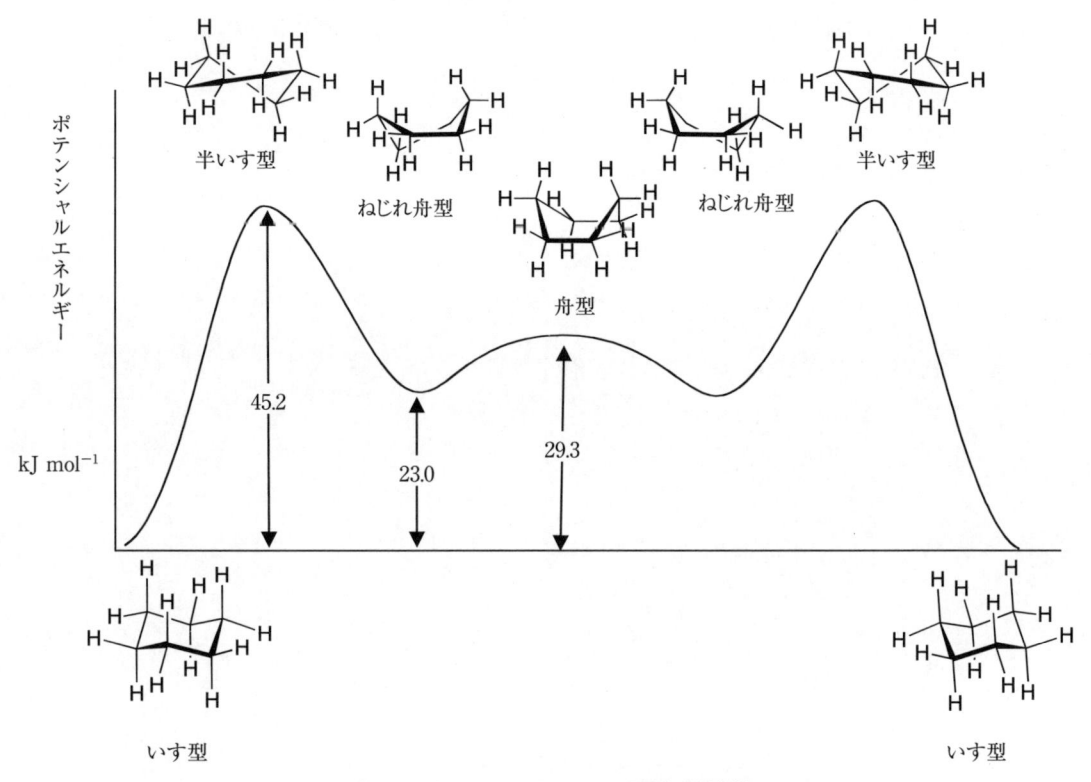

図3.1　シクロヘキサンの配座異性体

II 代表的な天然物質の構造と生合成

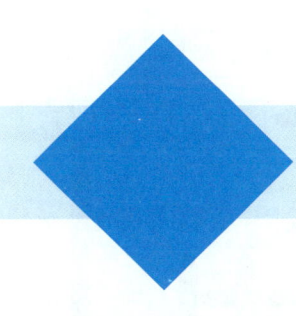

はじめに

　人類は経験的に薬物療法に利用できる天然物を見出し，伝統・伝承医療の中で利用してきた．19世紀に入り，アヘンからモルヒネの単離を契機とし，経験的に利用されてきた天然物から多種多様な化学構造の成分が単離・構造決定された．それらの中には，現在でも重要な医薬品として利用されている化合物も多い．古来使用されてきた天然薬物が合成医薬品に取って代わられるようになったという見方もあるが，近年，医薬品となった低分子化合物の多くが，動植物，微生物が生産する化合物およびそれらの誘導体またはそれらの構造をモチーフにした化合物である．すなわち，合成医薬品の多くは自然が生み出す極めて変化に富んだ構造の化合物にならったものが多いということである．

　このように多種多様な構造を有する天然由来化合物の構造は複雑に見えるが，それらの構造の類似性・共通性により分類・整理することができる．さらに，動植物の細胞内でそれらが生合成される過程を知ることにより，それぞれの化学構造の特徴，違いが生じる理由を理解することができる．本章では，天然物の生合成経路と化学構造の関係を理解するために，それぞれの生合成経路の特徴とそれらから生産される天然物質について概説する．

1　一次代謝と二次代謝

　生物はさまざまな機能を有する化合物を生産しているが，その生産過程を代謝と呼び，一次代謝と二次代謝に分けて考えられている．代謝によって生み出される化合物のうち，生物の生命維持に必要で生物にほぼ普遍的に存在する化合物は一次代謝産物と呼ばれており，糖質，アミノ酸，タンパク質，核酸，脂肪酸などがこれに属する．一方，生物は生命現象に直接関与しない固有な化合物を生産しており，これらは二次代謝産物と呼ばれる．二次代謝産物は生体（動植物）がとりまく環境への対応および生態系との相互作用のために生産されていると考えられており，さまざまな生物活性を有する化合物も多く，天然物由来医薬品として利用されている．二次代謝産物の特徴として，1）限られた種類の生物によってのみ生産される，2）活発な代謝活動を示さない，3）環境条件によっては，生産されたり生産されない場合もある，4）アルカロイド，テルペノイド，フラボノイド，ポリケチド，フェニルプロパノイド，他がある，5）構造は複雑で多様である，6）同じ科，同じ属の植物は構造の似た化合物を含んでいる，7）生物の進化の過程で獲得された重要な表現形質 phenotype の結果生産されるものである．

　一次代謝と二次代謝の関連と，二次代謝の生合成経路の鍵となる化合物，およびそれぞれの経

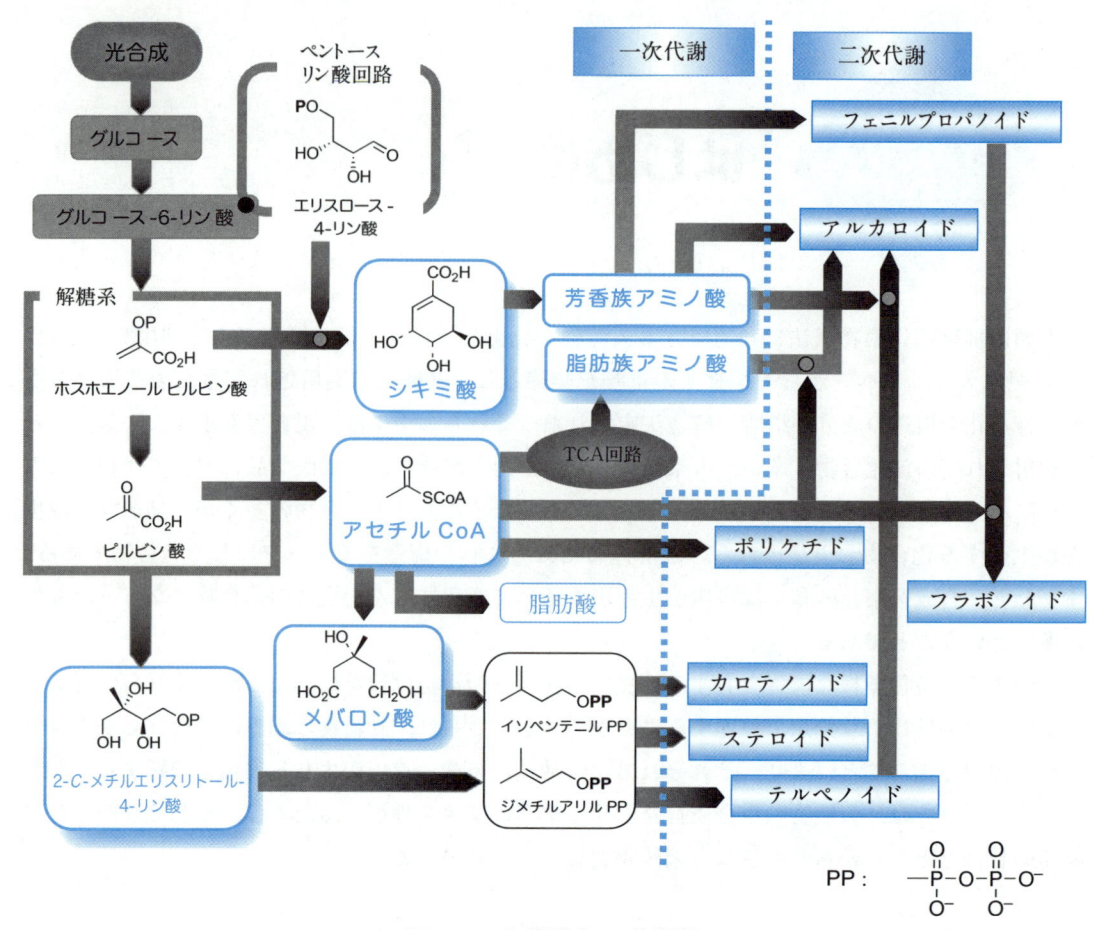

図1 一次代謝と二次代謝

路により生産される化合物の概要を図1に示す．

2 天然物の構造と生合成経路

　天然物は多種多様で複雑な構造を有している点が特徴であるが，それらが生体で生合成される鍵化合物は，アセチルCoA，シキミ酸，メバロン酸，2-C-メチル-D-エリスリトール-4-リン酸，アミノ酸である．これら前駆体の種類により，表1に示すような生合成経路に分類することができる．これらの前駆物質から表中に示すような二次代謝産物が生合成されるが，それぞれの前駆物質に特徴的な基本構造単位を二次代謝産物の分子中に有しているので，それぞれの生合成経路における構造単位を知ることは二次代謝産物の構造の理解を容易にする．
　二次代謝産物の分類には，基本構造による分類と生合成経路による分類（表1）がある．本書では生合成的分類を基本としているが，それに基本構造による要素を加味した分類となっている．化合物群の生合成経路の詳細については各論の部で解説する．

表1 生合成経路名と前駆体の構造，生合成単位ならびにそれらから生成する二次代謝産物

生合成経路と前駆体の構造	基本単位の構造	二次代謝産物
酢酸-マロン酸経路 acetyl-CoA & malonyl-CoA	C–C C_2	ポリケチド （脂肪酸）（アントラキノン）（フタリド）
シキミ酸経路 shikimic acid ⇒ L-Phe or L-Tyr	C_6–C_3	フェニルプロパノイド クマリン リグナン リグニン
シキミ酸経路＋酢酸-マロン酸経路 L-Phe or L-Tyr, malonyl-CoA	$C_6(C_2\times3) + C_3$–C_6 $C_6(C_2\times_3)$–$C_1 + C_3$–C_6	フラボノイド スチルベン
メバロン酸経路 acetyl CoA ×3 ⇒ mevalonic acid	isoprene unit C_5	テルペノイド ステロイド カロテノイド
メチルエリスリトールリン酸経路（非メバロン酸経路） deoxyxylulose phosphate ⇒ 2-*C*-methyl-D-erythritol-4-phosphate		テルペノイド
アミノ酸経路（芳香族アミノ酸） L-Phe or L-Tyr, L-Trp	C_6–C_2–N Indole–C_2–N	ベンジルイソキノリンアルカロイド インドールアルカロイド キノリンアルカロイド （メバロン酸経路との複合経路）
アミノ酸経路（脂肪族アミノ酸） L-Orn, L-Lys	C_4–N ⇒ （ピロリジン） C_5–N ⇒ （ピペリジン）	キノリチジンアルカロイド トロパンアルカロイド （酢酸-マロン酸経路との複合経路）

各生合成経路により生成される化合物の例

基本構造名称（化合物名）

ポリケチド（酢酸-マロン酸経路）

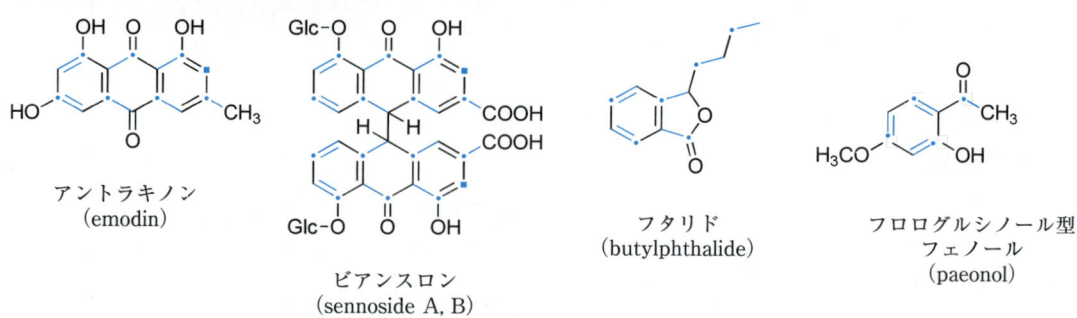

アントラキノン
(emodin)

ビアンスロン
(sennoside A, B)

フタリド
(butylphthalide)

フロログルシノール型フェノール
(paeonol)

フェニルプロパノイド（広義）（シキミ酸経路）

フェニルプロパノイド（狭義）
(cinnamaldehyde)

クマリン
(umbelliferone)

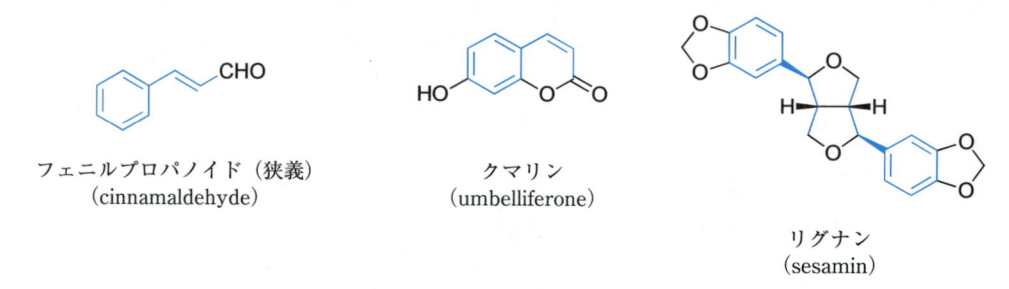

リグナン
(sesamin)

フラボノイド, スチルベン（シキミ酸経路＋酢酸-マロン酸経路）

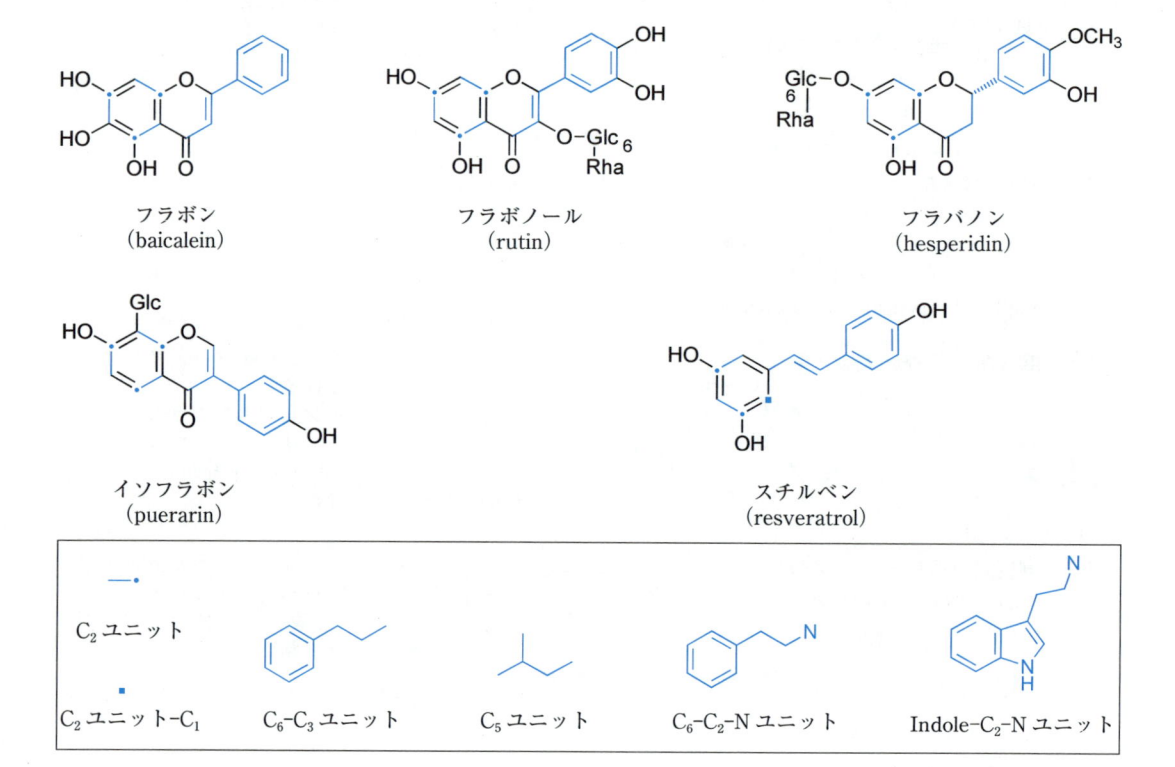

フラボン
(baicalein)

フラボノール
(rutin)

フラバノン
(hesperidin)

イソフラボン
(puerarin)

スチルベン
(resveratrol)

―・ C_2 ユニット

・ C_2 ユニット-C_1

C_6-C_3 ユニット

C_5 ユニット

C_6-C_2-N ユニット

Indole-C_2-N ユニット

テルペノイド（メバロン酸経路またはメチルエリスリトールリン酸経路）

モノテルペン
(l-menthol)

セスキテルペン
(α-santonin)

ジテルペン
(stevioside)

トリテルペン
(glycyrrhizic acid)

ステロイド*1
(digitoxin)

カロテノイド
(β-carotene)

アルカロイド

（芳香族アミノ酸経路，芳香族アミノ酸経路＋メバロン酸経路，脂肪族アミノ酸経路＋酢酸-マロン酸経路など）

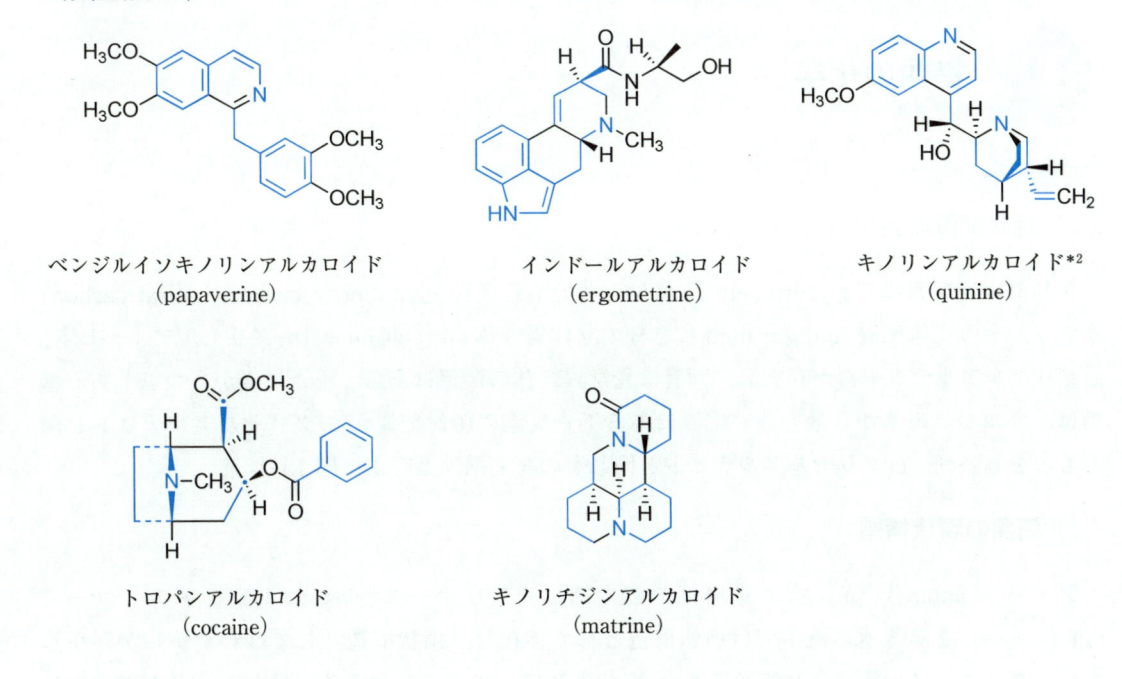

ベンジルイソキノリンアルカロイド
(papaverine)

インドールアルカロイド
(ergometrine)

キノリンアルカロイド*2
(quinine)

トロパンアルカロイド
(cocaine)

キノリチジンアルカロイド
(matrine)

---

*1 スクワレンを前駆物質とするが，メチル基の脱離等のため，ステロイド骨格中の基本ユニットを構造中に示していない．$3\beta,14\beta$-hydroxy-5β-pregnan-20-one に C_2-unit が結合した基本構造を有する．

*2 キノリン環はトリプトファン由来，キニクリジン環はセコロガニン由来であるが，C-C 結合の切断，再結合のため構成単位の基本構造は残っていない．

1 糖類

糖類 sugars は $C_n(H_2O)_m$ の分子式をもつ化合物であると定義され，炭素の水和物という意味から，炭水化物 carbohydrates といわれる．

糖類はアミノ酸，核酸およびそれらの重合体や脂質などとともに，すべての生物に普遍的に存在し，生命の維持にとって基本的役割を果たす化合物であり，一次代謝産物といわれる．その中でグルコース glucose は，光合成過程で二酸化炭素と水からつくられる最初の一次代謝産物であり，すべての二次代謝産物の源となっている．

単糖類は炭素数により三炭糖～七炭糖に分類され，さらにアルドース（アルデヒド基をもつ）とケトース（ケトン基をもつ）に，またD，Lの系列に分類される．

単糖類の2～9分子がグリコシド結合した少糖類 oligosaccharides，さらに多くの単糖類がグリコシド結合した多糖類 polysaccharides などがある．

1.1 糖類の化学

（1）絶対配置の表示（D, L）

グリセルアルデヒド glyceraldehyde には1個の不斉炭素 asymmetric carbon（chiral carbon）があり，その立体配置 configuration に2種の立体異性体 stereoisomer（D-グリセルアルデヒド，L-グリセルアルデヒド）が存在し，両者は光学異性体の関係にある．不斉炭素が2つ以上ある単糖は，カルボニル基から最も遠い位置にある不斉炭素の絶対配置がD-グリセルアルデヒドと同じものをD系列，L-グリセルアルデヒドと同じものをL系列と呼ぶ（図1.1）．

（2）糖類の環状構造

アノマー anomer（α，β）：単糖は一部の例外（トリオース triose およびケトテトロース ketotetrose）を除き水溶液中では環状構造として存在し，鎖状構造としてはわずかしか存在しない（グルコースの場合は0.03%以下）．環状構造は，アルデヒドあるいはケトンと水酸基が分子内で縮合（ヘミアセタール構造をとる）することにより形成され，新たに1つの不斉炭素（アノマー炭素 anomeric carbon という）が生じる．この不斉炭素（アノマー炭素）に結合する水酸基をアノマー水酸基 anomeric hydroxyl，水素をアノマー水素 anomeric proton という．環状構

三炭糖 triose
$C_3H_6O_3$

D-glyceraldehyde

四炭糖 tetrose
$C_4H_8O_4$

D-erythrose　　　D-threose

五炭糖 pentose
$C_5H_{10}O_5$

D-ribose　　D-arabinose　　D-xylose　　D-lyxose

六炭糖 hexose
$C_6H_{12}O_6$

D-allose　D-altrose　D-glucose　D-mannose　D-gulose　D-idose　D-galactose　D-talose

図1.1　D系列アルドース

造ではアノマー水酸基の配置により2種類の異性体，α-アノマー，β-アノマーが存在する．これらの関係を図1.2に示した．

環状構造の立体配座 conformation：環状構造の環が5員環を形成する糖を**フラノース** furanose, 6員環を形成する糖を**ピラノース** pyranose と呼ぶ．D-グルコースの場合，アノマー水酸基がβ型で，6員環を形成したものをβ-D-グルコピラノース β-D-glucopyranose, 5員環を形成したものをβ-D-グルコフラノース β-D-glucofranose と呼ぶ．これらピラノース，フラノースはシクロヘキサン cyclohexane, シクロペンタン cyclopentane と同様に，いくつかの立体配座異性体 conformer が考えられる．ピラノース型ではいす形 chair form が舟形 boat form より優先する．いす形には $^4C_1$ 型（または C1 型）と $^1C_4$ 型（または 1C 型）の2つの立体配座がある．いす形配座をとっている糖の環状構造を上から見て，1位から5位の炭素が右回りになるように置いたとき，$^4C_1$ 型は4位の炭素が上がり1位のアノマー炭素が下がった立体配座を，$^1C_4$ 型は4位の炭素が下がり1位のアノマー炭素が上がっている立体配座を示す（Cはいす形 char conformation の "C" である）（図1.3）．D-グルコースでは置換基がエクアトリアル配位をとる $^4C_1$ 型が安定である（図1.4）．

（3）変旋光 mutarotation

グルコースのα-アノマー，β-アノマーは結晶ではそれぞれ単独で得ることができるが，それぞれを水に溶解し，放置すると，アノマー化 anomerisation（α→β, β→α）により，どちらもα-, β-体の36：64の平衡混合物になる．そのとき，旋光度は徐々に変化し同一の旋光度 $[α]_D$ +52.5°を示すようになる．この現象を**変旋光** mutarotation という．単糖などアノマー水酸基が

結合に関与していないすべての糖にみられる．

(4) 還元糖の検出と確認試験

還元性のあるアルデヒド基（ケトースではケトン基）の存在を確認する反応で，単糖の還元性

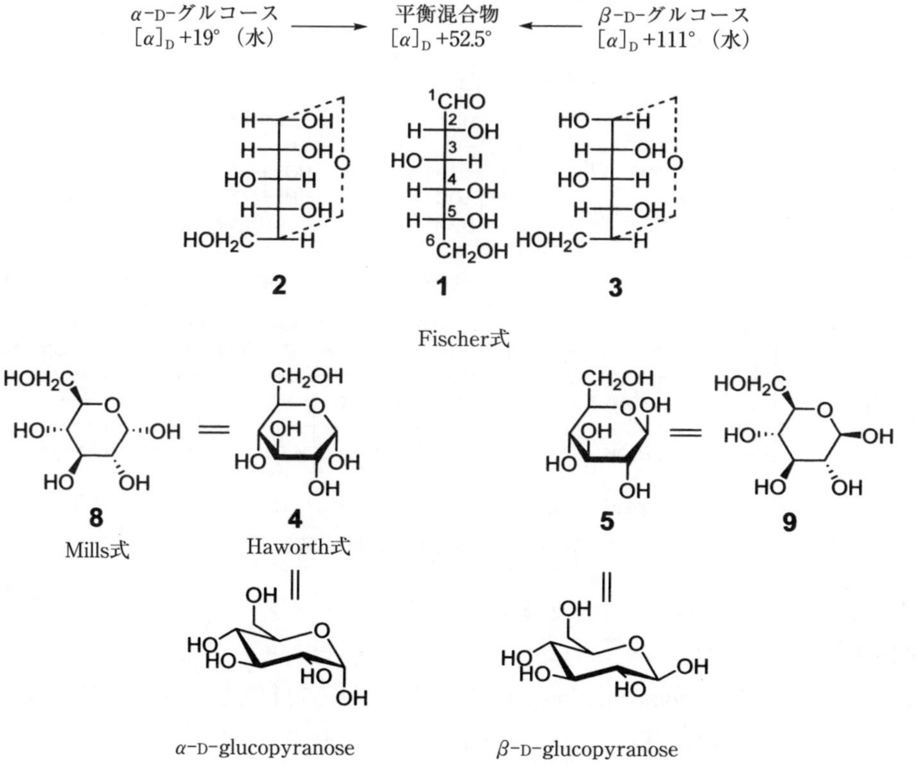
α-D-グルコース
[α]D +19°（水）
平衡混合物
[α]D +52.5°
β-D-グルコース
[α]D +111°（水）
2
1
3
Fischer式
8
Mills式
4
Haworth式
5
9
α-D-glucopyranose
β-D-glucopyranose

図 1.2　ブドウ糖の構造式

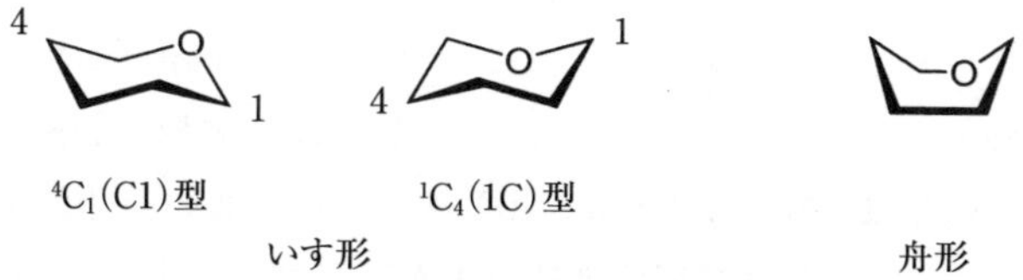
4
1
1
4
$^4C_1$(C1)型
$^1C_4$(1C)型
いす形
舟形

図 1.3　ピラノースの立体配座

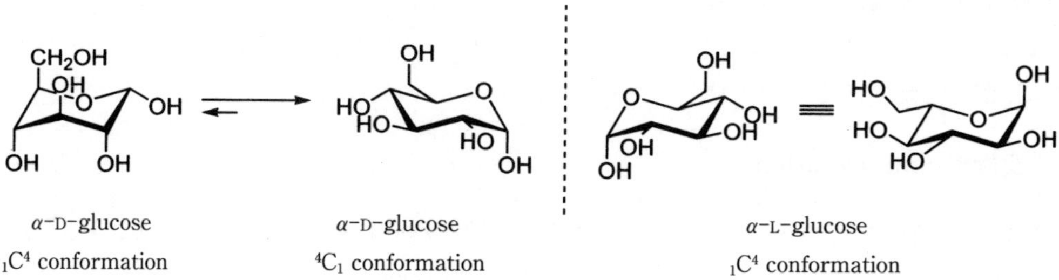
α-D-glucose
$_1C^4$ conformation
α-D-glucose
$^4C_1$ conformation
α-L-glucose
$_1C^4$ conformation

図 1.4　立体配座

を確認するのに利用される．

フェーリング Fehling 反応：糖にフェーリング A 液（硫酸銅溶液）と B 液（酒石酸カリウムナトリウム溶液）を混ぜ，加熱すると，赤褐色（Cu_2O）の沈殿を生じる．

トレンス Tollens 反応（銀鏡反応）：アンモニア性硝酸銀溶液に糖を加え加温すると，銀が析出し，試験管壁に銀鏡を生じる．

フェニルオサゾン誘導体：糖の水溶液にフェニルヒドラジン phenylhydrazine を加え加熱すると，黄色化合物のフェニルオサゾン phenylosazone を形成する．この反応は糖1分子に対して，フェニルヒドラジン3分子が必要である（図1.5）．

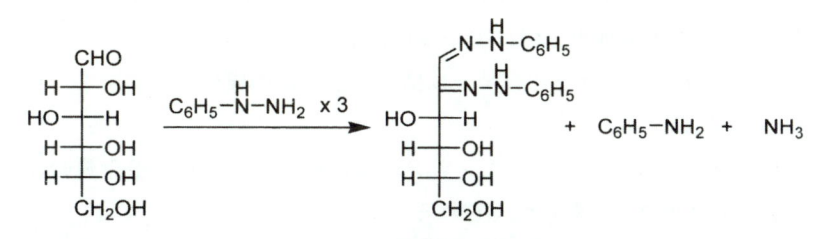

図 1.5　オサゾンの生成

1.2　単糖類

単糖類 monosaccharides は構成炭素数により，三炭糖（トリオース triose），四炭糖（テトロース tetrose），五炭糖（ペントース pentose），六炭糖（ヘキソース hexose），七炭糖（ヘプトース heptose）などに分類できる．アルデヒド基をもつものを**アルドース** aldose，ケトン基をもつものを**ケトース** ketose という．天然に存在する主要な糖類を下記に示す．

（1）アルドペントース aldopentose

D-リボース D-ribose：リボ核酸（RNA）や各種ヌクレオチド，補酵素の構成糖としてあらゆる生物の細胞中に存在する．

2-デオキシ-D-リボース 2-deoxy-D-ribose：デオキシリボ核酸（DNA）の糖としてあらゆる生物の細胞中に存在する．

D-キシロース D-xylose：多糖類の成分として広く分布し，植物の木質部に多く存在する．多糖としてトウモロコシ，ワラなどに存在する．

L-アラビノース L-arabinose：天然には少ない L 型の糖類である．植物界に広く分布している多糖の構成成分，アラビアゴムの構成糖である．また，D-アラビノースは細菌の多糖類の成分として存在する．

β-D-ribose　　β-2-deoxy-D-ribose　　β-D-xylose　　α-L-arabinose

（2）アルドヘキソース aldohexose

D-**グルコース** D-glucose：ブドウ糖ともいう．自然界に最も広く分布する．多糖，オリゴ糖，配糖体，遊離の状態などあらゆる形態で存在し，薬用，食用，工業用など，あらゆる用途に利用される．工業的にはデンプンの酸加水分解により得られる．

D-**ガラクトース** D-galactose：乳糖などのオリゴ糖および多糖の成分として，また生体内の糖脂質，糖タンパク質の構成糖である．

D-**マンノース** D-mannose：コンニャク，マンナンおよび糖タンパク質，糖脂質の成分として存在する．生体内では D-グルコースからつくられる．

D-**フルクトース** D-fructose：果糖ともいう．果汁，ハチミツなどに存在する．また多糖のイヌリン inulin およびショ糖の構成糖である．ショ糖，イヌリン中ではフラノース型，遊離状態ではピラノース型をとる．

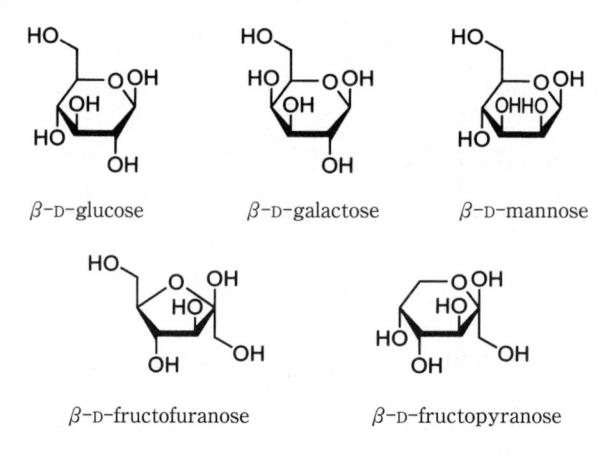

β-D-glucose　　β-D-galactose　　β-D-mannose

β-D-fructofuranose　　β-D-fructopyranose

（3）単糖類の酸化，還元体および関連化合物

a）デオキシ糖 deoxy-sugars

水酸基が還元され，メチル基あるいはメチレン基になった糖をいう．

L-**フコース** L-fucose（6-deoxy-L-galactose）：L-ガラクトースの6位が還元された糖で，海草類の細胞壁構成多糖として存在する．

L-**ラムノース** L-rhamnose（6-deoxy-L-mannose）：L-マンノースの6位が還元された糖で，植物の各種配糖体の構成糖として存在する．

D-**ジギトキソース** D-digitoxose：ジギタリス強心配糖体の特徴的な構成糖で，2-デオキシ糖はケラー・キリアニー Keller-Kiliani 反応陽性でジギタリスの確認試験に応用されている．

α-L-fucose　　α-L-rhamnose　　β-D-digitoxose

b) ウロン酸 uronic acids, アルドン酸 aldonic acids

6位水酸基あるいはアルデヒド基が酸化されカルボン酸になった糖類．6位水酸基が酸化された糖をウロン酸 uronic acid, アルデヒド基が酸化されカルボン酸になった糖をアルドン酸 aldonic acid という．

D-グルクロン酸 D-glucuronic acid：還元性をもった酸性糖である．D-グルコースの6位の CH_2OH が酸化されたもの．生体内で抱合作用を行う．

D-ガラクツロン酸 D-galacturonic acid：D-グルクロン酸と同様，還元性をもった酸性糖である．ペクチンや植物粘質物の構成糖として存在する．また細菌類の多糖，ゴム質としても存在する．

L-アスコルビン酸 L-ascorbic acid：一般にビタミンC vitamin C と呼ばれている．動植物に広く分布し，特に柑橘類に多い．高い抗酸化作用があり，食品などの酸化防止剤として利用される．壊血病予防に利用される．

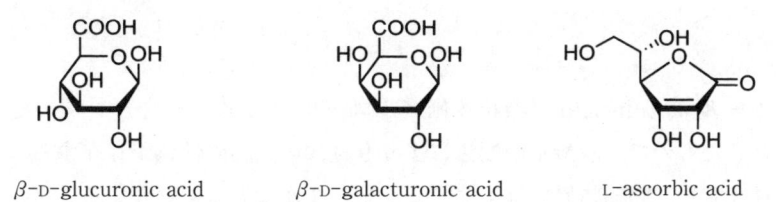

β-D-glucuronic acid　　β-D-galacturonic acid　　L-ascorbic acid

c) アミノ糖 amino sugars

水酸基がアミノ基に置換された糖類．糖脂質，糖タンパク質の構成糖として重要な糖類である．

D-グルコサミン D-glucosamine（2-amino-2-deoxy-D-glucose）：D-グルコースの2位アミノ体で，節足動物の外骨格の多糖キチン chitin の構成糖．また複合多糖体（ヘパリン heparin, ヒアルロン酸 hyaluronic acid）などに N-アセチル体や硫酸エステル体として存在する．

D-ガラクトサミン D-galactosamine（2-amino-2-deoxy-D-galactose）：D-ガラクトースの2位アミノ体で，複合多糖体（コンドロイチン硫酸 chondroitin sulfate）を形成し，動物の軟骨に存在する．

β-D-glucosamine　　β-D-galactosamine

d) 糖アルコール sugar alcohols（グリシトール glycitols）

1位アルデヒド基が還元されアルコールとなったもの．鎖状構造を有する多価アルコールである．天然には炭素数4～7のものが知られている．

キシリトール xylitol：ショ糖と同程度の甘味を有する．糖尿病患者に対するショ糖の代用糖として利用する．D-キシロースの還元により得られる．

D-ソルビトール D-sorbitol（D-グルシトール D-glucitol）：植物に広く分布している．肝疾患，糖尿病や手術前後のエネルギー補給に，またX線造影促進薬として利用する．D-グルコースの還元により得られる．

D-マンニトール D-mannitol（D-マンニット D-mannit）：植物に広く分布している．緑内障治療，急性腎不全の予防および治療薬，賦形剤，低カロリー甘味料などに利用される．

xylitol　　　sorbitol　　　mannitol　　　myoinositol

e) その他

ミオイノシトール *myo*-inositol（環状多価アルコール）：シクロヘキサン環のそれぞれの炭素に水酸基が結合したもので，水酸基の配置により9種類の立体異性体が存在する．このうち光学活性体は2種存在する．動植物界にはミオイノシトールが最も広く存在する．グルコースから生合成されるフィチン phytin を形成して，米ぬか，植物種子中に存在する．

1.3 少糖類

少糖鎖 oligosaccharides は単糖類の2～9分子がアノマー水酸基と他分子の水酸基（アノマー水酸基も含む）とで脱水縮合しエーテル結合（グリコシド結合 (p.63)；1.5 配糖体の項参照）したもので，構成単糖の数によって二糖類，三糖類，四糖類などと呼ぶ．各単糖のアノマー水酸基がすべて結合に関与する非還元糖 non-reducing sugar と結合に関与していないアノマー水酸基をもつ還元糖 reducing sugar とがある．

(1) 二糖類 disaccharides

a) 非還元性二糖類 non-reducing disaccharides

スクロース sucrose, saccharose（ショ糖）（β-D-fructofuranosyl α-D-glucopyranoside）：植物界に広く存在し，一般に砂糖 sugar と呼ばれ，食用に多量使用されている．サトウキビ，サ

sucrose　　　　　　　　　trehalose

トウダイコンから工業的に製造される．賦形剤，甘味剤，栄養剤などにも利用される．グルコースとフルクトースがα-1→β-2結合している．加水分解すると，グルコースとフルクトースの1対1の混合物となり旋光度が右旋性から左旋性へ変化することから転化糖 invert sugar と呼ばれる．

　トレハロース α,α-trehalose（α-D-glucopyranosyl α-D-glucopyranoside）：菌類，酵母，藻類，きのこ，昆虫の血液中に存在する．グルコースがα-1→α-1結合している．

b) 還元性二糖類 reducing disaccharides

　マルトース maltose（麦芽糖）（α-D-glucopyranosyl-(1→4)-D-glucopyranose）：オオムギなどの麦芽に存在する．デンプンの加水分解により得られる．2分子のグルコースがα-1→4結合している．栄養剤，甘味剤として利用する．

　セロビオース cellobiose（β-D-glucopyranosyl-(1→4)-D-glucopyranose）：セルロースの構成二糖類である．2分子のグルコースがβ-1→4結合している．

　ゲンチオビオース gentiobiose（β-D-glucopyranosyl-(1→6)-D-glucopyranose）：アミグダリンなどの配糖体の構成糖．2分子のグルコースがβ-1→6結合したもの．

　ラクトース lactose（乳糖）（β-D-galactopyranosyl-(1→4)-D-glucopyranose）：哺乳動物の乳汁中に存在する．加水分解によりグルコースとガラクトースを生成する．小児の栄養剤，賦形剤に利用する．

maltose　　　　　　　　　cellobiose

gentiobiose　　　　　　　　lactose

（2）三糖類 trisaccharides

ラフィノース raffinose（β-D-fructofuranosyl α-D-galactopyranosyl-(1→6)-α-D-glucopyranoside）：高等植物に広く存在する非還元性三糖類である．

（3）四糖類 tetrasaccharides

スタキオース stachyose（β-D-fructofuranosyl α-D-galactopyranosyl-(1→6)-β-D-galactopyranosyl-(1→6)-α-D-glucopyranoside）：高等植物に広く存在する．ラフィノースにさらに1分子のガラクトースが結合した非還元性の四糖類．

raffinose   stachyose

1.4 多糖類

単糖が10個以上からなる糖質を多糖類 polysaccharides という．多糖類は単糖類や少糖類と異なり，糖の語尾を -ose から -an にして命名する．多糖には単一の単糖から構成される **単純多糖類** homoglycan と複数の単糖から構成される **複合多糖類** heteroglycan がある．

（1）単純多糖類 homoglycans

a）**グルカン glucans**：グルコースを構成単糖とする多糖類．

セルロース cellulose：自然界に最も多く存在する多糖で，植物の細胞壁の構成成分である．グルコースがβ-1→4結合を繰り返して，直鎖状となった分子量100万前後の構造をもつ．製紙，繊維，レーヨンの原料．またセルロースの誘導体のメチルセルロースは乳化安定剤，アセチルセルロースは不燃性フイルム，カルボキシメチルセルロース carboxymethylcellulose（CMC，カルメロース carmellose）は食品添加物として利用されている．

cellulose

デンプン starch：植物の貯蔵多糖であり，地下茎や根に蓄えられる．デンプンは普通20〜30％のアミロース amylose と 75〜80％のアミロペクチン amylopectin から構成される．アミロースは D-グルコースが α-1→4 結合で直鎖状に結合し，らせん状構造をとっている．アミロペクチンは α-1→4 結合の直鎖に，さらに α-1→6 結合の枝分かれがある構造をしている．

［確認試験］ヨウ素デンプン反応がある．ヨウ素試液でアミロースは青色，アミロペクチンは赤紫色を呈する．食料のほか，賦形剤，糊料などに，また部分加水分解物のデキストリン dextrin も同様に用いられる．

amylose   amylopectin

b) **フルクタン** fructans

フルクトースを構成糖とする多糖類．

イヌリン inulin：キク科，キキョウ科，リンドウ科植物の塊根，塊茎に貯蔵物質として含まれる．D-フルクトフラノースが β-2→1 結合を繰り返し，末端に1モルの D-グルコースがショ糖と同じ形式で結合している．分子量は約 5,000．

inulin

c）ペクチン

ウロン酸を構成糖とする多糖類．

ペクチン pectin：高等植物の細胞間物質として含まれ，果実，根などに多い．D-ガラクツロン酸がα-1→4結合したもので，ペクチン酸 pectic acid とも呼ばれる．ショ糖溶液とゲルをつくる．食品領域で利用される．

（2）複合多糖類

a）植物の多糖

アラビアゴム gum arabic：マメ科植物 *Acacia senegal* の幹から得られる分泌物．主成分はL-アラビノース，D-ガラクトース，L-ラムノース，D-グルクロン酸が3:3:1:1の比率で結合した複合多糖類．乳化剤，錠剤の結合剤に利用する．ヨウ素デンプン反応は陰性である．

トラガント tragacanth：*Astragalus gummifer*（マメ科）の幹から得られる分泌物．D-トラガント酸 D-tragacanthic acid（D-ガラクツロン酸の多糖）の酸性多糖とD-キシロース，L-フコース，D-ガラクトースからなる中性多糖が結合した複合多糖類．ヨウ素デンプンは陽性で，青色を呈する．

カンテン agar：マクサ *Gelidium amansii*（テングサ科）などの紅藻類に含まれる．アガロース agarose とアガロペクチン agaropectin の混合物．アガロースはD-ガラクトースと3,6-アンヒドロ-L-ガラクトースからなる中性多糖のアガロビオース agarobiose を構成単位とする多糖である．アガロペクチンはアガロースにD-キシロース，D-グルクロン酸，硫酸基などが結合する多糖．用途は食用，粘滑剤，軟膏基剤，寒天培地の基剤．ヨウ素デンプン反応は陽性で，青色～赤紫色を呈する．

クレスチン krestin：カワラタケ *Coriolus versicolor*（担子菌類）から得られるβ-1→6結合を有するグルカンとタンパク質を含むβ-1→4結合グルカンからなる多糖．抗腫瘍作用を有し，臨床応用されている．

b）動物の多糖

グリコーゲン glycogen：動物の肝臓，筋肉などに多く存在する貯蔵多糖である．アミロペクチンと類似するが，枝分かれが多い構造をしている．

キチン chitin：N-アセチル-D-グルコサミンが直鎖状にβ-1→4結合した多糖である．甲殻類（エビ，カニなど）の殻，昆虫の表皮などに広く分布する．

ヒアルロン酸 hyaluronic acid：筋肉やその他の組織内にタンパク質と結合して複合体として広く存在する．アミノ糖であるN-アセチル-D-グルコサミンとD-グルクロン酸を構成単位とする多糖体．このようにアミノ糖のD-グルコサミンまたはD-ガラクサミンとウロン酸（D-グルクロン酸など）が結合した二糖を構成単位とする直鎖状多糖をグリコサミノグリカン glycosaminoglycan，別名ムコ多糖 mucopolysaccharides あるいは酸性ムコ多糖 acidic mucopolysaccharides という．

コンドロイチン硫酸 chondroitin sulfate：魚類や哺乳動物の軟骨に多く存在する．神経痛，リウマチなどの治療に用いられる．N-アセチル-ガラクトサミンの硫酸エステルとD-グルクロン酸からなるムコ多糖体である．

hyaluronic acid

chondroitin sulfate

ヘパリン heparin：肝臓，その他の臓器，血液などに存在する．D-グルコサミンとウロン酸からなるムコ多糖である．血液凝固阻止作用を有する．

1.5 配糖体

糖類がそのアノマー炭素を介して糖でない化合物と結合した物質を配糖体（グリコシド glycosides）と総称する．アノマー炭素と結合する相手が酸素の場合は O-グリコシド O-glycoside，窒素の場合は N-グリコシド N-glycoside，炭素の場合は C-グリコシド C-glycoside と呼ぶ．糖でない部分（非糖部）をアグリコン aglycone あるいはゲニン genin と呼ぶ．

あらゆる天然有機化合物（各種のテルペノイド，ステロイド，フラボノイド，キノン，リグナン，抗生物質など）が配糖体の形で存在し，これらの物質の物性の変化（水溶性の増大，揮発性の低下など），安定性の増強，生物活性の発現や消失などに関与している．

（1）配糖体の命名

配糖体は名前の語尾に-オシド-oside をつけて呼ばれる．例えば β-D-グルコースが結合した配糖体は β-D-グルコシド β-D-glucoside と命名される．糖の環の大きさを示す場合は，β-D-グルコピラノシド β-D-glucopyranoside，α-L-アラビノフラノシド α-L-arabinofuranoside などと呼ぶ．配糖体の固有名詞にも-オシドをつけて呼ぶことが多い．（例：ゲンチオピクロシド gentiopicroside (p.111)，ギンセノシド ginsenosides (p.128))．構成糖の数が数個以上のものをオリゴ配糖体 oligoglycoside，糖がアグリコンの2か所に結合した配糖体を特にビスデスモシド bisdesmoside と呼ぶことがある．

ginsenoside Rb_1

2 脂 質

脂質とは一般に，生物に含まれる成分のうち，水に不溶で，エーテルやクロロホルムなどの非極性溶媒に可溶な物質の総称であり，主として単純脂質，複合脂質，および誘導脂質に分けられる．

表 2.1 脂質の分類

単純脂質	脂肪酸とアルコールのエステルで極性がない ・油脂（アシルグリセロールまたはグリセリド） ・ろう（ワックス）
複合脂質	脂肪酸やアルコール以外にリン酸，糖，塩基などを含み，極性を有する ・リン脂質：グリセロリン脂質とスフィンゴリン脂質 ・糖脂質：グリセロ糖脂質とスフィンゴ糖脂質
誘導脂質	脂質の加水分解により誘導される高級脂肪酸，高級アルコール，グリセロールなど

ほとんどの脂質には，構成成分として脂肪酸が含まれる．脂肪酸は，まずアセチル CoA にマロニル CoA が脱炭酸を伴って縮合し，引き続き，β-カルボニル基の還元，脱水，二重結合の還元という一連の反応が繰り返されることにより生合成される．生成した飽和脂肪酸鎖は，さらに二次的な変換反応を受け，不飽和脂肪酸や，ポリアセチレン化合物，プロスタグランジンなどが生成する（図 2.1）．

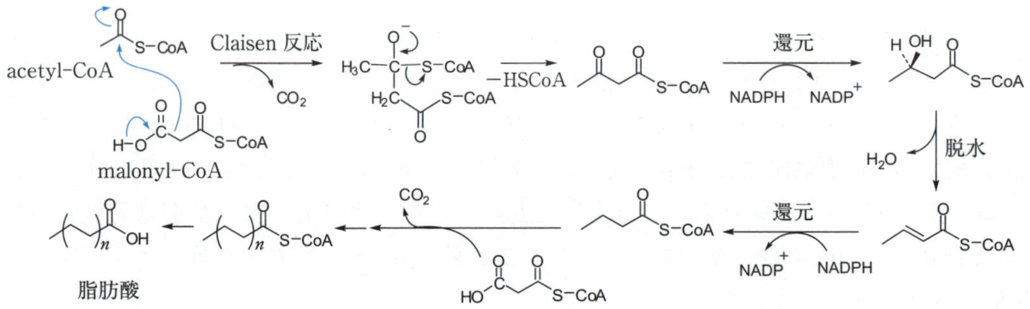

図 2.1　脂肪酸の生合成経路

2.1　脂肪酸

天然に存在する脂肪酸は，ほとんどのものが炭素数 16 〜 22 の高級脂肪酸で，動物脂質はパルミチン酸（C_{16}），ステアリン酸（C_{18}）などの飽和脂肪酸を多く含み，植物脂質はオレイン酸（C_{18}），

リノール酸（C_{18}）などの不飽和脂肪酸を多く含む．不飽和脂肪酸は，構造中に1個以上の二重結合をもち，同じ炭素数をもつ飽和脂肪酸より融点が低い．また，天然に存在する不飽和脂肪酸の二重結合は，ほとんどZ（シス）配置である．二重結合を2個以上もつ高度不飽和脂肪酸の場合，それらの位置関係は二重結合の間にメチレン基が1個はさまれて存在するものがほとんどであり，共役二重結合のものはまれである．表2.2に代表的な飽和脂肪酸および不飽和脂肪酸をあげた．二重結合を5個もつエイコサペンタエン酸，6個もつドコサヘキサエン酸は，イワシやサバなどの魚に多く含まれ，抗血栓，抗動脈硬化作用を有する．アラキドン酸カスケード代謝によりつくり出される生理活性物質のプロスタグランジン類等も炭素数20の脂肪酸であり，これらについては後述する（2.4　エイコサノイド）．

表2.2　代表的な脂肪酸

	名　　称	分子式	所　在
飽和脂肪酸	パルミチン酸㊁	$C_{16}H_{32}O_2$	ヤシ油，オリブ油など
	ステアリン酸㊁	$C_{18}H_{36}O_2$	牛脂等の多くの脂肪成分など
	アラキジン酸	$C_{20}H_{40}O_2$	ピーナッツオイル，大豆油，ヒマワリ油など
不飽和脂肪酸*	パルミトレイン酸	$C_{16}H_{30}O_2$	動物性脂肪などに広く存在
	オレイン酸	$C_{18}H_{34}O_2$	オリブ油，ツバキ油等
	リノール酸**	$C_{18}H_{32}O_2$	植物性の油脂中に多く存在
	リノレイン酸***	$C_{18}H_{30}O_2$	ゴマ油などの植物性の乾性油中に多く存在
	アラキドン酸**	$C_{20}H_{32}O_2$	哺乳類のリン脂質中
	エイコサペンタエン酸***	$C_{20}H_{30}O_2$	魚の油脂
	ドコサヘキサエン酸***	$C_{22}H_{32}O_2$	魚の油脂

* 二重結合はすべてZ（*cis*）配置
** ω6系列：メチル末端から数えて6番目の炭素に初めて二重結合が現れる．
*** ω3系列：メチル末端から数えて3番目の炭素に初めて二重結合が現れる．

2.2　単純脂質

単純脂質とは，アルコールと脂肪酸のエステルのことで，油脂（中性脂肪）およびロウ（ワックス）が含まれる．ロウは，長鎖アルコールと長鎖カルボン酸がエステル結合したもので，植物や昆虫などの表面に存在し，表面保護物質として働いている．ミツバチ *Apis mellifera, A. indica*（ミツバチ科）が分泌するミツロウ㊁は，C_{30}のアルコール（トリアコンタノール）とC_{16}のカルボン酸（パルミチン酸）のエステル（ヘキサデカン酸トリアコンチル triacontyl hexadecanoate）などを含有し，カルナウバヤシ *Coernicia cerifera*（ヤシ科）の葉から分泌されるカルナウバロウ㊁は，植物ロウのうちで最も高い融点をもつロウであり，いずれも軟膏，硬膏の基材などに用いられる．

$$CH_3(CH_2)_{14}-\overset{O}{\underset{\|}{C}}-O-(CH_2)_{29}CH_3$$

triacontyl hexadecanoate

油脂（中性脂肪）は，グリセロールと長鎖脂肪酸がエステル結合したもので，モノ，ジおよびトリエステルが存在するが，ほとんどがトリエステルである．トリエステルはトリアシルグリセロール triacylglycerol（トリグリセリド）と呼ばれている．トリアシルグリセロールを構成する脂肪酸は，通常2種以上からなり，混合グリセリドと称される．一方，同一の脂肪酸から構成されているものは，単純グリセリドと呼ばれる．天然の油脂は通常，混合グリセリドの複雑な混合物であり，アルカリによる加水分解で，脂肪酸塩であるセッケンを生じる．

油脂のうち，常温で液状のものを油（oil），固体のものを脂肪（fat）という．一般に，油の脂肪酸は不飽和脂肪酸の割合が多く，脂肪は飽和脂肪酸の割合が多い．油脂を含む主な生薬を表2.3に示した．

triacylglycerol　R^1, R^2, R^3：アルキル鎖
（Fischer 投影図）

表2.3　油脂を含む主な生薬

名　称	原植物等	主な用途
ナタネ油⑮	ナタネナ *Brassica campestris*（アブラナ科）の種子	軟膏，リニメント剤基剤
ダイズ油⑮	ダイズ *Glycine max*（マメ科）の種子	軟膏，リニメント剤基剤
ゴマ油⑮	ゴマ *Sesamum indicum*（ゴマ科）の種子	軟硬膏，リニメント剤基剤
トウモロコシ油⑮	トウモロコシ *Zea mays*（イネ科）の胚芽	軟膏基剤，注射剤溶剤
ツバキ油⑮	ヤブツバキ *Camellia japonica*（ツバキ科）の種子	軟膏，リニメント剤基剤
ラッカセイ油⑮	ラッカセイ *Arachis hypogaea*（マメ科）の種子	軟膏，リニメント剤基剤
オリブ油⑮	オリーブノキ *Olea europaea*（モクセイ科）の果実	乳剤，軟膏基剤
カカオ脂⑮	カカオ *Theobroma cacao*（アオギリ科）の種子	坐剤の基剤，製菓用
ヤシ油⑮	ココヤシ *Cocos nucifera*（ヤシ科）の種子（胚乳）	軟膏基剤，石鹸
ヒマシ油⑮	トウゴマ *Ricinus communis*（トウダイグサ科）の種子	峻下剤，軟膏基剤

2.3　複合脂質

構成成分として，アルコールや脂肪酸以外にリン酸や糖を含む脂質を複合脂質という．これらは，分子内に疎水性基と親水性基を含むので両親媒性である．生体膜の重要な構成成分であり，疎水性基を内側に，親水性基を外側にして脂質二分子膜を形成する．リン脂質と糖脂質に分けられ，さらに基本骨格にグリセロールを含むグリセロリン脂質およびグリセロ糖脂質と，基本骨格にスフィンゴシンを含むスフィンゴリン脂質およびスフィンゴ糖脂質に分けられる．

lecithin（グリセロリン脂質の一種）
R^1, R^2：アルキル鎖

sphingomyelin（スフィンゴリン脂質の一種）
R：アルキル鎖

gentiobiosyldiacylglycerol
（グリセロ糖脂質の一種）
R^1, R^2：アルキル鎖

glucocerebroside（スフィンゴ糖脂質の一種）
R：アルキル鎖

2.4 エイコサノイド

　脂質は主として生体のエネルギー源として，また生体膜の成分として重要であるが，それらとは機能的，構造的に異なり，少量で強い生理活性作用を有する一群の脂質分子がある．エイコサノイド eicosanoid と呼ばれる炭素数が 20 の脂肪酸であり，プロスタグランジン prostaglandin (PG)，トロンボキサン thromboxane (TX)，ロイコトリエン leukotriene (LT) などが含まれる．

　プロスタグランジンは，子宮収縮物質としてヒトの精液から初めて単離された．当初，前立腺から分泌されると考えられプロスタグランジンと命名されたが，その後，精囊腺でつくられることがわかった．またこれらは，ごく少量であるが動物の組織に広く存在していることが知られている．多くの種類があり，それらの生理作用は，平滑筋に対する作用，血小板凝集に対する作用，胃液分泌に対する作用，アデニル酸シクラーゼに対する作用など様々で，種々の細胞で刺激により合成され，細胞外に放出されてその周辺で活性を発現する．非常に低い濃度で活性を示し，作用時間は短い．

　プロスタグランジンの基本骨格は，シクロペンタン環をもつ C_{20} の脂肪酸であり，カルボキシル基をもつ C_7 側鎖と，末端がメチル基の C_8 側鎖をもつ．プロスタグランジン類は 5 員環部分の構造で A ～ J に分類され，さらに側鎖に含まれる二重結合の数で 1 ～ 3 の群に分けられる（図 2.2）．側鎖の二重結合の違いは不飽和脂肪酸であるジホモ-γ-リノレン酸（二重結合が 1 個），アラキドン酸（二重結合が 2 個），エイコサペンタエン酸（二重結合が 3 個）からそれぞれ生合成されることによる．細胞膜が種々の刺激を受けると細胞膜のホスホリパーゼ A_2 が活性化され，細胞膜のグリセロリン脂質の 2 位にエステル結合しているアラキドン酸などの不飽和脂肪酸が遊離される．一般にプロスタグランジンの生合成前駆体としては，アラキドン酸の量が他に比較し圧倒的に多

い．アラキドン酸は，酸素添加酵素であるシクロオキシゲナーゼ（COX）により代謝されてプロスタグランジン類に変換され，この経路からの枝分かれでトロンボキサン A_2 が生成する．トロンボキサン類は，6員環の環状エーテル構造をもつ化合物で，不安定な4員環オキセタン構造を含むトロンボキサン A_2 はとりわけ活性が強く，血小板を凝集させて止血作用（血栓促進）を示す．

一方，アラキドン酸がリポキシゲナーゼの作用を受けるとヒドロペルオキシエイコサテトラエン酸 hydroperoxyeicosatetraenoic acid（HPETE）が生じるが，5-リポキシゲナーゼにより生成した5-HPETEからは，ロイコトリエン類が生成する．ロイコトリエン類は共役トリエン構造を有する一連の脂肪酸誘導体であり，多形核白血球，肥満細胞，マクロファージなどで多く生産され，強力な気管支平滑筋の収縮作用，毛細血管浸透性亢進作用，白血球遊走亢進作用を有し，アレルギー，気管支喘息などに関与している．

このように，アラキドン酸を起点とするエイコサノイドの生成をアラキドン酸カスケードと呼ぶ（図2.3）．

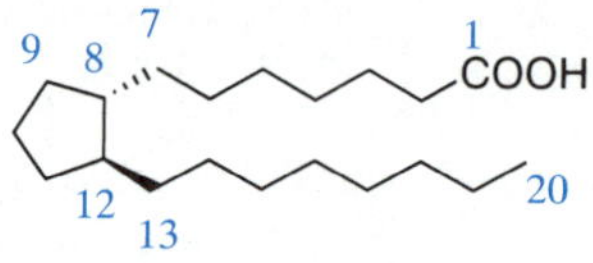

prostanoic acid

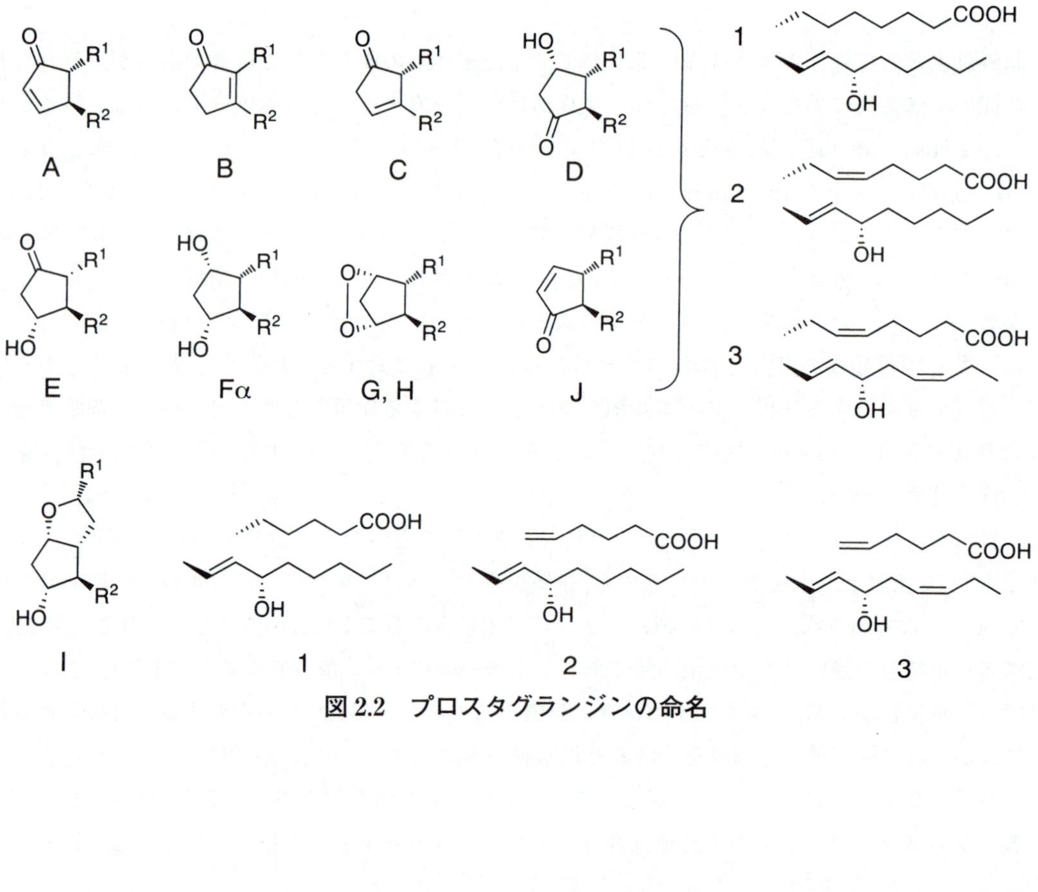

図2.2　プロスタグランジンの命名

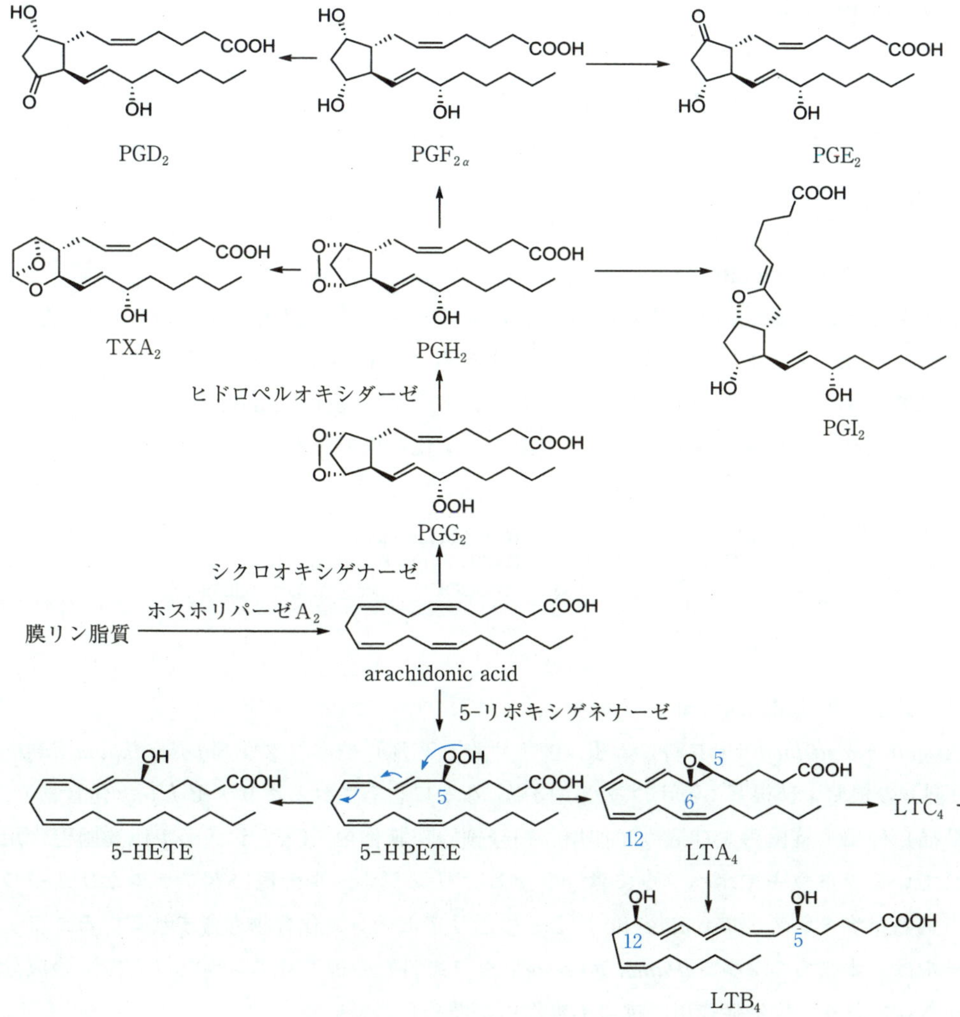

図 2.3 アラキドン酸カスケード代謝

2.5 ポリアセチレン化合物

　不飽和脂肪酸の二重結合が，さらに不飽和化されることによってアセチレン脂肪酸が生じ，さらに変化を受けてポリアセチレン化合物が生じる．通常は三重結合が1個だけ存在することはまれで，複数個の二重結合，三重結合をもつものが多い．複数の二重結合をもつ脂肪酸では，二重結合は共役せずに並んでいるのが通常であるが，三重結合をもつ分子では，不飽和結合は共役する傾向にあり，多数の不飽和結合が存在するため不安定な化合物が多い．これらは自然界に広く分布しており，特にキク科，セリ科，ウコギ科，および担子菌類の真菌に多く見られる．またアセチレン化合物の中には，チオフェン環，フラン環，ラクトン環を合わせもつものも多い．カピレン capillene など，キク科植物によく見られるベンゼン環をもつアセチレン化合物は，直鎖ポ

リアセチレンの環化によって生合成されていることがわかっている．

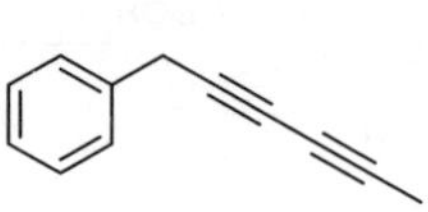

capillene

アトラクチロジン Atractylodin

ホソバオケラ *Atractylodes lancea* または *A. chinensis* の（キク科）根茎：㊞ソウジュツ（蒼朮）中に含有されるポリアセチレン化合物で，フラン環をもつ．利胆作用が認められている．ソウジュツ中にはアトラクチロジンの他，アトラクチロジノール atractylodinol，アセチルアトラクチロジノール acetylatractylodinol などのポリアセチレン化合物が含まれる．

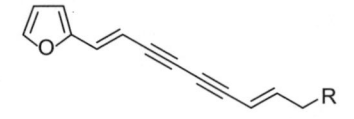

R=H：atractylodin
R=OH：atractylodinol
R=OCOCH$_3$：acetylatractylodinol

ファルカリンジオール Falcarindiol

トウキ *Angelica acutiloba*（セリ科）の根，㊞トウキ（当帰）やボウフウ *Saposhnikovia divaricata*（セリ科）の根および根茎：㊞ボウフウ（防風）などに含有されるポリアセチレン化合物で，抗侵害（鎮痛）作用，抗菌および抗カビ作用，神経細胞保護作用，Ca^{2+}シグナル伝達阻害作用が認められている．トウキやボウフウには，ファルカリンジオールの他にもファルカリノール falcarinol（別名パナキシノール panaxynol）などのポリアセチレン化合物も含まれている．ファルカリノールは，オタネニンジン *Panax ginseng*（ウコギ科）の根：㊞ニンジン（人参）の成分としても知られており，抗炎症作用，抗血小板作用が認められている．

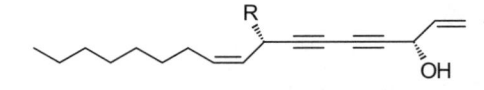

R=OH：falcarindiol
R=H：falcarinol

シクトキシン Cicutoxin

ドクゼリ *Cicuta virosa*（セリ科）に含まれる猛毒成分である．持続性の嘔吐と痙攣を引き起こし，呼吸麻痺に至る．同じセリ科の *Oenanthe crocata* には，同様の毒性成分のオエナントトキシン oenanthotoxin が含まれている．

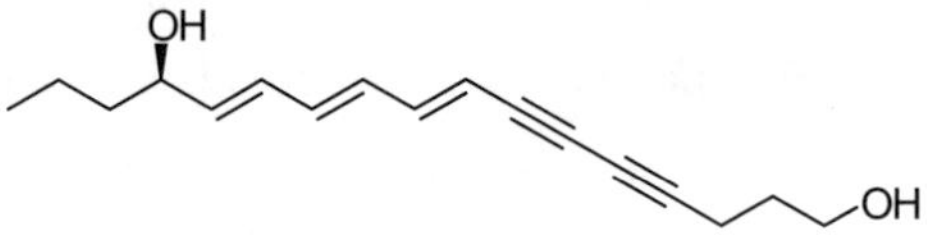

cicutoxin

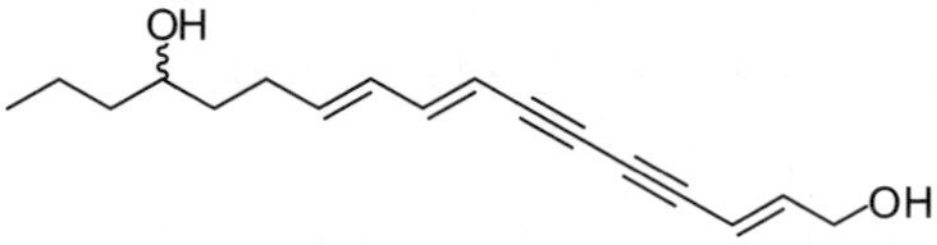

oenanthotoxin

3 芳香族化合物

　天然に存在する多くの芳香族化合物は，その生合成経路によって大別され，1) シキミ酸経路由来のフェニルプロパノイド，2) 酢酸-マロン酸経路由来のポリケチド類，3) シキミ酸経路と酢酸-マロン酸経路の複合経路由来のフラボノイドやスチルベンなどがある．本章では，これら生合成経路による分類に基づいてそれぞれの化合物を概説する．

3.1　シキミ酸経路由来の芳香族化合物

　シキミ酸経路由来の芳香族化合物は**フェニルプロパノイド**（広義）と総称される C_6-C_3 単位を基本骨格とする化合物群である．**フェニルプロパノイド**は，ホスホエノールピルビン酸と D-エリスロース-4-リン酸から生成されるシキミ酸を重要中間体とし，シキミ酸にホスホエノールピルビン酸がさらに縮合して生成するコリスミン酸を経てフェニルアラニン，チロシンなどの芳香族アミノ酸が生合成される．これらの芳香族アミノ酸がフェニルプロパノイドの前駆化合物となる．また，コリスミン酸からアントラニル酸を経てインドールアミノ酸のトリプトファンも生合成される（図3.1）．

　フェニルアラニン，チロシンの芳香族アミノ酸のアミノ基が脱離すると C_6-C_3 単位ユニットが生成する．これが図3.2に示すような経路により，① C_6-C_3 単位が1分子だけのフェニルプロパノイド（狭義），② C_6-C_3 単位の C_3 部分がラクトン化したクマリン類，③ C_6-C_3 単位が一電子酸化によるラジカル反応により2分子縮合したリグナン，ネオリグナン類，④ C_6-C_3 単位が3〜4分子縮合したセスキリグナン，ジリグナン類，⑤ C_6-C_3 単位が多数縮合したリグニン，⑥ C_6-C_3 単位の C_3 部分で β 酸化した C_6-C_1 化合物などが生成する．なお，没食子酸 gallic acid やプロトカテキュ酸 protocatechuic acid は，5-デヒドロシキミ酸 5-dehydroshikimic acid から直接生合成される C_6-C_1 化合物である．

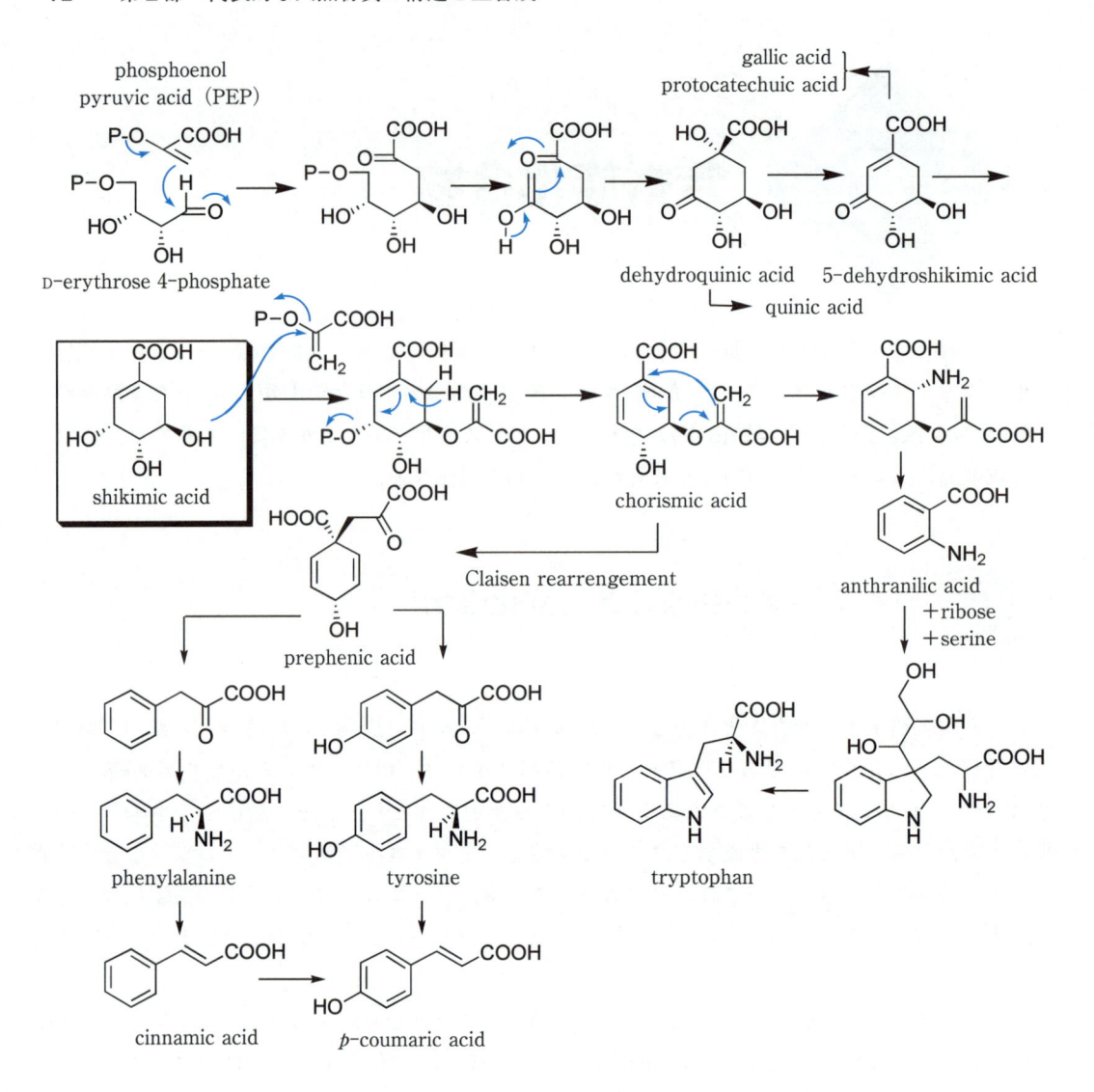

図3.1 シキミ酸から芳香族アミノ酸への生合成経路

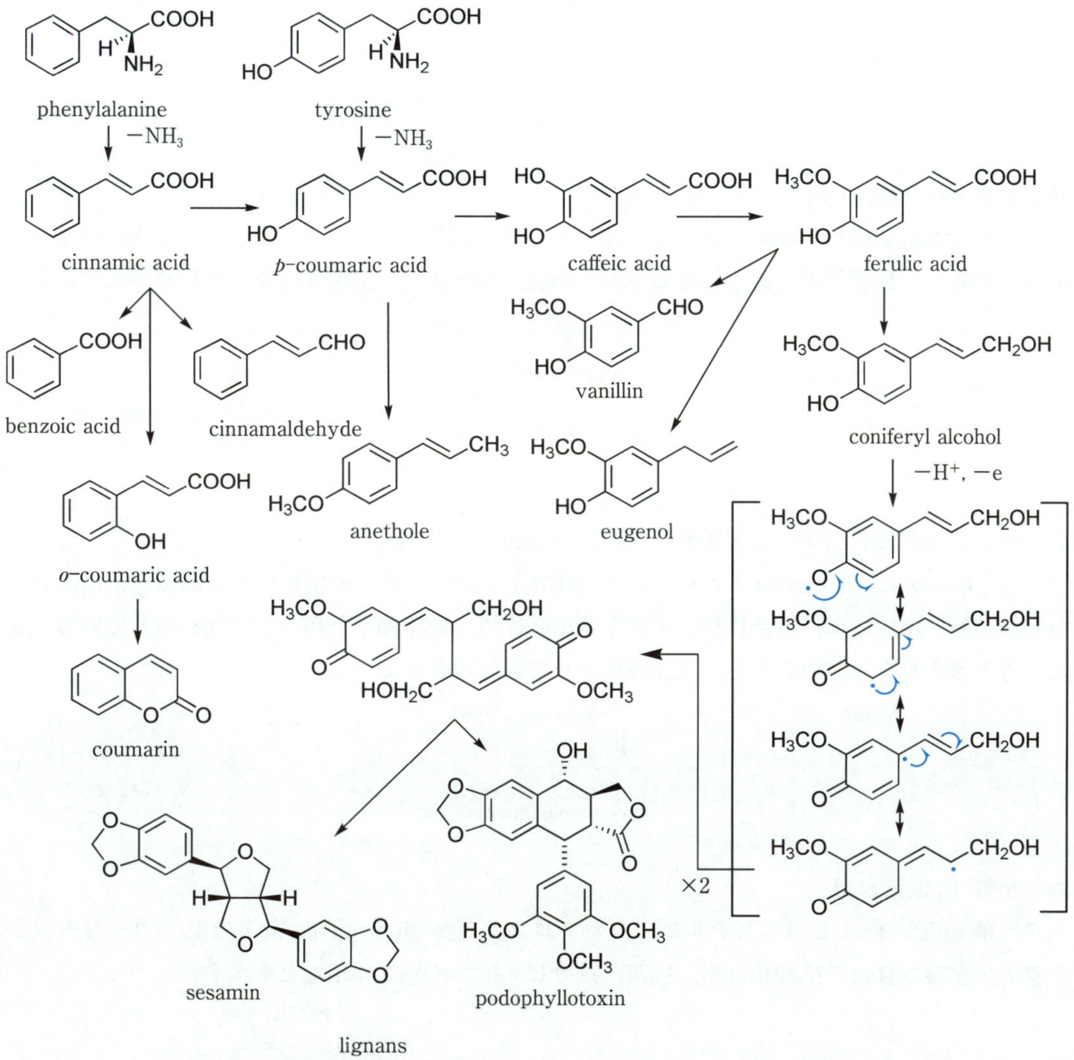

図 3.2　芳香族アミノ酸からフェニルプロパノイドへの生合成経路

3.1.1　フェニルプロパノイド（狭義）

シキミ酸経路で生合成されるベンゼン環にプロパン側鎖をもった構造（C_6-C_3 化合物）1 分子からなる化合物群である．これらの成分のうちカルボン酸などの極性基をもたない化合物は，特異な芳香を示すものが多く，精油成分としても知られている．

アネトール　Anethole

ウイキョウ *Foeniculum vulgare*（セリ科）の果実：㊞ウイキョウ（茴香），*Illicium verum*（シキミ科）の果実：ダイウイキョウ（大茴香）などに含まれる主精油成分である．抗アニサキス I 型幼虫の殺虫作用や消化機能亢進作用がある．

anethole

オイゲノール Eugenol

チョウジ *Syzygium aromaticum*（フトモモ科）のつぼみ：㊙チョウジ（丁子）に含まれる主精油成分であり，利胆作用，血小板凝集作用，鎮静，鎮痙作用，抗菌作用などが確認されている．

eugenol

シンナムアルデヒド（ケイヒアルデヒド）Cinnamic aldehyde

ケイ *Cinnamomum cassia*（クスノキ科）の樹皮：㊙ケイヒ（桂皮）に含まれる主精油成分であり，鎮静，鎮痙作用，解熱作用，末梢血管拡張作用，血圧降下作用などが認められている．また特有の芳香を有しているので，食品香料としても使用されている．

cinnamic aldehyde

カフェ酸 Caffeic acid

キナ酸 quinic acid とのエステル体であるクロロゲン酸 chlorogenic acid としてコーヒー豆より初めて単離された．抗酸化作用，抗菌，抗カビ，抗ウイルス作用などを示す．

caffeic acid   chlorogenic acid

コニフェリルアルコール Coniferyl alcohol

配糖体のコニフェリン coniferin として植物に広く分布している．リグナン，リグニンの生合成に重要な化合物である．

coniferin   coniferyl alcohol

3.1.2 クマリン

フェニルプロパノイドの C_3 部分でラクトン化した化合物で，エステル，エーテル，配糖体などの形で高等植物に広く分布し，特にセリ科，ミカン科，マメ科，ジンチョウゲ科に多く含有している．7位に酸素官能基を有し，紫外線下で青色，紫色，黄緑色などの蛍光を発するものが多い．

天然には，クマリン骨格のみの単純クマリン，これにプレニル基が結合したプレニルクマリン，プレニル基がフラン環を形成したフラノクマリン（またはフロクマリン），ピラン環を形成したピラノクマリン，二量体を形成したビクマリンなどがある．

キサントトキシン（アモイジン）Xanthotoxin（ammoidin）
地中海沿岸に自生する *Ammi majus*（セリ科）の果実より光感作促進作用の成分として単離された．セリ科植物に広く分布しているフラノクマリンで，尋常性白斑治療薬（メトキサレン局）として使用されている．

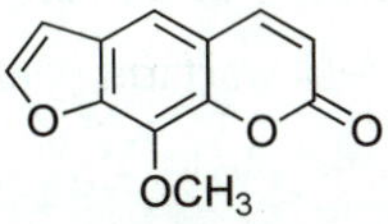

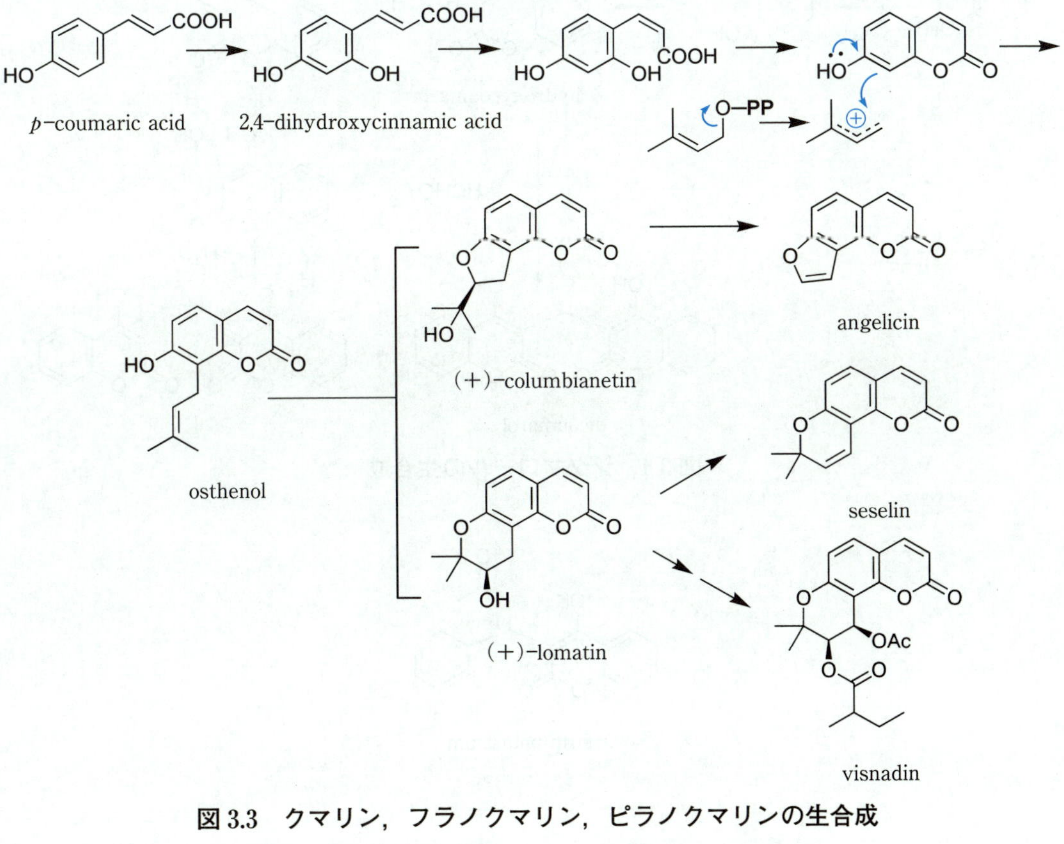

図 3.3 クマリン，フラノクマリン，ピラノクマリンの生合成

ノトプテロール Notopterol

Notopterygium incisum, *N. forbesii*（セリ科）の根茎および根：㊁キョウカツ（羌活）に含まれるフラノクマリンである．抗炎症作用，血管透過性抑制作用，薬物代謝酵素 CYP3A 阻害作用などが確認されている．

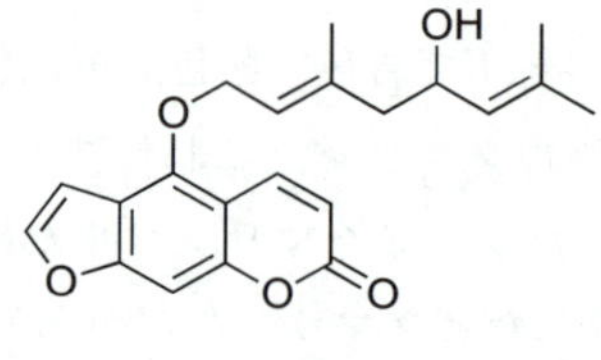

notopterol

ジクマロール Dicoumarol

ムラサキウマゴヤシ（アルファルファ）*Medicago sativa*（マメ科）やセイヨウエビラハギ *Melilotus officinalis*（マメ科）などの牧草が発酵して生成するクマリン 2 量体である．抗血液凝固作用（ビタミン K 阻害作用）を有し，血栓症の予防と治療に用いられた．この化合物をリード化合物にして，抗血栓薬のワルファリンカリウム㊁ warfarin potassium が開発され，使用されている．

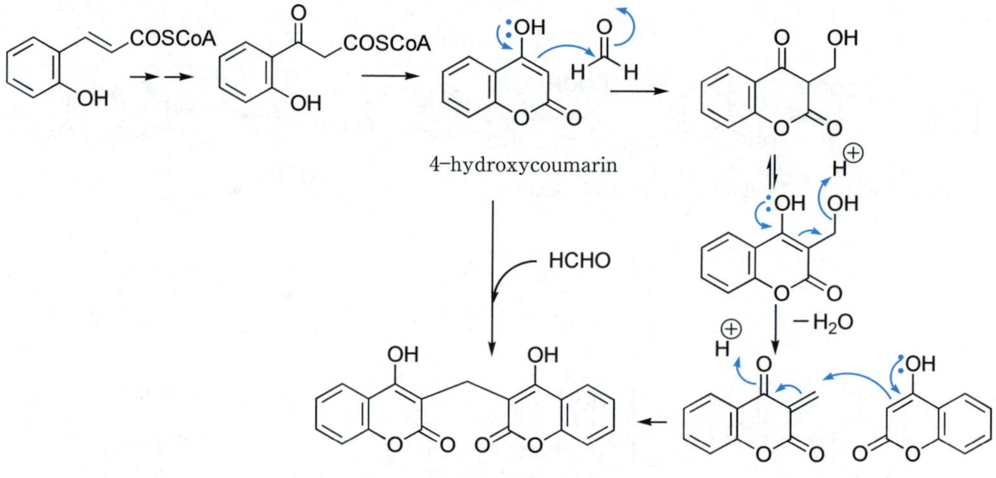

図 3.4　ジクマロールの生合成

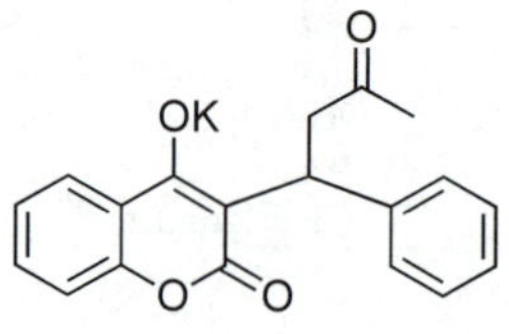

warfarin potassium

アフラトキシン B₁ Aflatoxin B₁

ピーナッツなどの汚染カビ *Aspergillus flavus* が産生するマイコトキシンで，酢酸-マロン酸経路によるポリケチドから生合成されるクマリンである．各種動物の肝臓に対して，極めて強い発がん性を示す．アフラトキシン B₁ の発がん性は，15〜16位の二重結合が関与しており，そのエポキシ体が DNA と不可逆的な結合を形成するためである．

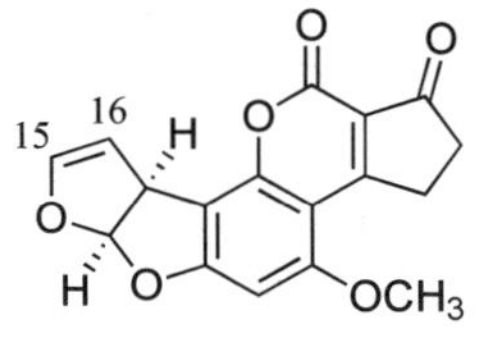

aflatoxin B₁

3.1.3 リグナン，ネオリグナン

フェニルプロパノイド2分子からなる化合物群で，C_6-C_3 のラジカルカップリングにより生成する．それぞれの8位で炭素-炭素結合を有している化合物がリグナン，それ以外の二量体がネオリグナンである．

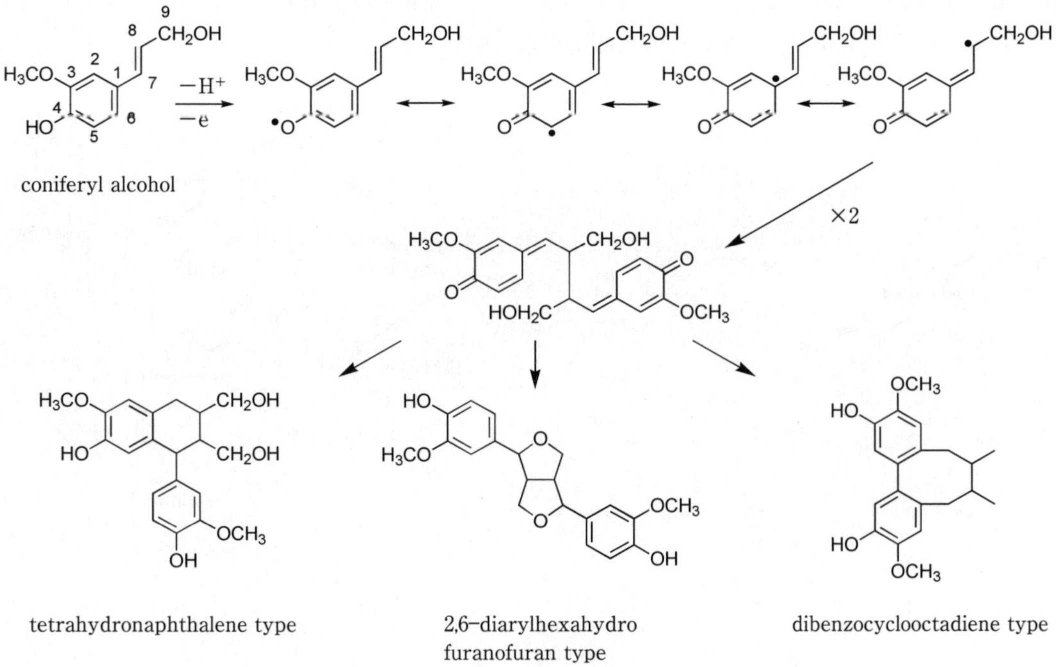

coniferyl alcohol

tetrahydronaphthalene type

2,6-diarylhexahydro furanofuran type

dibenzocyclooctadiene type

図 3.5　リグナンの生合成と代表的骨格

ポドフィロトキシン　Podophyllotoxin

　アメリカインディアンが瀉下薬として使用していたポドフィルム *Podophyllum peltatum*（メギ科）の根茎などに含まれるテトラヒドロナフタレン型リグナンである．瀉下作用およびチューブリン重合を阻害し紡錘体形成阻害作用による抗腫瘍作用を示すが毒性が高い．その毒性軽減と抗腫瘍性改善のための研究が行われ，エトポシド⑮ etoposide やテニポシド teniposide が見出され抗腫瘍薬として臨床的に用いられている．エトポシド，テニポシドは紡錘体形成阻害作用を示さず，トポイソメラーゼⅡ阻害により抗腫瘍作用を示す．

podophyllotoxin　　　　etoposide　　　　teniposide

セサミン　Sesamin，セサモリン　Sesamolin

　ゴマ *Sesamum indicum*（ゴマ科）の種子に含まれる 2,6-ジアリルヘキサヒドロフラノフラン型リグナンであるセサミンは血圧降下作用，抗酸化作用を有している．また，セサモリンも含有され，これは酸性白土による脱色工程によりセサミノールに変化する．セサミノールはゴマ油の抗酸化成分本体である．またセサモリンは塩酸で加水分解するとセサモールとサミンを生成する．これらの中でセサミノールの抗酸化作用が最も強い．

sesamin　　　sesamolin　　　samin　＋　sesamol　　　sesaminol

ゴミシン A Gomisin A

チョウセンゴミシ *Schisandra chinensis*（マツブサ科）の果実：㊙ゴミシ（五味子）に含まれるジベンゾシクロオクタジエン型リグナンである．解熱作用，鎮咳作用，肝障害改善作用などを有している．

gomisin A

マグノロール Magnolol

ホオノキ *Magnolia obovata*（モクレン科）の樹皮：㊙コウボク（厚朴）に含まれるネオリグナンで，日本薬局方の成分含量測定法に規定（0.8％以上を含む）されている成分である．鎮静，運動抑制，中枢性筋弛緩など持続性の中枢抑制作用，抗胃潰瘍，胃液分泌抑制作用などを有している．

magnolol

3.1.4　セスキリグナン，ジリグナン

セスキリグナンは，フェニルプロパノイド 3 分子が酸化縮合した化合物で，ジリグナンは，4 分子が酸化縮合した化合物である．しかし，これらの化合物は，これまでにほとんど発見されていない．

3.1.5　リグニン

コニフェリルアルコールなどのフェニルプロパノイドが重合した高分子化合物で，植物細胞の細胞壁などに沈着し，植物を強固にしている成分である．植物の種類により構成するフェニルプロパノイドが異なり，またその構造も一定ではない．

3.1.6 C_6-C_1 化合物

安息香酸，バニリン等の C_6-C_1 化合物は，フェニルプロパノイドの C_3 部分の二重結合の水和により β 位が水酸化され，逆アルドール反応により炭素鎖の短縮を受けてアルデヒドを有する C_6-C_1 化合物が生成し，さらに酸化を受けてカルボン酸を有する C_6-C_1 化合物が生成する．一方，没食子酸やプロトカテキュ酸などは，シキミ酸の前駆物質である 5-デヒドロシキミ酸から直接生合成される．

安息香酸 Benzoic acid

Styrax benzoin（エゴノキ科）から得た樹脂：㊞アンソッコウ（安息香）に含まれる．医薬品および食品の防腐剤や殺菌，防かび剤として用いられる．

benzoic acid

サリシン Salicin

ヤナギ科植物の樹皮などに含有しており，解熱鎮痛作用を示す．解熱鎮痛薬，抗リウマチ薬，非ステロイド性抗炎症薬として用いられるアスピリン㊞（アセチルサリチル酸）開発のリード化合物になった．

salicin

没食子酸 Gallic acid

Quercus infectoria（ブナ科）の若枝にフシバチが寄生してできた虫こぶ：モッショクシ（没食子）およびヌルデ *Rhus javanica*（ウルシ科）の葉にヌルデシロアブラムシが寄生してできた虫こぶ：ゴバイシ（五倍子）などのタンニン構成成分で，植物に広く分布している．

gallic acid

3.2 酢酸-マロン酸経路由来の芳香族化合物

酢酸-マロン酸経路は，アセチル CoA をスターターとし，アセチル CoA が炭酸化されて生成するマロニル CoA が縮合することにより C_2 単位が直鎖状に縮合した β-ポリケトメチレン中間体が生成し，種々の炭素鎖の β-ポリケトメチレン中間体から一次代謝産物の脂肪酸類，芳香族化合物（フロログルシノール型，オルセリン型など），キノン類（アントラキノン類，クロモン類，フタリド類）などのポリケチド化合物などが生成する．この経路により生合成される化合物を総称して**ポリケチド**という．

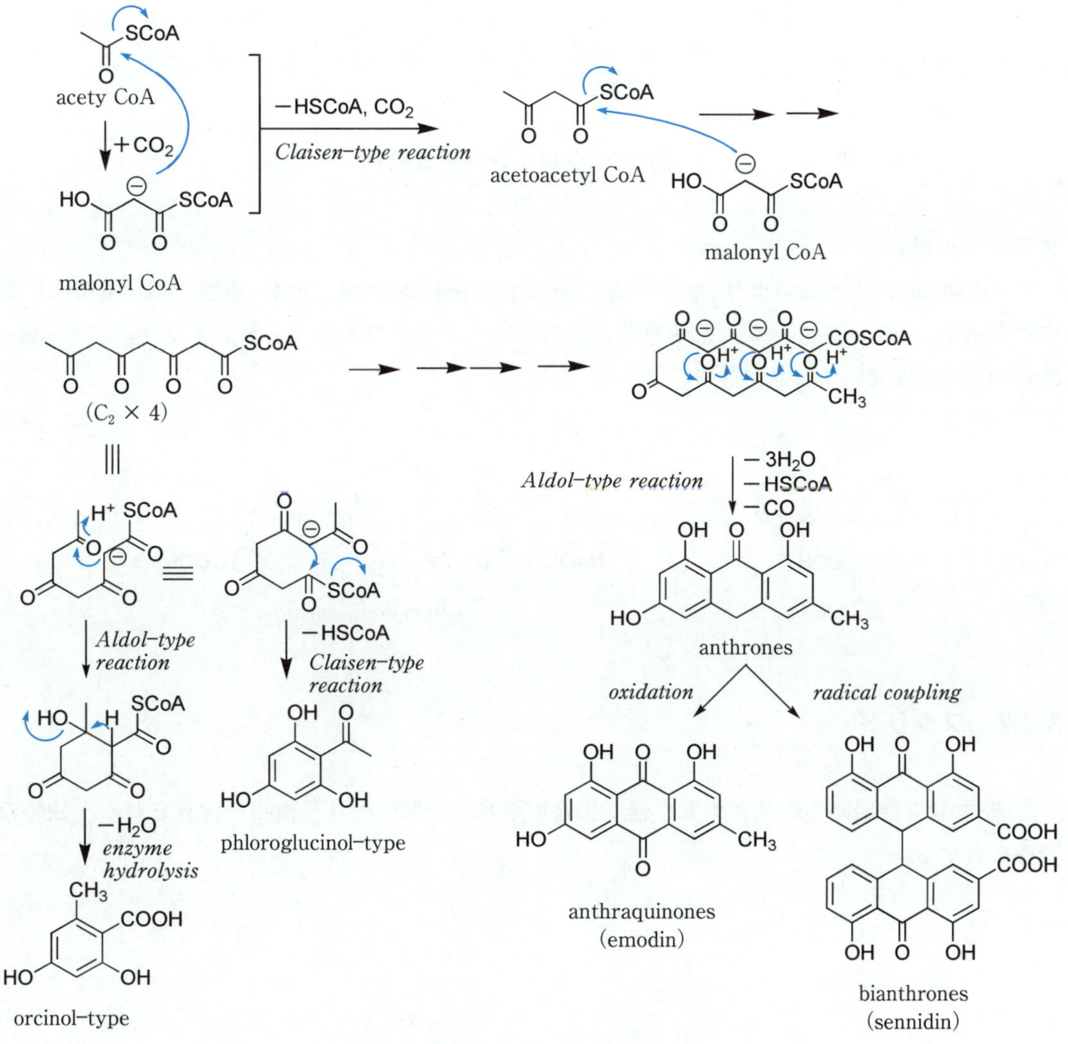

図 3.6 酢酸-マロン酸経路の概要

3.2.1 クロモン

酢酸-マロン酸経路のポリケチドを経て生合成され、セリ科、マメ科、フトモモ科、ムクロジ科、ユリ科などに含有されるが、比較的に分布が限られている。ポリケチドの配置により、2位にメチル基を有する 2-メチルクロモン類と 2,5-位にメチル基またはアルキル基を有するクロモン類が存在する。

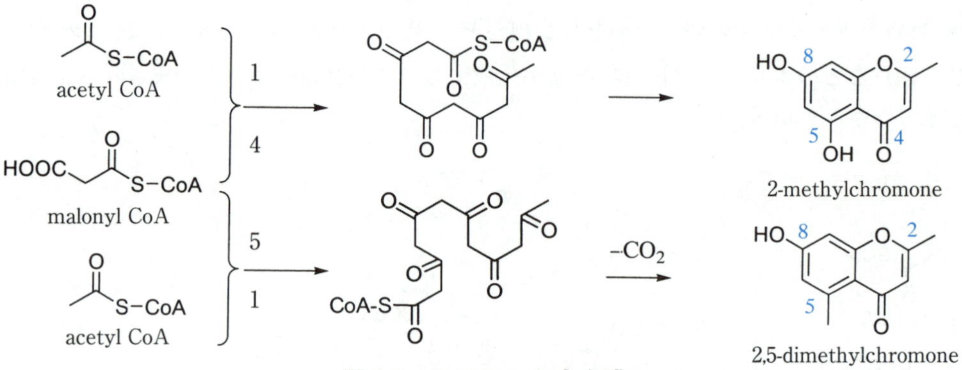

図 3.7 クロモンの生合成

ケリン Khellin

アンミ *Ammi visnaga*（セリ科）の果実に含まれ、環状血管拡張作用、鎮痙作用、気管支拡張作用を示す。抗アレルギー薬、抗喘息薬として用いられるクロモグリク酸ナトリウム㊞ sodium cromoglicate 開発のリード化合物になった。

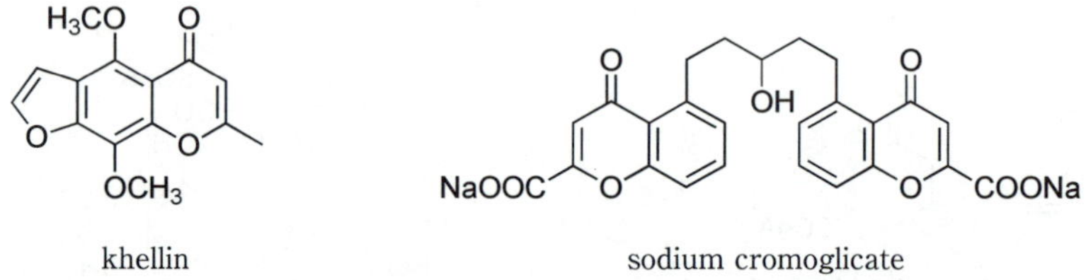

3.2.2 フタリド

酢酸-マロン酸経路のポリケチドを経て生合成され、一部のセリ科植物に含有される。独特の芳香を有する。

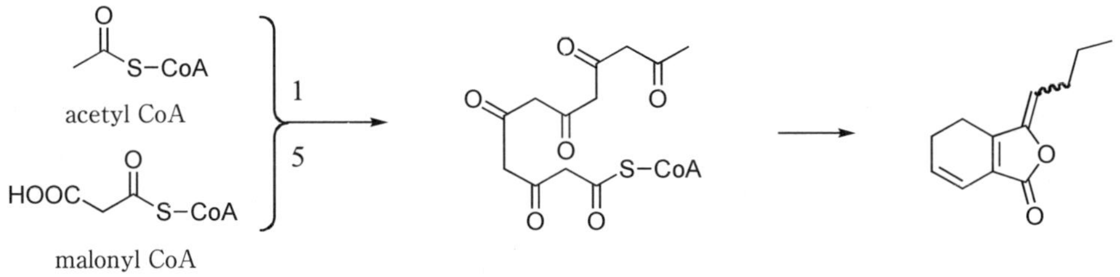

図3.8 フタリドの生合成

リグスチリド Ligustilide, ブチリデンフタリド Butylidenephthalide, ブチルフタリド Butylphthalide

トウキ *Angelica acutiloba*（セリ科）の根を，通例，湯通ししたもの：⑤トウキ（当帰）およびセンキュウ *Cnidium officinale*（セリ科）の根茎を，通例，湯通ししたもの：⑤センキュウ（川芎）などに含まれ，抗アセチルコリン作用，抗喘息作用，鎮痙作用などを示す．

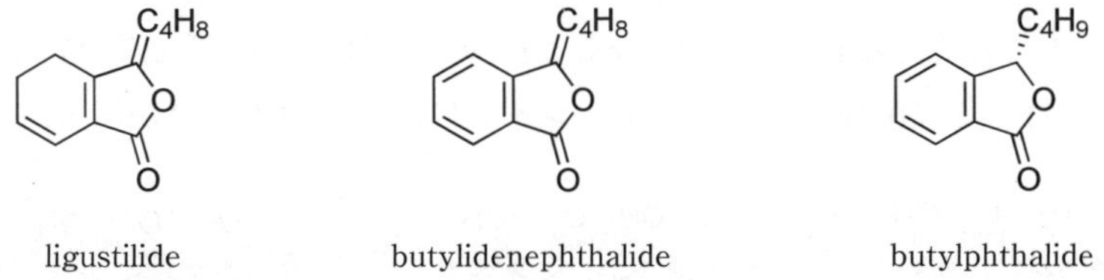

ligustilide butylidenephthalide butylphthalide

3.2.3 アントラキノン，アンスロン

アントラキノン類は，生合成過程からエモジン型とアリザリン型の2つに大別される．エモジン型は，酢酸-マロン酸経路でポリケチドを経て生合成され，菌類，タデ科，マメ科，クロウメモドキ科，ユリ科などに分布している．構造上の特徴は，1位，（6位），8位に酸素原子，3位に炭素原子を有している．アリザリン型は，シキミ酸経路とメバロン酸経路の複合経路で生合成され，アカネ科，ノウゼンカズラ科などに分布している．構造上の特徴は，一方のベンゼン環に酸素原子や炭素原子がかたよって存在する．

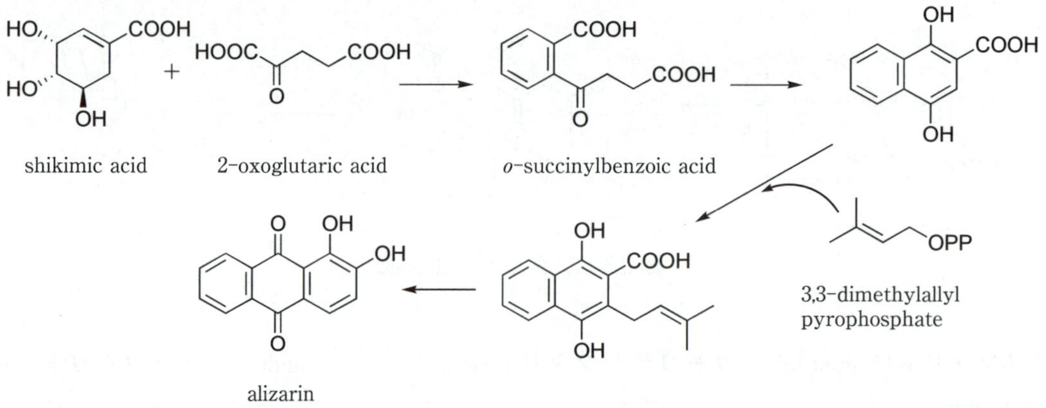

図 3.9 アリザリンの生合成

エモジン Emodin, クリソファノール Chrysophanol, レイン Rhein

Rheum palmatum, *R. tanguticum*, *R. officinale*, *R. coreanum*（タデ科）などの根茎：㊽ダイオウ（大黄），センナ *Cassia angustifolia*, *C. acutifolia*（マメ科）の小葉：㊽センナなどに含まれ，黄色ブドウ球菌に対する抗菌作用などを示す．レインには弱い瀉下作用がある．

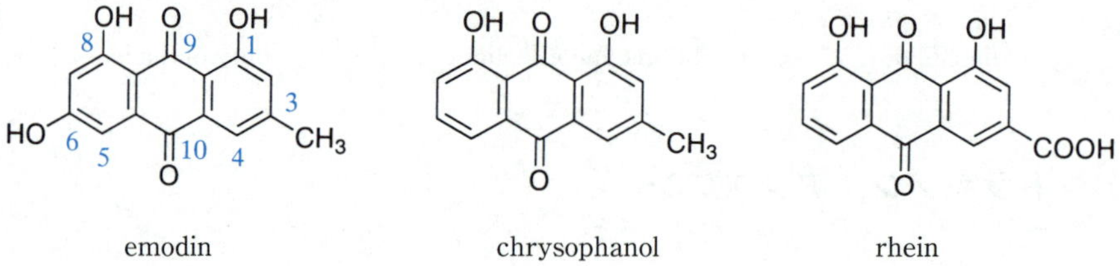

emodin

chrysophanol

rhein

バルバロイン Barbaloin

Aloe ferox またはこれと *A. africana* または *A. spicata* との雑種（ユリ科）の葉から得た液汁を乾燥したもの：㊽アロエに含まれる．腸内菌によりアロエエモジンアンスロン aloe-emodin anthrone に代謝され，強い瀉下作用を示す．天然のプロドラッグである．

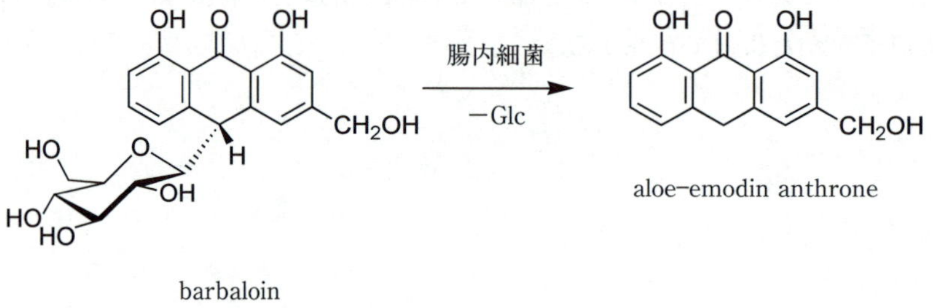

barbaloin → 腸内細菌 −Glc → aloe-emodin anthrone

センノシド A, B Sennoside A, B

Rheum palmatum, *R. tanguticum*, *R. officinale*, *R. coreanum*（タデ科）などの根茎：㊽ダイオウ（大黄），センナ *Cassia angustifolia*, *C. acutifolia*（マメ科）の小葉：㊽センナなどに含まれ，日本薬局方の成分含量測定法に規定（それぞれ 0.25％，1.0％以上を含む）されている成分である．腸

内細菌によりグルコースが加水分解され，さらに還元酵素により代謝され生成するレインアンスロン rhein anthrone が腸管を刺激することにより瀉下作用を示す．天然のプロドラッグである．

sennnoside A：10-10′ *threo*
sennnoside B：10-10′ *erythro*

sennnidin A：10-10′ *threo*
sennnidin B：10-10′ *erythro*

rhein anthrone

アリザリン　Alizarin

セイヨウアカネ *Rubia tinctorum*（アカネ科）の根に配糖体として含まれるアリザリン型アントラキノンで，橙赤色色素として染料に利用されていた．なお，アカネ色素は食品添加物として使用されていたが，実験動物に対する遺伝毒性および腎臓への発がん性が認められており，アカネ色素について1日摂取許容量を設定できないということから平成16年からアカネ色素の食品添加物としての使用が禁止された．

alizarin

3.2.4　ナフトキノン

シキミ酸経路由来のもの，シキミ酸経路とメバロン酸経路の複合経路由来のもの，酢酸-マロン酸経路由来のものがある．天然には，シキミ酸経路とメバロン酸経路の複合経路で生合成されるキノン類が広く分布し，ナフトキノン構造を有するビタミン K_1，K_2 など，シコニン類や，後述のベンゾキノン構造を有するユビキノンがこれに属し，これらはテルペンキノンとも総称される．

ビタミン K_1　Vitamin K_1（フィトナジオン㊜ Phytonadione）

高等植物に広く存在する脂溶性ビタミンで，血液凝固作用を示すが，ビタミンK欠乏に起因しない出血には無効である．

vitamin K$_1$

ビタミン K$_2$ Vitamin K$_2$ （メナテトレノン⑬ Menatetrenone）

微生物に広く存在し，生体止血機構賦活作用を示す．また，骨形成促進作用を示し，骨粗鬆症治療に用いられる．

vitamin K$_2$

シコニン Shikonin, **アルカニン** Alkannin

ムラサキ *Lithospermum erythrorhizon*（ムラサキ科）の根：⑬シコン（紫根）に含まれる，赤紫色の色素で，抗炎症作用，毛細血管透過性亢進作用，急性浮腫抑制作用，肉芽増殖促進作用，殺菌作用，抗腫瘍作用などを示す．アルカニンは，セイヨウムラサキ *Alkanna tinctoria*（ムラサキ科）の根，*Arnebia euchroma*（*Macrotomia euchroma*）（ムラサキ科）の根：軟紫根に含まれ，shikonin と鏡像体の関係にあるが，肉芽増殖促進作用は shikonin と同等の効力がある．

shikonin R$_1$=OH R$_2$=H
alkannin R$_1$=H R$_2$=OH

3.2.5 ベンゾキノン

ベンゾキノンはフェノール化合物の酸化により生成する誘導体で，カテコールからは *ortho*-キノンが，1,4-dihydroxybenzene からは *para*-キノンが生成する．

ユビキノン Ubiquinone（**コエンザイム Q** Coenzyme Q）

ほとんどの生物に含まれ，生物種によって側鎖のイソプレノイドの数が 1～12 と異なる．ヒトでは，イソプレノイド 10 個のユビデカレノン ubidecarenone（coenzyme Q$_{10}$）がミトコンド

リアの電子伝達系に関与している．強心薬としてうっ血性心不全症状に用いる．

$$\text{ubidecarenone}$$

3.3 酢酸-マロン酸経路とシキミ酸経路による複合経路由来の芳香族化合物

シキミ酸由来のフェニルプロパノイド（C_6-C_3）のカルボン酸に補酵素が結合した化合物をスターターとし，これに3分子のマロニル CoA が縮合して生成する中間体を前駆物質として，フラボノイドとスチルベンが生合成される．この中間体がカルコン合成酵素 chalcone synthase により Claisen 型の閉環が起こるとカルコンが生成し，カルコンから誘導される C_6-C_3-C_6 の基本構造をもった化合物群をフラボノイドと総称する．カルコンは閉環してフラバノンとなり，これを中間体としてフラバノノール，フラボン，フラボノール，フラバン-3-オール，アントシアンなどが生成する．また，フラバノンの2位のベンゼン環の転位によりイソフラボン類が生成する．

また，フェニルプロパノイドと3分子のマロニル CoA から生成する中間体がスチルベン合成酵素 stilbene synthase により aldol 型の閉環の後，脱炭酸すると C_6-C_2-C_6 の基本構造をもったスチルベン類が生成する．また，スチルベン合成酵素により生合成される中間体からイソクマリン骨格を有する芳香族化合物も生合成される．

一方，フェニルプロパノイド（C_6-C_3）のカルボン酸から生成する C_6-C_1 化合物に補酵素が結合した化合物をスターターとし，同様に3分子のマロニル CoA が縮合して生成する中間体からキサントン類が生合成される．なお，この経路はリンドウ科やオトギリソウ科などの高等植物において見られる生合成経路であり，地衣類や菌類におけるキサントン類は酢酸マロン酸経路により生合成される．酢酸-マロン酸経路とシキミ酸経路の両方が関与して生合成される芳香族化合物として，フラボノイド，スチルベンがその代表である．また，一部のキサントン類も酢酸-マロン酸経路とシキミ酸経路の複合経路により生合成される化合物である．

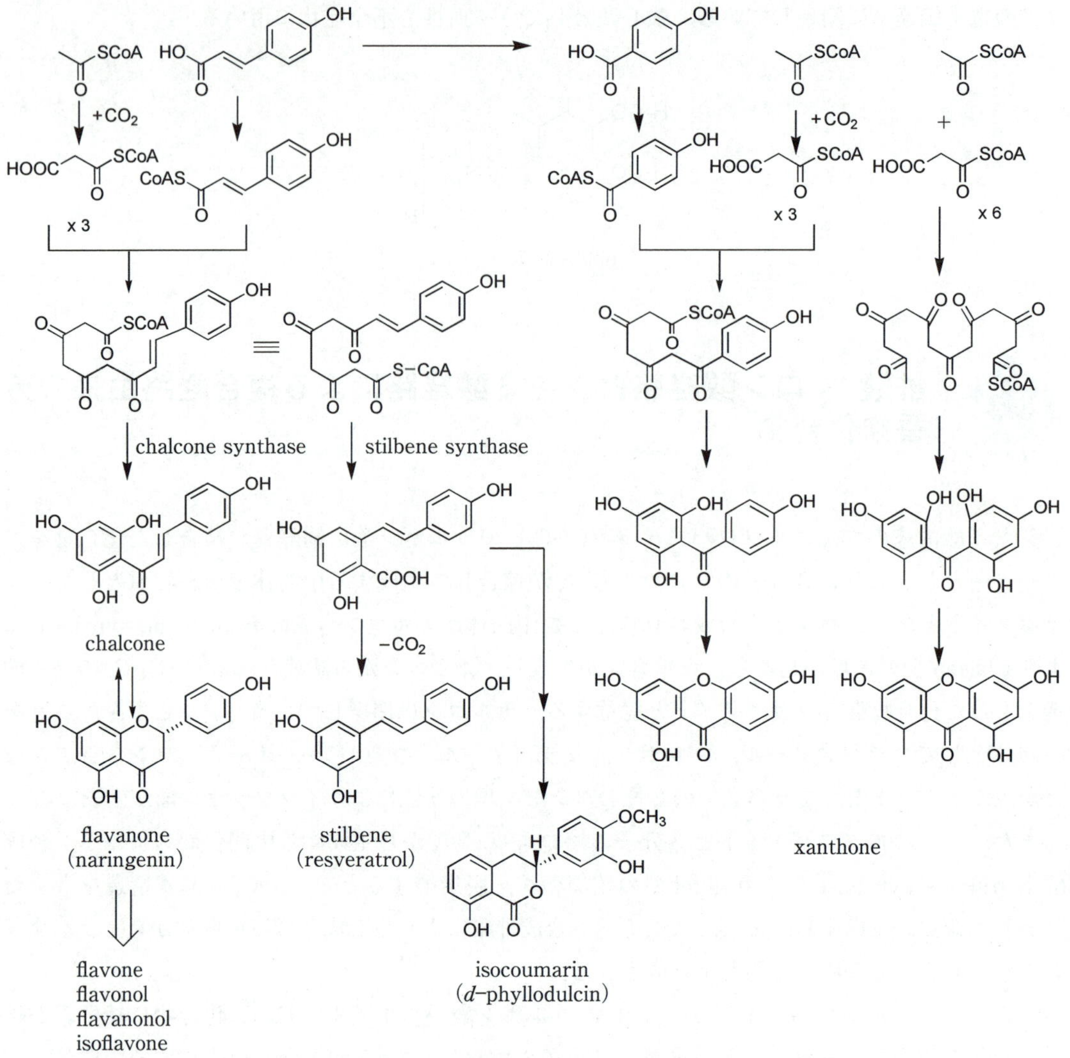

図3.10 酢酸-マロン酸経路とシキミ酸経路による複合経路由来の芳香族化合物の生合成

3.3.1 フラボノイド

フラボノイドは，シキミ酸経路由来のフェニルプロパノイド（C_6-C_3）と，酢酸-マロン酸経路由来のマロニルCoA3個分のフェニル基（C_6）が結合し，生成した（C_6-C_3-C_6）型化合物の総称である．一般的に，2位にB環が結合したものを狭義のフラボノイド，3位に結合したものをイソフラボノイドと区別している．

遊離または配糖体として植物に広く分布し，その語源のギリシア語 *flavus*（黄色の）が示すように黄色を呈するものが多い．生合成経路（図3.10）の必然性によりC-5,7,4'位に水酸基を有するものが多い．

フラボノイドの生理活性については，多彩な作用が知られており，抗アレルギー，抗毛細血管透過性，鎮痙，瀉下，利尿，抗酸化作用などがある．

フラボノイド　　　　　　　　　　イソフラボノイド

【分類】 化学構造から主に次のように分類される．

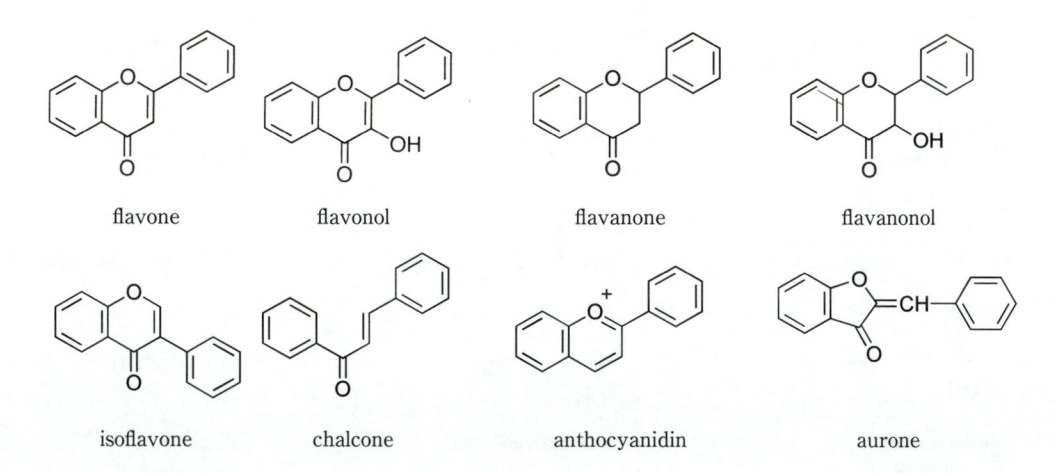

flavone　　　flavonol　　　flavanone　　　flavanonol

isoflavone　　chalcone　　anthocyanidin　　aurone

【生合成】 *p*-hydroxycinnamoyl-CoA に 3 分子の malonyl-CoA が縮合して生成する中間体（トリケチド）から chalcone 生合成酵素により**カルコン**となる．カルコンは異性化酵素により**フラバノン**となり，図 3.11 のような代謝を経て種々のフラボノイドに変換される．

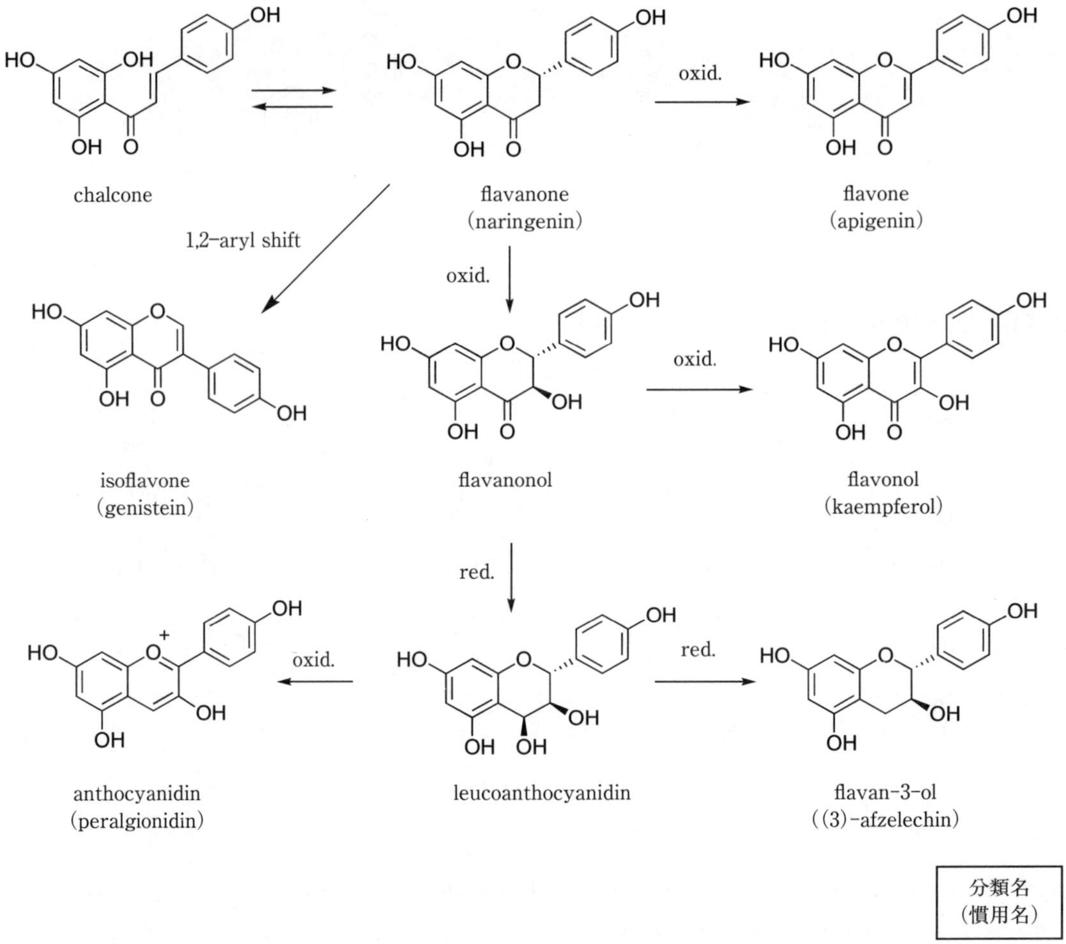

図 3.11　カルコンから各種フラボノイドへの代謝経路

（1）フラボン類

植物の普遍的な成分で，遊離または配糖体として存在する黄色色素である．

アピゲニン Apigenin，**ルテオリン** Luteolin

多くの植物に遊離，または配糖体で含まれ，いずれも抗炎症作用，抗Ⅰ型アレルギー作用や，抗かゆみ作用が報告されている．

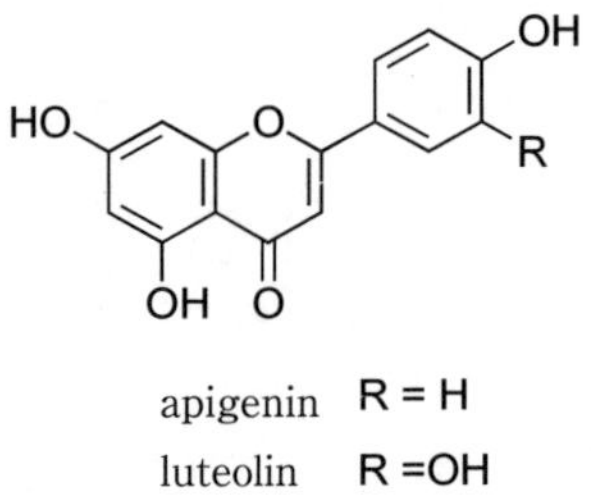

apigenin　R = H
luteolin　R = OH

アメントフラボン Amentoflavone

イチョウなどの裸子植物に多く含まれるフラボンの二量体で，apigenin の 3′ 位と 8 位が C-C 結合したものである．抗菌，抗カビ作用を示す．

amentoflavone

バイカレイン Baicalein, バイカリン Baicalin, オウゴニン Wogonin

コガネバナ *Scutellaria baicalensis*（シソ科）の根：⑮オウゴン（黄芩）に含まれ，バイカレイン，バイカリンには，解毒作用，毛細血管透過性抑制作用，抗アレルギー作用，細胞内のシグナル伝達系の阻害による抗炎症作用など多くの作用が報告されている．また，これらの成分をリード化合物として抗アレルギー剤 amlexanox が開発されている．

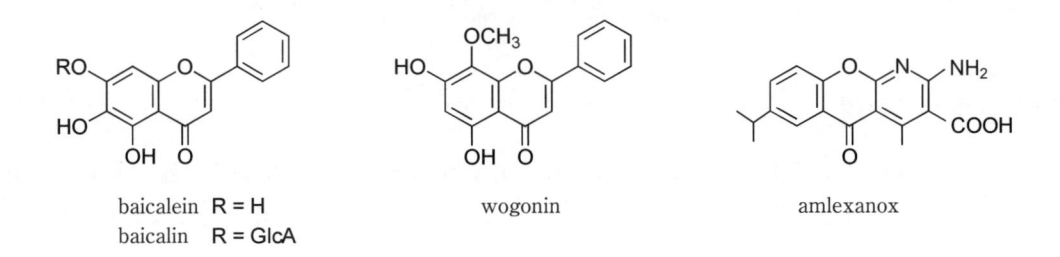

baicalein　R = H
baicalin　R = GlcA

wogonin

amlexanox

（2）フラボノール類

3 位に水酸基を有するフラボン類で，配糖体と共に植物の常成分といわれるほど数多くの植物から見出されている．

クェルセチン Quercetin

最も多く植物界に分布し，ドクダミ *Houttuynia cordata* の開花期の地上部：⑮ジュウヤク（十薬）には配糖体の quercitrin（quercetin-3-*O*-α-L-rhamnoside）や isoquercitrin（quercetin-3-*O*-β-D-glucoside）が含まれる．マメ科のエンジュ *Sophora japonica* の花蕾：カイカ（槐花）やソバなど多くの植物には，配糖体 rutin（quercetin 3-*O*-α-L-rhamnosyl-(1→6)-β-D-glucoside）が含まれ，毛細血管透過性抑制作用を示す．

```
quercetin    R = H
quercitrin   R = Rha
rutin        R = Glc⁶-Rha
```

ケンフェロール Kaempferol

多くの植物から見出され，ノイバラ Rosa multiflora（バラ科）の果実：⑮エイジツ（営実）や，モモ Prunus persica の白花：ハクトウカ（白桃花）などに含まれる配糖体マルチフロリン A kaempferol-3-O-(6-O-acetyl-β-D-glucosyl)-(1→4)-α-L-rhamnoside には瀉下作用が認められる．

```
kaempferol    R = H
multiflorin A R = Rha⁴-Glc⁶-Ac
```

（3）フラバノン類

カルコンの異性体で，細胞液中では平衡状態で存在すると考えられている．2, 3 位に 2 重結合がないため，無色であり，天然のものはほとんどが 2S 配置である．化学的にはアルカリで開環してカルコン類に変化する．

flavanone ⇄ chalcone

ナリンギン Naringin (naringenin-7-O-neohesperidoside)，ヘスペリジン Hesperidin (hesperetin-7-O-rutinoside)

柑橘類の果皮に多く含まれ，ウンシュウミカン Citrus unshiu の成熟果皮：⑮チンピ（陳皮），ナツミカン C. natsudaidai の未熟果：⑮キジツ（枳実），ダイダイ C. aurantium var. daidai の成熟果皮：⑮トウヒ（橙皮）に含まれる苦味配糖体で，毛細血管透過性抑制作用や抗炎症作用がある．

（4）フラバノノール類

フラバノン-3-オール類またはジヒドロフラボノール類ともいう．植物の材や根から得られることが多い．

シリビン Silybin

オオアザミ *Silybum marianum*（キク科）の種子に含まれる．フラバノノールとリグナンの構成単位のコニフェロールアルコールとが結合したフラボノリグナンとして分類され，抗肝臓毒作用を示す．

（5）カルコン類

フラボノイドの前駆物質で，フラバノン類と異性体の関係にあり，細胞液中では平衡状態で存在する．化学的には酸で閉環してフラバノン類に変化する．

イソリクイリチゲニン Isoliquiritigenin

ウラルカンゾウ *Glycyrrhiza uralensis*（マメ科）の根：㊞カンゾウ（甘草）に配糖体リクイリチン liquiritin とともに含まれ，鎮痙作用を有する．

カーサミン Carthamin

カルコンの *C*-配糖体の二量体で，ベニバナ *Carthamus tinctorius*（キク科）の花：㊞コウカ（紅花）に含まれる紅色色素である．ベニバナの花は，古くから染料，口紅や食品色素などに用いられてきた．

carthamin

（6）イソフラボン類

フラバノンのB環のフェニル基が2位から3位に，転位して生合成される．この転位は，P450による3位のメチレン水素の引き抜きにより開始される．イソフラボンは，マメ科植物から多く見出されている．

イソフラボンがさらに代謝された誘導体には，ロテノイド，プテロカルパン類がある．

rotenoid　　isoflavone　　pterocarpan

ゲニステイン Genistein, **ゲニスチン** Genistin, **ダイゼイン** Daidzein, **ダイジン** Daidzin, **プエラリン** Puerarin

クズ *Pueraria lobata*（マメ科）の根：㊀カッコン（葛根）に含まれる．女性ホルモン様作用を有することから，genistin (genistein 7-*O*-glucoside) をリード化合物として，骨粗鬆症治療薬 ipriflavone が開発されている．また，クズやダイズ *Glycine max*（マメ科）には配糖体ダイジンとして多量に含まれ，アグリコンのダイゼインは鎮痙作用を有し，カッコンの鎮痙作用の本体とされる．その*C*-配糖体のプエラリン puerarin (daidzein-8-*C*-β-D-glucoside) には血糖降下作用が認められる．

genistein　R = H
genistin　R = Glc

ipriflavone

daidzein　R = H
daidzin　R = Glc

puerarin

ロテノン Rotenone

ロテノイドの一種で，マメ科のデリス *Derris elliptica* の根やドクフジ *Millettia taiwaniana* に含まれ，魚毒，殺虫作用を有するが，人畜にはほとんど毒性がないため，古くから農業用殺虫剤として用いられてきた．

rotenone

（7）カテキン類

一般に flavanol の誘導体をカテキンと総称する．植物に広く分布し，水溶性である．

（＋）-カテキン （＋）-catechin, （－）-エピカテキン （－）-epicatechin

縮合型タンニンの構成ユニットであり，（＋）-カテキンは肝保護作用が知られており，そのエピマーである（－）-エピカテキンは，抗菌，抗炎症作用が知られている．

（＋）-catechin　　　　　　　　（－）-epicatechin

（－）-エピガロカテキン 3-O-ガレート （－）-epigallocatechin 3-O-gallate

ツバキ科のチャ Camellia sinensis に含まれる緑茶タンニンの主成分．抗酸化ストレス，抗発がんプロモーション作用，アルツハイマー病の原因物質とされるβ-アミロイドの生成抑制作用，抗動脈硬化作用，インフルエンザウイルスの感染抑制作用等が報告されている．

（－）-epigallocatechin 3-O-gallate

（8）アントシアン類

アントシアンは多くの植物の赤，紫，青などの花色を担う代表的な植物色素であり，植物の細胞液中に配糖体として存在する．天然に存在するアグリコンのアントシアニジンには，ペラルゴ

ニジン，シアニジン，デルフィニジンおよびそのメチル化体の基本構造に限られるが，各アグリコンに結合する糖の種類，数，位置の違い，さらに糖部分に結合する有機酸により多様なアントシアンの構造が存在する．

pelargonidin	$R_1=R_2=H$		pelargonidin-3-O-glucoside	赤色，紫色系
cyanidin	$R_1=OH, R_2=H$		cyanidin-3-O-glucoside	黄色，橙色，赤色系
delphinidin	$R_1=R_2=OH$		delphinidin-3-O-glucoside	紫色，青色系

B環のヒドロキシ基が多くなるほど青色が増す．またアントシアニジンはオキソニウムイオン構造をもつため塩基性を呈し，酸性では安定で赤色を呈するが，中性から塩基性ではきわめて不安定であり，すみやかに退色する．

植物体内においてはアントシアニジンのグリコシル化や，その糖にエステル結合した有機酸が構造の安定化に寄与している．またこれらの糖や有機酸は，助色素 co-pigment として，pH や，Al，Mg，Fe などの金属イオンなどとともに，花や，果皮などの多彩な色調に寄与している．

クリサンテミン Chrysanthemin（Cyanidin 3-O-glucoside）

キクの花，クロマメの種皮，ヒガンバナの花，クワの果実などに含まれる色素．

デルフィニジン 3-O-グルコシド Delphinidin-3-O-glucoside

アジサイ *Hydrangea macrophylla*（ユキノシタ科）の花の細胞内の液胞に含まれる唯一のアントシアニンであり，アジサイの青色，紫色，赤色などの色調の変化は，液胞内の酸性度（pH 3〜4）により変化するアントシアニンの構造と，同時に存在する助色素（3種のクロロゲン酸同族体）の構成比およびアルミニウムイオンの量の3つの組合せで生じることが明らかになっている．

 + [chlorogenic acid / 5-O-caffeoyl-quinic acid / 5-O-(4-coumaroyl) quinic acid]

アジサイのアントシアニンと助色素

マロニルアオバニン malonylawobanin

ツユクサやヤグルマギクなどの青色色素は古くから研究され，ツユクサは複数の発色因子赤色

のアントシアニン：マロニルアオバニン（M）と淡黄色のフラボン：フラボコンメリニン（F）とマグネシウムイオン（Mg）とで色素複合体［$Mg_2 M_6 F_6$］を構築して青色が発現する．

malonylawobanin

3.3.2 スチルベン

フラボノイドと同様に1分子の p-クマロイル CoA と3分子のマロニル CoA から生合成され，スチルベン合成酵素により C_6-C_2-C_6 の炭素骨格を有する化合物．

レスベラトロール Resveratrol, ピセイド Piceid, ビニフェリン Viniferin

レスベラトロールは，イタドリ *Polygonum cuspidatum*（タデ科）の根茎：コジョウコン（虎杖根），ブドウ *Vitis vinifera*（ブドウ科）および赤ワインにピセイド piceid, ビニフェリン viniferin とともに含まれるポリフェノールである．レスベラトロールは，ブドウ果皮などの生体防御物質（ファイトアレキシン）であり，抗酸化，抗炎症，抗発がん作用を示す．近年，アンチエイジング作用，抗肥満作用等が明らかにされた．これらの作用は，フランス人はメタボリックシンドロームの元凶である高脂肪食を多量に摂取しているにもかかわらず虚血性心疾患が少ないというフレンチ・パラドックスを説明する成分の1つといわれている．

resveratrol R=H
piceid R=Glc

ε-viniferin

3.3.3 イソクマリン

フィロズルシン *d*-Phyllodulcin

アマチャ *Hydrangea macrophylla* var. *thunbergii*（ユキノシタ科）の葉および枝先：㊁アマチャ（甘茶）に含まれる甘味成分．生葉中に含有されているのは配糖体で甘味を示さないが，加工調

製によって加水分解されフィロズルシンとなり強い甘味を示す．抗アレルギー作用，抗菌作用を示す．アマチャ抽出エキスは甘味料として食品添加物に使用される．

phyllodulcin 8-*O*-β-D-glucoside   *d*-phyllodulcin

3.4 その他の芳香族化合物

3.4.1 タンニン

タンニンは，皮なめし（鞣皮 tan）に用いられた植物含有成分で，タンパク質，塩基性物質や金属と強い親和性を示し，難溶性の沈殿を形成する植物性ポリフェノールの総称である．広く植物界に分布し，収斂作用，止瀉作用，抗酸化作用，抗ウイルス作用，抗腫瘍作用などを示すタンニンが認められている．また，化学構造の特徴から加水分解型タンニンと縮合型タンニンに大別される

（１）加水分解型タンニン

酸，アルカリや酵素により加水分解され，ポリフェノールカルボン酸と多価アルコールを生成する．また，得られるポリフェノールカルボン酸が，没食子酸のみを生成するものをガロタンニン，分子内に hexahydroxydiphenoyl（HHDP）基をもち，加水分解によりエラグ酸を生成するものをエラジタンニンと呼ばれる．

加水分解型タンニンのフェノールカルボン酸である没食子酸 gallic acid は，シキミ酸経路により生合成される C_6-C_1 化合物であるが，これはシキミ酸の前駆物質の 5-dehydroshikimic acid から直接生合成される C_6-C_1 化合物である．

a）ガロタンニン

タンニン酸 Tannic acid

ヌルデ *Rhus javanica*（ウルシ科）の葉にヌルデシロアブラムシが寄生してできた虫こぶ：ゴバイシ（五倍子）および *Quercus infectoria*（ブナ科）の若枝にフシバチが寄生してできた虫こぶ：モッショクシ（没食子）より得られるタンニンで，収斂作用を目的に含嗽剤や軟膏として用いられ，日本薬局方の医薬品各条に収載されている．

五倍子の tannic acid

b) エラジタンニン
ゲラニイン Geraniin

ゲンノショウコ *Geranium thunbergii*（フウロソウ科）の全草：㊁ゲンノショウコに含有される主タンニンであり，止瀉，整腸作用を示す．グルコースの1位に galloyl 基，3,6位に R 配置の HHDP 基，2,4位に HHDP 基がさらに酸化した dehydrohexahydroxydiphenoyl（DHHDP）基が結合しており，水溶液中では，5員環と6員環のヘミアセタール構造の平衡混合物を形成している．フウロソウ科以外にも，トウダイグサ科，カエデ科，ウルシ科等に広範囲に分布している．

geraniin

（2）縮合型タンニン

カテキンやエピカテキンなどが4位と8位または4位と6位でC-C結合により縮合した基本構造を有する．ブタノール中塩酸と加熱することにより，赤色のアントシアニジンを生成するのでプロアントシアニジンとも呼ばれる．縮合型タンニンの構成ユニットであるカテキン類は，シキミ酸経路と酢酸-マロン酸経路の複合経路により生合成される化合物である．

プロアントシアニジン類

プロシアニジン C-1 Procyanidin C-1（シンナムタンニン A_1 Cinnamtannin A_1），シンナムタンニン A_2 Cinnamtannin A_2

（－）-エピカテキンのみから構成されるタンニンで，ケイ *Cinnamomum cassia*（クスノキ科）の樹皮：⑳ケイヒ（桂皮）にシンナムタンニン A_2 cinnamtannin A_2 とともに含まれている．

procyanidin C-1
(cinnamtannin A_1)

cinnamtannin A_2

（3）その他

テェアフラビン Theaflavin

紅茶やウーロン茶の発酵過程でカテキン類が酸化重合して，テェアシネンシン A theasinensin A とともに生成したもの．発酵前のチャ *Camellia sinensis*（ツバキ科）の葉には，（－）-エピガロカテキンガレイト（－）-epigallocatechingallate が主タンニンとして含有しており，抗酸化作用，抗発がんプロモーター作用，血中コレステロールを減少させる作用などが認められている．

theaflavin

theasinensin A

クロロゲン酸 Chologenic acid

コーヒー豆をはじめとする多くの植物に含有している．クロロゲン酸はタンニン活性を示さないが，3,4-あるいは3,5-dicaffeoyl体はタンニン活性を示し，カフェータンニンと呼ばれる．

chlorogenic acid

ロスマリン酸 Rosmarinic acid, リトスペルミン酸 Lithospermic acid

カフェー酸が2分子からなる化合物で，ローズマリー *Rosmarinus officinalis* やシソ *Perilla frutescens* などの多くのシソ科植物に含まれる．また，カフェー酸が3分子からなる，リトスペルミン酸 lithospermic acid は，ムラサキ科のセイヨウムラサキ *Lithospermum officinale* に含まれる．

rosmarinic acid

lithospermic acid

3.4.2 ジアリルヘプタノイド

2分子のケイヒ酸と1分子のマロン酸が結合して C_6-C_7-C_6 構造を有する化合物．

クルクミン Curcumin

ウコン *Curcuma longa* (ショウガ科) の根茎：局ウコン (鬱金) に含有される黄色色素である．胆汁分泌促進作用，抗酸化作用，抗菌作用，抗発がんプロモーター作用などが認められている．

curcumin

3.4.3 カンナビノイド

アサ Cannabis sativa（アサ科）の未熟花穂：大麻およびその樹脂（インド：ハシッシュ，欧米：マリファナ）の主成分で，酢酸-マロン酸経路由来のオリベトール酸 olibetolic acid とメバロン酸経路由来のゲラニル二リン酸 geranyl pyrophosphate から生合成される化合物．大麻は大麻取締法によって所持，栽培，譲受，譲渡，使用が禁じられている．

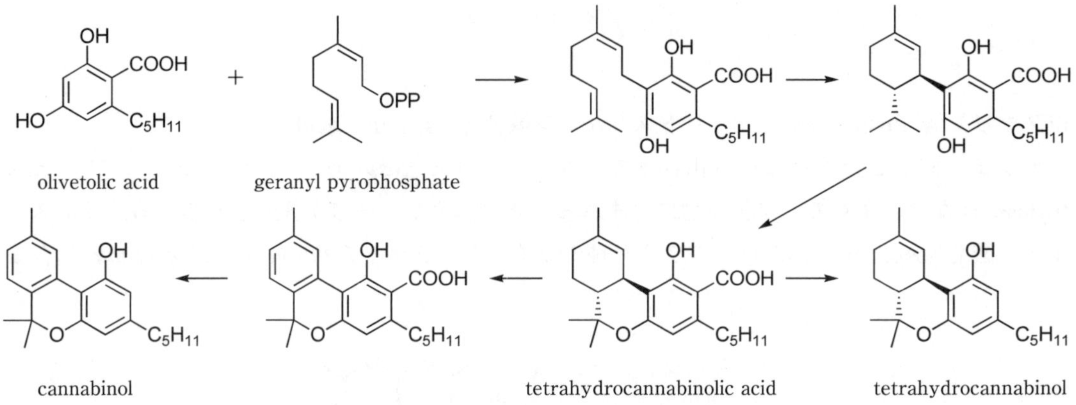

図 3.12 カンナビノイドの生合成

テトラヒドロカンナビノール Tetrahydrocannabinol

約 40 種知られているカンナビノイドの中で，最も強い幻覚作用と麻酔作用を有している．脱炭酸するまえのテトラヒドロカンナビノール酸 tetrahydrocannabinolic acid は，1/100 の活性になり，脱水素されたカンナビノール cannabinol には幻覚作用はない．

3.4.4 プレニレーティドフロログルシノール誘導体

ヒペルフォリン Hyperforin

セイヨウオトギリソウ（セントジョーンズワート St. John's wort）*Hypericum perforatum*（オトギリソウ科）に含有される高度にプレニル化されたフロログルシノール誘導体．セイヨウオトギリソウは中程度の抗うつ作用があることから，その含有製品が米国や欧州で広く使用されている．ヒペルフォリンは神経末端でモノアミンの再取込みを阻害し抗うつ作用を示す．また摂取により薬物代謝酵素であるチトクローム P450，特にサブタイプである CYP3A4 および CYP 1A2 を誘導することが知られており，医薬品との相互作用（血中濃度を低下）の原因物質でもある．

hyperforin

フムロン Humulone, ルプロン Lupulone

ホップ *Humulus lupulus*（アサ科）の苦味成分として得られた．ホップの毬花はビールの原料の1つで，フムロンはビール醸造の煮沸工程において，イソフムロンに変化することが知られている．

	R
humulone	OH
lupulone	(3-methyl-2-butenyl)

isohumulone

4 テルペノイド・ステロイド

　テルペノイドは，イソプレン単位（C_5）が複数個縮合して生成する化合物群を指す総称であり，構成するイソプレン単位の個数によりモノテルペン（C_{10}），セスキテルペン（C_{15}），ジテルペン（C_{20}），セスタテルペン（C_{25}），トリテルペン（C_{30}）およびテトラテルペン（カロテノイド）（C_{40}）に分類される．これらの化合物はイソプレン単位が頭と尾（head-to-tail）で規則的な縮合をしており，この規則的な縮合は**イソプレン則**として L. Ruzica により提唱された．

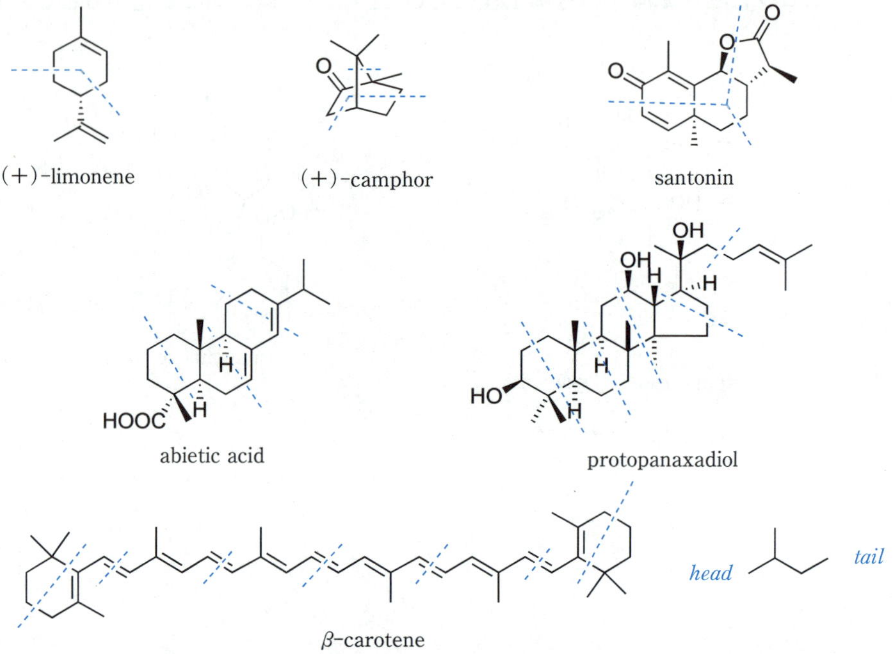

（＋）-limonene　　（＋）-camphor　　santonin

abietic acid　　protopanaxadiol

β-carotene

head　　tail

図 4.1　イソプレン則

　これらの化合物の構成単位であるイソプレンユニットは，アセチル CoA 3 分子から生成する C_6 の 3-ヒドロキシ-3-メチルグルタリル CoA（HMG-CoA）が還元されてできるメバロン酸を中間体とする**メバロン酸経路** mevalonate（MVA）pathway によって供給される経路が従来から知られている．一方，メバロン酸を経由せずにイソプレンユニットが供給されるメチルエリスリトールリン酸経路 methylerythritol phosphate（MEP）pathway（または**非メバロン酸経路** mevalonate-independent pathway とも呼ばれる）があることも明らかになっている．すなわち，解糖系代謝産物のピルビン酸とグリセリンアルデヒド-3-リン酸を出発物質として 1-デオキシキシルロース-5-リン酸が生成し，2-C-メチル-D-エリスリトール-4-リン酸を経てイソプレン単位が生成する経路である．

これら両者の経路から生成するイソプレンユニットであるイソペンテニル二リン酸 isopentenyl pyrophosphate（IPP）は，異性化により生じるジメチルアリル二リン酸 dimethylallyl pyrophosphate（DMAPP）と head-to-tail 型で縮合し，C_{10} のゲラニル二リン酸（GPP）が生成する．これに IPP が順次縮合していくことにより，C_{15} のファルネシル二リン酸（FPP），C_{20} のゲラニルゲラニル二リン酸（GGPP），C_{25} のゲラニルファルネシル二リン酸（GFPP）が生成し，これらがそれぞれモノ，セスキ，ジ，セスタテルペンの前駆体となる．一方，トリテルペンの前駆物質となる C_{30} のスクワレンは，2 分子の FPP（C_{15}）が tail-to-tail 型の縮合をして生成する．また，カロテノイドの前駆物質である C_{40} のフィトエンも同様に，GGPP（C_{20}）が tail-to-tail 型の縮合をして生成する．

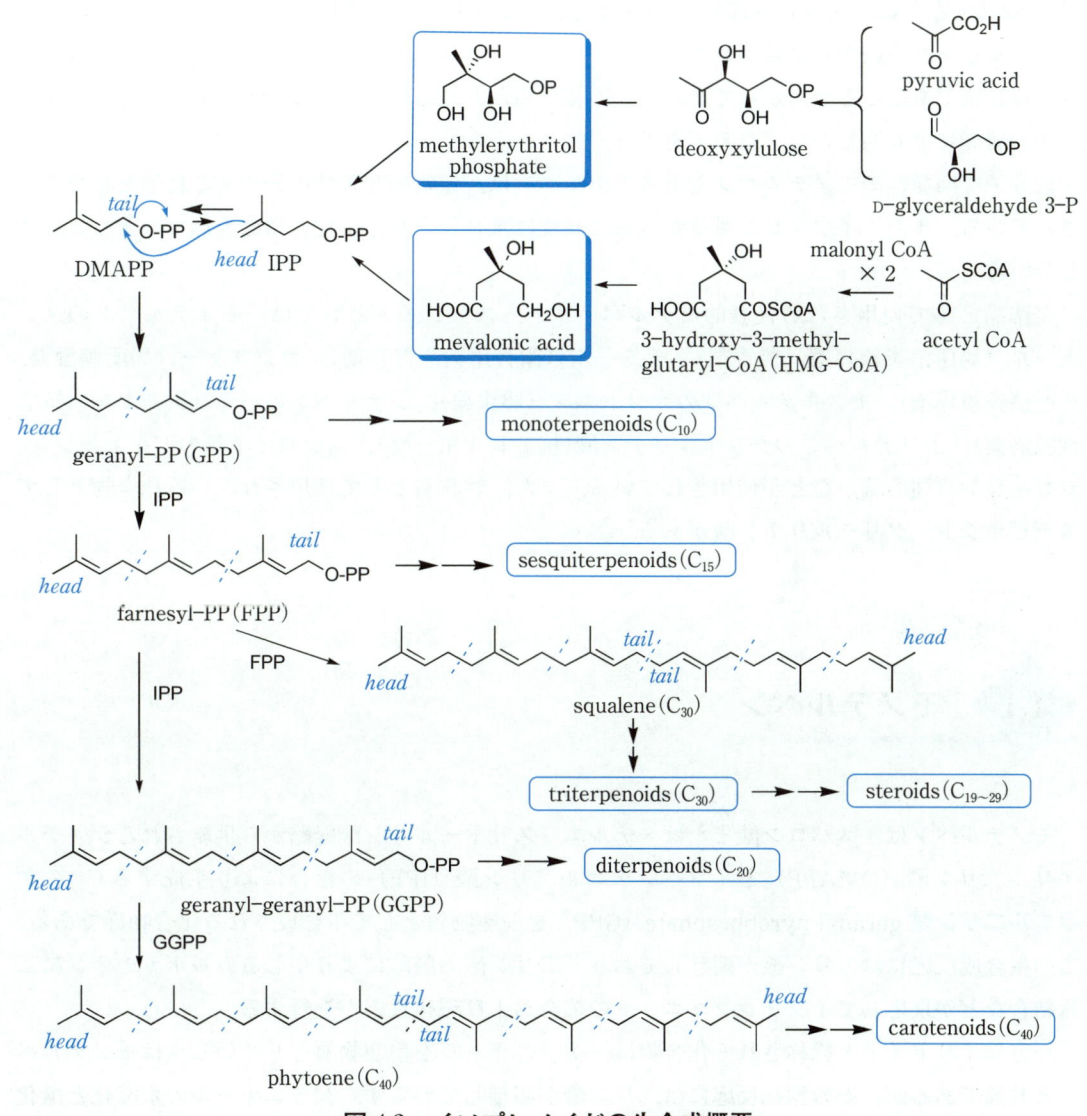

図 4.2　イソプレノイドの生合成概要

ステロイドはトリテルペンのラノステロールまたはシクロアルテノールのC_4位の2個のメチル基と14位のメチル基が脱離することにより生成する化合物群である．ステロイドは生合成的にトリテルペノイドと深く関わっており，ステロイドを含めてイソプレノイドと総称する．

一般に，動物，菌，高等植物の細胞質において生産されるイソプレノイドはメバロン酸経路により生合成される化合物であり，ステロール sterols，トリテルペン triterpenes，セスキテルペン sesquiterpenes，ユビキノン類 ubiquinones などがメバロン酸経路による代表的な代謝産物であることが明らかになっている．一方，バクテリアや植物の色素体 plastids ではメチルエリスリトールリン酸経路によりイソプレノイドが生産されており，フィトール phytol，カロテノイド carotenoids，ビタミンKなど plastquinones，モノテルペン monoterpenes，セスキテルペン sesquiterpenes，ジテルペン diterpenes などがその代謝産物である．しかし，ギンコリド ginkgolides などは，メバロン酸経路から供給される3個のイソプレンユニットにメチルエリスリトールリン酸経路から供給される1個のイソプレンユニットが結合した前駆物質から生合成される化合物であることがわかっており，どの化合物がどちらの経路により生合成されているかは今後の研究により明らかにされるであろう．

低分子で揮発性のモノテルペンやセスキテルペンは，植物の芳香性成分である精油として含有されている．また，イソプレン単位がさらに高度に重合した高分子化合物は天然ゴムとして存在している．

医薬品として使用される代表的なテルペノイド，ステロイドとしては，モノテルペンのメントール（局所消炎鎮痒薬，芳香剤），チモール（歯科用薬，保存剤），カンファー（局所刺激薬，局所消炎鎮痒薬），セスキテルペンのサントニン（駆虫薬），ジテルペンのパクリタキセル（抗悪性腫瘍薬），トリテルペンのグリチルリチン酸(抗アレルギー薬)，ステロイド類のジギトキシン，ジゴキシン（強心薬）などが使用されている．また，甘味料として使用されている化合物としてステビオシド，グリチルリチン酸がある．

4.1 モノテルペン

モノテルペンは，メバロン酸またはメチルエリスリトールリン酸経路から供給されるジメチルアリル二リン酸（DMAPP）とイソペンテニル二リン酸（IPP）の縮合により生成するC_{10}のゲラニル二リン酸 geranyl pyrophosphate（GPP）を前駆物質として生合成される化合物群である．この生合成反応には二リン酸が関与しており，二リン酸の脱離により生じるカルボカチオンに二重結合などが反応してイソプレンユニットの縮合および環化反応が進行する．

一方，イリドイドと総称される化合物は，ゲラニオールを前駆物質としている点はモノテルペンと共通であるが，その環化反応には二リン酸が関与しておらず，ゲラニオールの水酸化と酸化によって生じるジアルデヒド（イリドジアール iridodial）から環化反応によりイリドイドが生成し，その7,8位の開裂によりセコイリドイドが生成する．

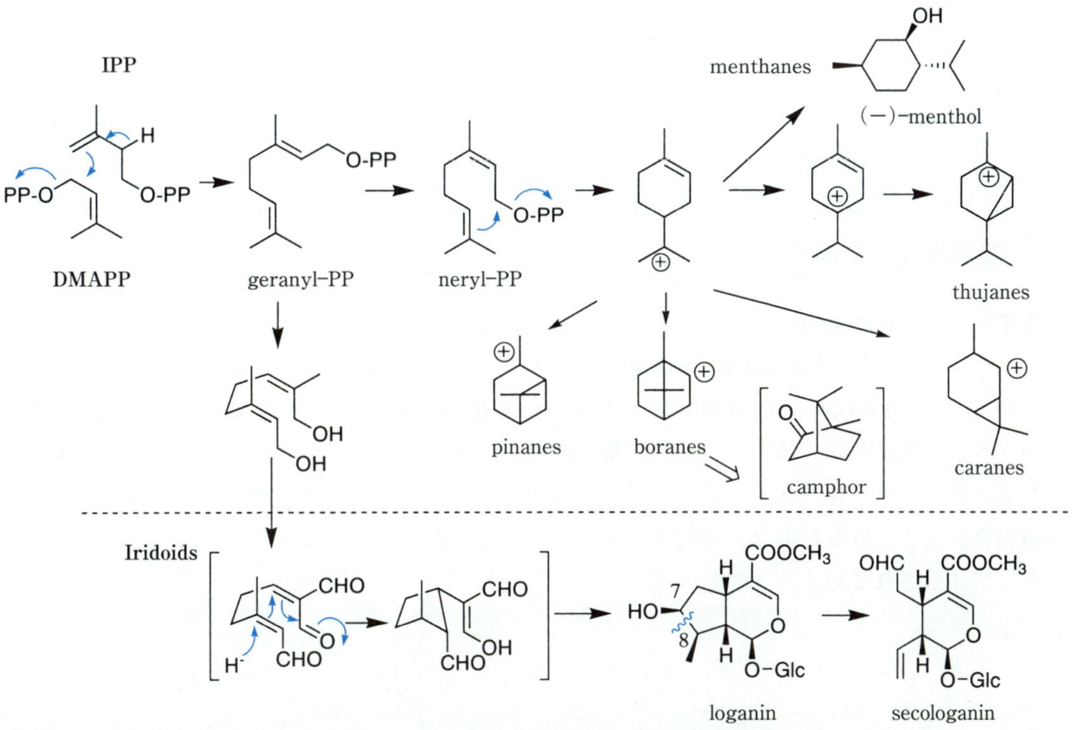

図 4.3 モノテルペン類の生合成概要

（1）鎖状モノテルペン

ゲラニオール Geraniol

　油状または酢酸エステルとして広く植物界に存在している．特にバラ科などの精油であるローズ油，フウロソウ科植物の精油であるゲラニウム油，イネ科植物の精油シトロネラ油などの主成分である．バラの香りをもつ液体で香料として重要である．

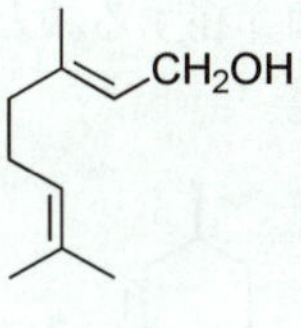

シトラール Citral

　シトラールには二重結合の異性体として E 体（citral A, geranial）と Z 体（citral B, neral）が存在する．citral A はミカン科レモン *Citrus limon*，イネ科 *Cymbopogon citratus* の精油の主成分である．citral A は強いレモンの香りをもつ．citral B のレモン臭はやや弱いが甘味がある．清涼感を与える香料として広く用いられる．また，イオノンなどの合成原料となる．

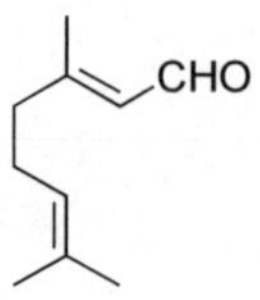

citral A

(2) 単環性モノテルペン

リモネン (+)-Limonene

(+)-リモネンはミカン *Citrus* 属植物（ミカン科）の果皮の精油：局オレンジ油の主成分であり，(−)-リモネンはハッカ *Mentha arvensis* var. *piperascens*（シソ科）地上部より得た精油：局ハッカ油に含まれる．また，*Pinus* 属諸植物（マツ科）の材またはバルサムより得た精油：局テレビン油には(±)体が含まれる．リモネンはスチレンモノマーと構造が似ているためスチロール樹脂を溶解する性質があり，特にミカン科から得られる (+)-リモネンは発泡スチロールの溶剤として注目されている．

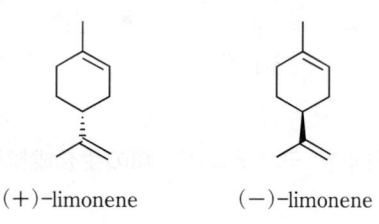

(+)-limonene　　　(−)-limonene

(−)-メントール (*l*-メントール) 局 (−)-Menthol

ハッカ *Mentha arvensis* var. *piperascens*（シソ科）地上部より得た精油：局ハッカ油および西洋ハッカ *M. piperita* の精油：ペパーミント油の主成分である．メントールは殺菌，防腐作用があり，芳香性健胃，腸内防腐，鎮痛薬，香料，飲料など用途が多い．また (−)-メントールは日本薬局方に収載されており，矯味矯臭剤，消炎剤として芳香，矯味，矯臭の目的で調剤に用いられている．メントールには不斉炭素が3個存在することより，合計8種の立体異性体が存在する．天然メントールは ($1R, 2S, 5R$) 体である．

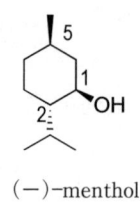

(−)-menthol

(+)-カルボン *d*-Carvone

ミドリハッカ *Mentha spicata*（シソ科）の精油：スペアミント油の主成分．チューインガム，歯磨き，食品等の香料に用いられる．

(+)-carvone

ペリラアルデヒド Perillaldehyde

シソ *Perilla frutescens*（シソ科）の精油（発汗，鎮咳，防腐剤に用いる）中に30〜60%含まれる．

(−)-perillaldehyde

チモール⑮ Thymol

タチジャコウソウ *Thymus vulgaris*（シソ科）の精油：タイム油に含まれる．フェノールやクレゾールより殺菌力が強く，防腐剤，殺菌剤として歯磨き，軟膏，石鹼などに用いられる．また鎮痛外用剤や洗口液などにも使用される．以前は回虫，条虫などの駆虫薬として使用されたこともあったが，副作用があり使用されていない．

thymol

（3）双環性モノテルペン

ペオニフロリン Paeoniflorin

シャクヤク *Paeonia lactiflora*（ボタン科）の根：⑮シャクヤク（芍薬）に含まれるモノテルペン配糖体．鎮静・鎮痙作用があり，弱い鎮痛，抗炎症作用も認められている．

paeoniflorin

(+)-カンファー (d-カンフル局) d-Camphor

クスノキ *Cinnamomum camphora*（クスノキ科）の各部の水蒸気蒸留で得られる精油の主成分で結晶性があり，別名樟脳といわれる．d-カンフルおよび dl-カンフルともに日本薬局方収載品で消炎，鎮痛，鎮痒剤として筋肉痛，打撲，捻挫，凍傷（第一度），皮膚瘙痒症における局所刺激，血行の改善，消炎，鎮痛，鎮痒に用いられる．

d-camphor

(4) 変形モノテルペン
a) イリドイド型モノテルペン

イリドミルメシン Iridomyrmecin, **イソイリドミルメシン** Isoiridomyrmecin

マタタビ *Actinida polygama*（マタタビ科）はイリドミルメシン，イソイリドミルメシン，ネペタラクトンなどを含み，これら化合物を総称してマタタビラクトンという．マタタビラクトンはネコが好むマタタビの誘引活性成分である．

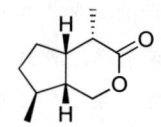

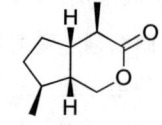

iridomyrmecin   isoiridomyrmecin

ロガニン Loganin

ホミカ *Strychnos nux-vomica*（マチン科）の種子，ミツガシワ *Menyanthes trifoliata*（リンドウ科）の葉，サンシュユ *Cornus officinalis*（ミズキ科）の果実：局サンシュユ（山茱萸）などに含まれる苦味配糖体．

loganin

ゲニポシド Geniposide

クチナシ *Gardenia jasminoides*（アカネ科）の果実：局サンシシ（山梔子）の主成分．

geniposide

カタルポシド Catalposide

キササゲ *Catalpa ovata*（ノウゼンカズラ科）の果実：⑮キササゲに含まれ，利尿作用を示す．

catalposide

b）セコイリドイド型モノテルペン

ゲンチオピクロシド Gentiopicroside

Gentiana lutea（リンドウ科）の根：⑮ゲンチアナ，トウリンドウ *Gentiana scabra*（リンドウ科）の根および根茎：⑮リュウタン（竜胆）などの苦味健胃薬として用いられる生薬に含まれる苦味配糖体．

gentiopicroside

スウェルチアマリン Swertiamarin

センブリ *Swertia japonica*（リンドウ科）の花期全草：⑮センブリの苦味配糖体でセンブリの主成分である．

swertiamarin

（5）不規則型モノテルペン

ヒノキチオール Hinokitiol

タイワンヒノキ *Chamaecyparis taiwanensis*（ヒノキ科），アスナロ *Thujopsis dolabrata*（ビャクシ科），ベイスギ *Thuja plicata*（ヒノキ科）の心材精油に含まれ，シクロペンタトリエノンを骨格にもつ化合物で，このような化合物群はトロポロン誘導体と総称されている．ベイスギからは同様のトロポロン環を有する3種の異性体α-，β-，γ-ツヤプリシン thujaplicin が得られており，後にβ-ツヤプリシンがヒノキチオールと同一物質であることが判明した．ヒノキチオールは抗菌性を有しており，広く抗菌製品に応用されている．

hinokitiol

ピレスリン I Pyrethrin I

　キク科シロバナムシヨケギク（除虫菊）*Chrysanthemum cineraliaefolium* の子房に含まれるシクロプロパン環を含む変形モノテルペンの菊酸 chrysanthemic acid とピレスロロンとのエステル体であり，除虫菊中の殺虫成分の1つである．ピレスリン I に類似した化合物は除虫菊中に数多く含まれており，これらを総称してピレスロイド pyrethroid という．ピレスロイドは黄色の粘調な油状物質で昆虫に対して速効性の接触毒であり，蚊取り線香などの殺虫剤として用いられる．最近は合成ピレスロイドが用いられている．なお，pyrethroid の chrysanthemic acid 部分はイソプレンユニットが middle-to-tail で縮合しており，通常のイソプレノイドと異なる．

chrysanthemic acid　　　　　　pyrethrin I

4.2　セスキテルペン

　セスキテルペンは3個のイソプレン単位から構成される C_{15} のイソプレノイドの総称である．モノテルペンの前駆物質となるゲラニル二リン酸にさらに IPP が縮合して生成する C_{15} の**ファルネシル二リン酸** farnesyl pyrophosphate（FPP）から生合成されるテルペノイドで，多様な環様式の化合物が存在する．鎖状セスキテルペンには，昆虫ホルモン作用を示す化合物やファイトアレキシンが存在する．また，低極性のものは精油として存在している．一方，γ-ラクトン環を有するセスキテルペンには種々の生物活性を有する化合物が多い．

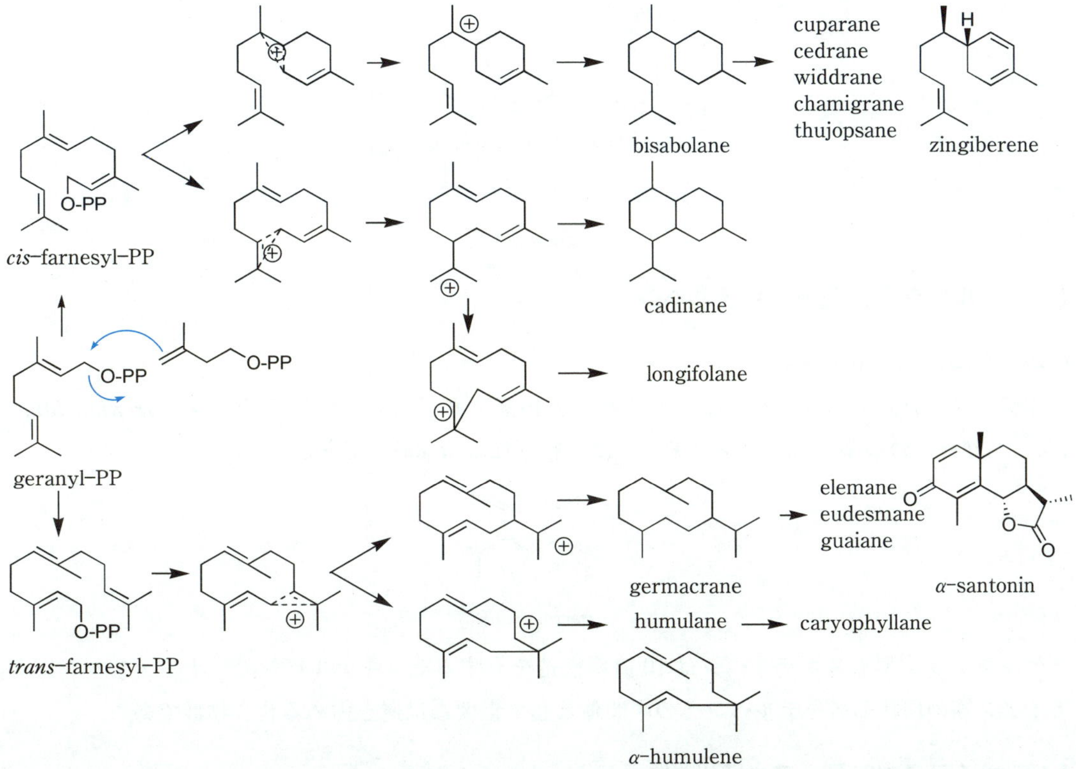

図4.4 セスキテルペンの生合成概要

（1）ビサボラン型セスキテルペン

ビサボレン Bisabolene，ジンギベレン Zingiberene

　ショウガ *Zingiber officinale*（ショウガ科）の根茎：㊀ショウキョウ（生姜）に精油として含有される成分であり，zingiberene はその主成分である．また，ウコン *Curcuma longa*（ショウガ科）の根茎：㊀ウコン（鬱金）の精油にも含有されている．

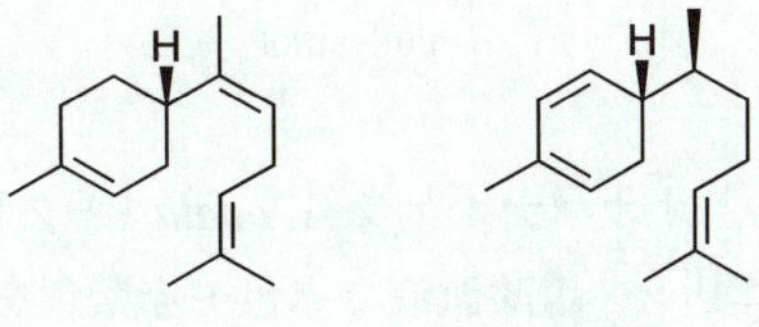

(−)-α-bisabolene　　(−)-zingiberene

（2）カジナン型セスキテルペン

ゴシポール Gossypol

　カジナン型セスキテルペン二量体で，ワタ *Gossypium arboreum*（アオイ科）の種子に多く含有される黄色色素成分である．抗菌，殺虫作用のほか，男性避妊作用を示す．

gossypol

（3）ゲルマクラン型セスキテルペン

ゲルマクロン Germacrone

ガジュツ *Curcuma zedoaria*（ショウガ科）の根茎：ガジュツ（莪蒁），ウコン *Curcuma longa*（ショウガ科）の根茎：㊗ウコン（鬱金）に含有される精油成分である．

germacrone

ゲルマクラン型セスキテルペンは10員環構造を有するセスキテルペンで，オイデスマン，グアイアン等の環状セスキテルペンへの中間体として重要な位置を占める化合物群である．

（4）オイデスマン型セスキテルペン

β-オイデスモール β-Eudesmol

ホソバオケラ *Atractylodes lancea*（キク科）の根茎：㊗ソウジュツ（蒼朮）の精油主成分である．また，ホウノキ *Magnolia obovata*（モクレン科）の樹皮：㊗コウボク（厚朴）の精油にも含有される．

β-eudesmol

アトラクチロン Atractylon

オケラ *Atractylodes japonica*，オオバナオケラ *A. ovata*（キク科）の根茎：㊗ビャクジュツ（白朮）の精油主成分である．バニリン・塩酸試液で赤色～赤紫色を呈し，ビャクジュツの確認試験の指標成分となる．

atractylon

(−)-α-サントニン(サントニン局)　α-Santonin

シナ *Artemisia cina*, ミブヨモギ *A. monogyna*, クラムヨモギ *A. kurramensis* の蕾にも含有されている．回虫駆除薬として使用される．カイニン酸と混合すると作用が増強される．

α-santonin

（5）イルダン型セスキテルペン

プタキロシド Ptaquiloside

ワラビ *Pteridium aquilinum* var. *latiusculum*（イノモトソウ科）に含有される配糖体である．核酸に結合して DNA の変異を起こすワラビの発がん性物質であるが，塩基性または酸性条件下で無毒の pterosin B と glucose に容易に加水分解される．

ptaquiloside　　+ D-glucose　　pterosin B

（6）フムラン型セスキテルペン

フムレン Humulene

ホップ *Humulus lupulus*（アサ科）の精油から得られた成分であり，α-, β-の異性体が存在する．*Syzygium aromaticum*（フトモモ科）の蕾および葉から得た精油：局チョウジ油，ラベンダー油にも含有されている．

α-humulene　　*β*-humulene

（7）グアイアン型セスキテルペン

5員環，7員環からなるセスキテルペンである．

マトリシン Matricin

　カミツレ *Matricaria chamomilla*（キク科）の頭花の精油：カミツレ油に含有される．マトリシンのイオウまたはセレンでの脱水素反応により，青色のカマズレン chamazulene を生じる．カマズレンには消炎作用がある．

matricin　　Se または S（200℃）→　chamazulene

4.3　ジテルペン

　ジテルペンは4個のイソプレン単位から構成される C_{20} のイソプレノイドの総称で，セスキテルペンの前駆物質となるファルネシル二リン酸にさらに IPP が縮合して生成する C_{20} のゲラニルゲラニル二リン酸から生合成されるテルペノイドである．医薬品として使用されるプラウノトールやパクリタキセルなど，食品甘味料として使用されるステビオシド，農業分野で使用されるジベレリン A_1，研究用試薬として利用される 12-*O*-tetradecanoylphorbol-13-acetate（TPA）など各種生物活性を示す化合物が多種存在する．

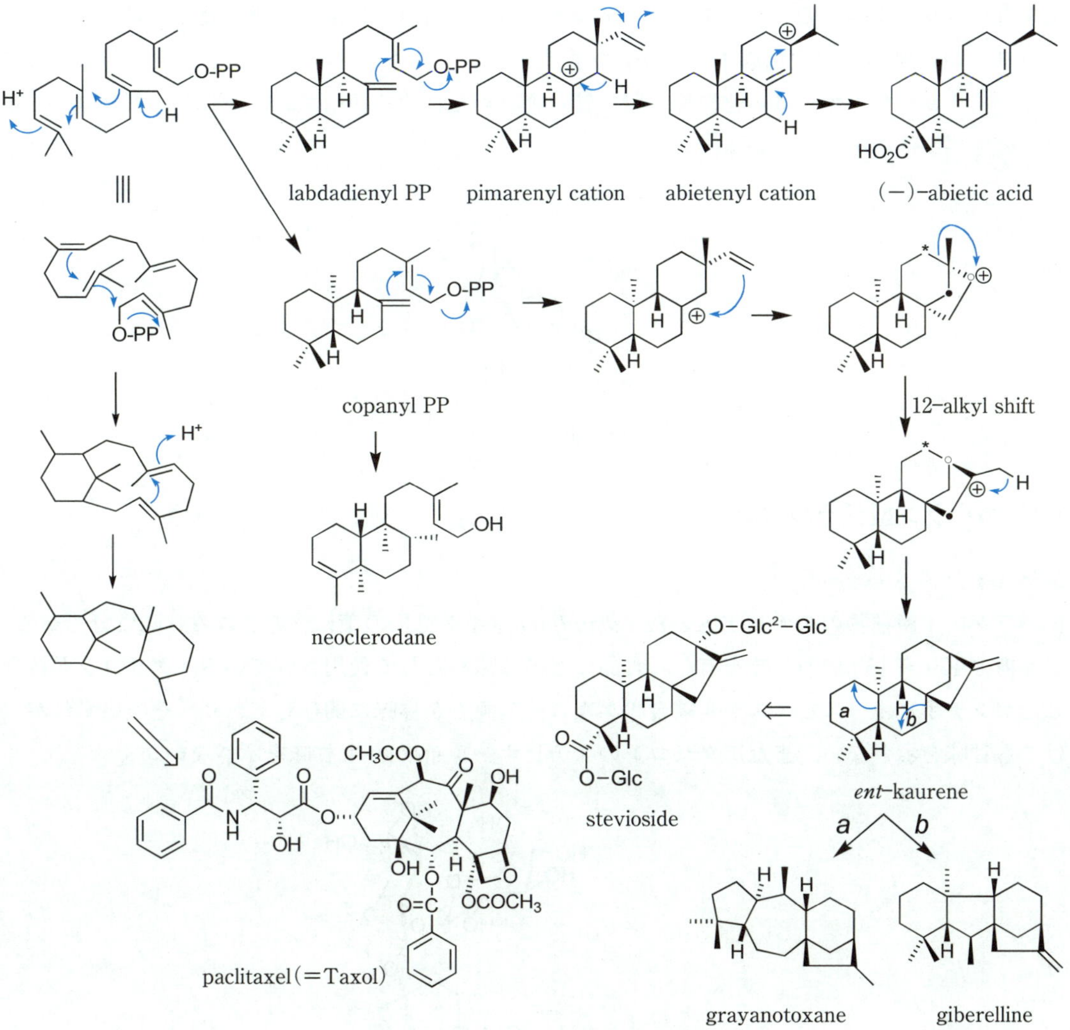

図 4.5 ジテルペンの生合成概要

(1) 鎖状ジテルペン

プラウノトール Plaunotol

タイ国産の生薬プラウノイ *Croton sublyratus*（トウダイグサ科）より得られた．plaunotol を主成分とするプラウノイ抽出精製油が消化性潰瘍治療薬として使用されている．

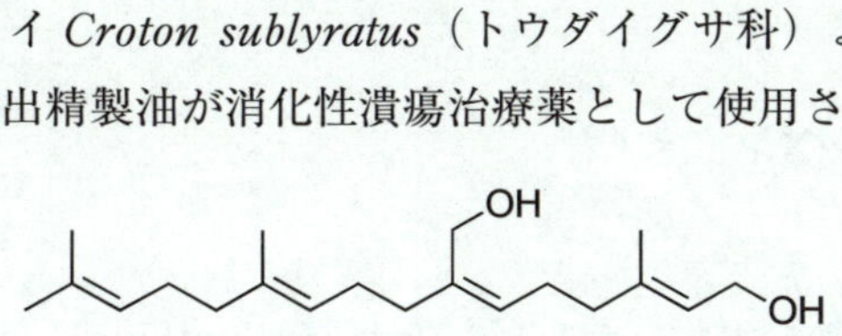

plaunotol

(2) 転位ラブダン型ジテルペン

ギンコリド A Ginkgolide A

イチョウ *Ginkgo biloba*（イチョウ科）の葉，根皮に含有される高度に酸化されたラクトン構

造を有するジテルペンで，ラブダン型ジテルペンの環の開裂，転位，脱離を経て生成される．ギンコリド類は血小板活性化因子（PAF）の選択的アゴニスト作用を示すことが明らかにされている．イチョウ葉エキスは老化に伴う脳血管障害改善を目的に使用されているが，ギンコリド類はその主要な作用を担っている．

ginkgolide A

（3）カウラン型ジテルペン

ステビオシド Stevioside

パラグアイ産植物のステビア *Stevia rebaudiana*（キク科）の葉に含有される甘味成分である．ショ糖の120～150倍の甘味を有し，食品などの甘味料として使用されている．グリコシド結合したゲンチオビオースとエステル結合のグルコース両方が甘味に関与しており，そのいずれが欠けても甘味を示さない．またアグリコンのステビオール steviol も甘味を示さない．

stevioside

（4）アビエタン型ジテルペン

アビエチン酸 Abietic acid

Pinus 属植物（マツ科）の分泌物（テレビンチナ terebinthina）から精油を除いて得た樹脂：㊆ロジンの主要成分である．テレビンチナの主成分はレボピマール酸 levopimaric acid であるが，精油成分を取り除く際の水蒸気蒸留あるいは保存中にアビエチン酸に異性化する．

abietic acid

（5）ジベレラン型ジテルペン

ジベレリン A_1 Gibberellin A_1
　イネの馬鹿苗病の原因物質として馬鹿苗病菌 *Gibberella fujikuroi* より得られた植物成長促進物質である．これまでに100種以上が知られており，C_{20} または C_{19} のジベレリン類が存在する．これらは植物ホルモンの1種で，茎の伸長，花芽形成，開花促進などの作用を示す．ジベレリン A_3 が種なしブドウの生産など農業用に使用されている．

gibberellin A_1

（6）チグラン型（センブラン型）ジテルペン

12-*O*-Tetradecanoylphorbol-13-acetate（TPA）
　ハズ *Croton tiglium*（トウダイグサ科）の種子（ハズ）から得られるハズ油に含有される．トウダイグサ科植物に含有されるホルボールのジエステル誘導体である．ホルボールは皮膚炎症を起こす物質として知られているが，TPAは強力な発がんプロモーター作用を有する．実験動物における皮膚がん誘発，プロテインキナーゼCを活性化等の試薬として用いられている．

12-*O*-tetradecanoylphorbol-13-acatate（TPA）

（7）タキサン型ジテルペン

パクリタキセル（タキソール）Paclitaxel（Taxol®）
　北米西海岸に自生するタイヘイヨウイチイ（セイヨウイチイ）*Taxus brevifolia*（イチイ科）樹皮より得られたジテルペン．パクリタキセルは，β チューブリンに結合し，チューブリンの重

合を促進し，安定な微小管を形成するとともに，微小管の脱重合を抑制し，細胞の有糸分裂を停止させる．その特異なメカニズムが注目され医薬品となった抗悪性腫瘍剤である．タイヘイヨウイチイ樹皮には，約 0.01％程度しか含有されないことから，同属のヨーロッパイチイ *Taxus bacca* 葉に約 3％含有される 10-デアセチルバッカチンⅢ 10-deacetylbaccatin Ⅲから化学誘導されている．

paclitaxel（Taxol®）

4.4 セスタテルペン

イソプレン単位 5 個からなる化合物で，C_{25} のゲラニルファルネシル geranyl farnesyl 二リン酸を前駆物質として生合成される．特に，真菌類，海洋生物からの単離例が多く，地衣類，シダ類などからも得られている．

オフィオボリン A Ophiobolin A
イネゴマ葉枯病菌 *Ophiobolus miyabeanus* より単離された．白癬菌，トリコモナス菌に対する発育阻止作用を示す．

ophiobolin A

4.5 トリテルペンおよびトリテルペンサポニン

6 個のイソプレン単位から構成される C_{30} のイソプレノイドの総称．セスキテルペンの前駆物質となるファルネシル二リン酸（FPP）が tail-to-tail の縮合によりスクアレンが生成する．スクアレンの酸化により生成する 2,3-オキシドスクアレン®を中間物質として生合成される化合物群

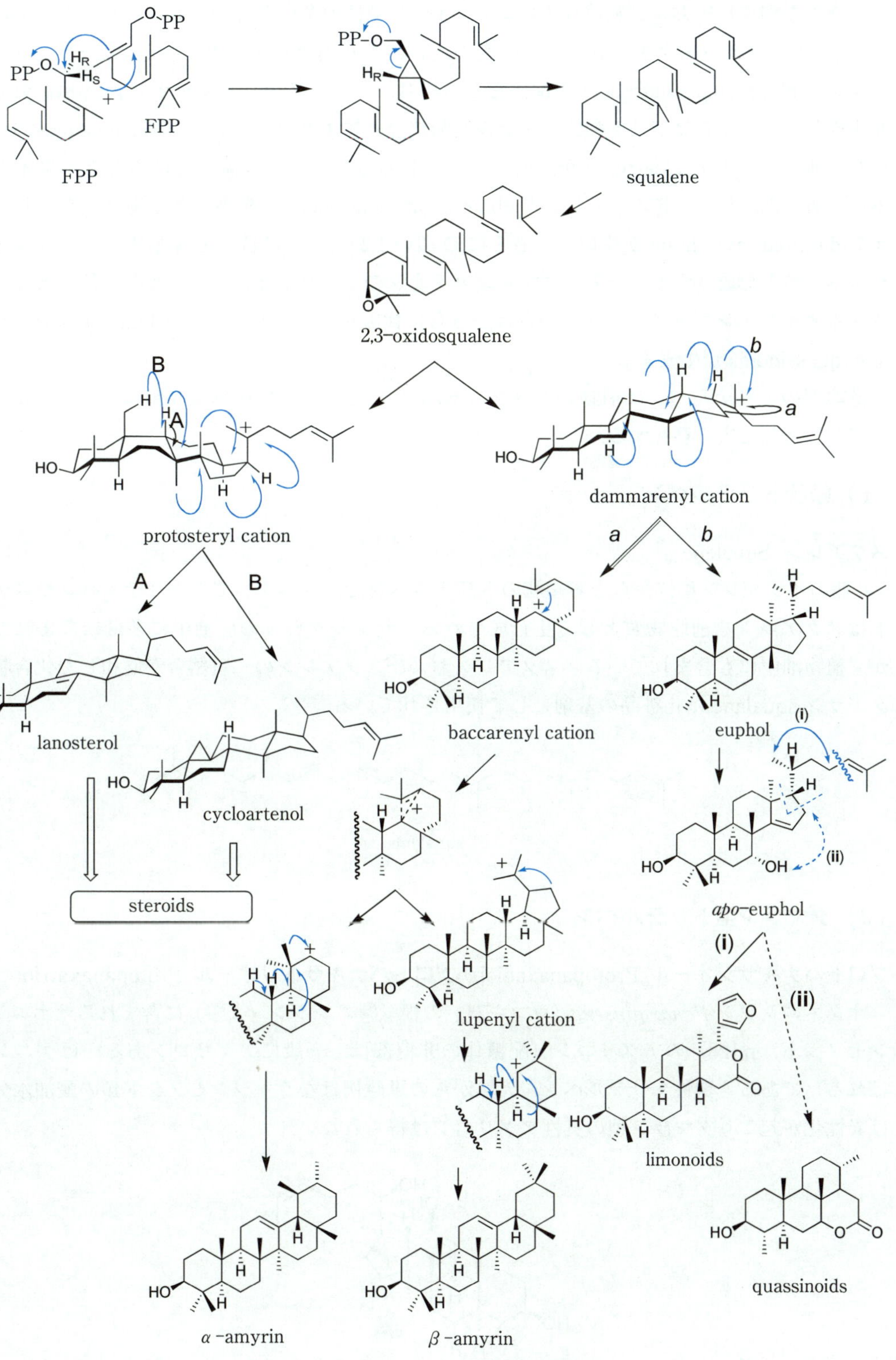

図 4.6　トリテルペンの生合成概要

で，様々な閉環反応および転位反応により，3〜5環性の多用な骨格をもつトリテルペンが存在する．2,3-オキシドスクアレンがとる配座の違いにより異なる代謝物を与え，2,3-オキシドスクアレンが chair-boat-chair-boat の配座をとる場合，プロトステリルカチオン protosteryl cation が生成し，これからヒドリド転位，メチル基転位などによりラノスタノール lanostanol およびシクロアルテノール cycloartenol が生成する．これらは，さらに代謝を受けるとステロイドとなる．一方，2,3-オキシドスクアレンが chair-chair-chair-boat の配座をとる場合，ダマレンカチオン dammarenyl cation が生成し，さらに D 環の 1,2-シフトに続く E 環形成により 5 環性トリテルペン類が形成される．一方，ダマレンカチオンのヒドリド転位，メチル基転位などにより生成するオイファン型トリテルペンからは，さらに代謝を受けたリモノイド limonoids やカシノイド類 quassinoids が生成する．

遊離型のトリテルペンは植物のワックス wax として，また配糖体はサポニン saponin（p.126 を参照）として広く存在する．

(1) 鎖状トリテルペン

スクアレン Squalene

6 個のイソプレン単位からなる鎖状のトリテルペンで，他のすべてのトリテルペンやステロイドはスクアレンを前駆物質として生合成される．サメやクジラの肝油中に多量に含まれているが，植物油中にも含まれている．スクアレンおよびスクアレンの二重結合が飽和した化合物のスクアラン squalane は化粧品の基剤として使用されている．

squalene

(2) ダマラン型トリテルペン

プロトパナキサジオール Protopanaxadiol，**プロトパナキサトリオール** Protopanaxatriol

オタネニンジン *Panax ginseng*（ウコギ科）の根：㊁ニンジン（人参）に含まれるサポニン（ジンセノシド，p.128）のアグリコン（配糖体の非糖部は，一般にアグリコンあるいはゲニンと呼ばれる）である 4 環性トリテルペン．天然からの単離例はなく，ジンセノシド類の酸加水分解では異性化が起こりダマラン型の真性アグリコンは得られない．

protopanaxadiol R = H
protopanaxatriol R = OH

（3）ラノスタン型トリテルペン

ラノステロール Lanosterol

　羊の毛（羊毛から得られる脂肪様物質はラノリンと呼ばれる）や高等植物の一部にも含まれる4環性トリテルペンで，動物体内でスクアレン（p.122）からコレステロールが生合成されるときの前駆体に相当する．

lanosterol

（4）プロトスタン型トリテルペン

アリソール Alisol

　サジオモダカ *Alisma orientale*（オモダカ科）の塊茎：㊚タクシャ（沢瀉）に含まれる4環性トリテルペン（図は，アリソールAを示す）．タクシャは利尿，止渇を目的として五苓散などの漢方処方に配合される生薬である．

alisol A

（5）シクロアルタン型トリテルペン

シクロアルテノール Cycloartenol

　鎖状トリテルペンであるスクアレン（p.122）が閉環して生じるラノスタン型トリテルペンの1種で，9,19位にシクロプロパン環を有し，種々の植物ステロールの生合成前駆体にあたる．シクロアルテノールのフェルラ酸エステルは，米ヌカ中に含まれるγ-オリザノールγ-oryzanolの主要成分である．

cycloartenol

(6) ククルビタン型トリテルペン

ククルビタシン Cucurbitacin

Trichosanthes kirilowii,キカラスウリ *T. kirilowii* var. *japonicum* およびオオカラスウリ *T. bracteata*(ウリ科)の根:㊂カロコン(栝楼根)などのウリ科植物に特徴的に含まれる4環性トリテルペン(図は,ククルビタシンBを示す).ククルビタシンは一般に多くの酸素官能基をもち,苦味をもつ化合物が多い.

cucurbitacin B

(7) ルパン型トリテルペン

ベツリン酸 Betulinic acid

ナツメ *Zizyphus jujuba* var. *inermis*(クロウメモドキ科)の果実:㊂タイソウ(大棗)に含まれる4環性トリテルペンで,他の多くの植物中にも分布している.

betulinic acid

(8) オレアナン型トリテルペン

グリチルレチン酸 Glycyrrhetic acid

Glycyrrhiza uralensis または,*G. glabra*(マメ科)の根およびストロン:㊂カンゾウ(甘草)に含まれる配糖体(サポニン)のグリチルリチン酸(グリチルリチン)(p.126)のアグリコンに

あたる5環性トリテルペン．サポニンのグリチルリチン酸とは異なり，グリチルレチン酸は甘味を示さない．

glycyrrhetic acid

（9）ウルサン型トリテルペン

ウルソール酸 Ursolic acid

5環性トリテルペンの1種で，クマコケモモ *Arctostaphylos uva-ursi*（ツツジ科）の葉：⑬ウワウルシやウツボグサ *Prunella vulgaris* var. *lilacina*（シソ科）の花穂：⑬カゴソウ（夏枯草）をはじめ，多くの植物中に分布している．また，ウルソール酸の配糖体（サポニン）も多くの植物から分離されている．一方，ウルソール酸と類似した構造をもつオレアナン型トリテルペンのオレアノール酸 oleanolic acid とその配糖体（サポニン）も天然における分布が広い．

ursolic acid

（10）変形トリテルペン

a）リモノイド型トリテルペン

リモニン Limonin

Citrus aurantium およびダイダイ *C. aurantium* var. *daidai*（ミカン科）の成熟果皮：⑬トウヒ（橙皮）などのミカン科植物に含まれる高度に酸化されたトリテルペン．A環とD環が開裂し，側鎖部分が切断された，このような骨格をもつ化合物群をリモノイドと呼ぶ．リモノイドは，強い苦味をもつものが多い．

limonin

オバクノン Obakunone

キハダ *Phellodendron amurense* または *P. chinense*（ミカン科）の樹皮：㊑オウバク（黄柏）に含まれる．

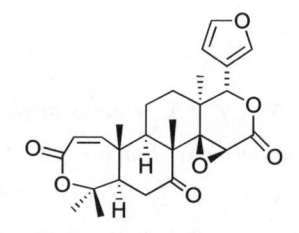

obakunone

b) クァシノイド型トリテルペン

ニガキラクトン A Nigakilactone A

ニガキ *Picrasma quassioides*（ニガキ科）の木部：㊑ニガキ（苦木）に含まれる．リモノイド骨格よりさらに炭素が失われ，高度に酸化されたトリテルペンで，このような骨格をもつ化合物群をクァシノイドと呼ぶ．リモノイドと同様，クァシノイドも強い苦味をもつものが多い．

nigakilactone A

（11）トリテルペンサポニン

トリテルペンに複数の糖が結合した配糖体はトリテルペンサポニンと呼ばれる．トリテルペンサポニンは分子中に疎水性のアグリコン部分と親水性の糖部分を合わせもつため，界面活性作用を示すものが多い．このため，サポニンの水溶液を強く振ると，持続性の泡が生じる（起泡試験）．起泡試験は，セネガ，オンジ，キキョウなどのサポニン生薬の確認試験法の一つである．

グリチルリチン酸 Glycyrrhizic acid

Glycyrrhiza uralensis または *G. glabra*（マメ科）の根およびストロン：㊑カンゾウ（甘草）に含まれるオレアナン型サポニンで，グリチルリチンとも呼ばれる．ステロイドホルモン様の抗

炎症作用，抗アレルギー作用を示し，医薬品として使用されている．また，ショ糖（スクロース）の約150倍の甘味を有し，しょうゆや味噌などの甘味料としても使用される．カンゾウは漢方処方の約2/3に配合される重要生薬である．過量摂取により偽アルドステロン症，低カリウム血症，浮腫などの副作用があらわれるので注意を要する．

glycyrrhizic acid

サイコサポニン a Saikosaponin a

ミシマサイコ *Bupleurum falcatum*（セリ科）の根：局サイコ（柴胡）に含まれるオレアナン型サポニン（サイコサポニン）中の主成分．サイコサポニンは肝機能改善作用，抗アレルギー作用や抗炎症作用を示す．また，サイコは漢方処方の小柴胡湯など多くの処方に配合される重要生薬である．

saikosaponin a

オンジサポニン F Onjisaponin F

イトヒメハギ *Polygala tenuifolia*（ヒメハギ科）の根：局オンジ（遠志）に含まれるオレアナン型サポニン（オンジサポニン）中の主成分．同属植物のセネガ *Polygara senega* またはヒロハセネガ *P. senega* var. *latifolia* の根：局セネガ中のサポニンと類似した構造である．これらはともに鎮咳・去痰薬として用いられる．

onjisaponin F

チクセツサポニンIV　Chikusetsusaponin IV

トチバニンジン *Panax japonicus*（ウコギ科）の根茎：⑬チクセツニンジン（竹節人参）に含まれるサポニン（チクセツサポニン）の主成分で，オレアノール酸をアグリコンとする．動物実験で，中枢抑制作用，抗ストレス胃潰瘍作用，鎮咳作用などが明らかにされている．

chikusetsusaponin IV

ジンセノシド Rb$_1$　Ginsenoside Rb$_1$，ジンセノシド Rg$_1$　Ginsenoside Rg$_1$

オタネニンジン *Panax ginseng*（ウコギ科）の根：⑬ニンジン（人参）に含まれるダマラン型サポニン（ジンセノシド ginsenosides）中の主成分．中枢神経系に対してジンセノシド Rb 群は抑制的に作用し，ジンセノシド Rg 群はむしろ興奮的に作用する．ジンセノシド類の精神安定作用，鎮痛効果や疲労回復効果などが明らかにされている．

ジンセノシドは，酸加水分解により C-20 位の水酸基が異性化し，側鎖が閉環したパナキサジオール panaxadiol またはパナキサトリオール panaxatriol を生成する．

	R$_1$	R$_2$	R$_3$
ginsenoside Rb$_1$	Glc^{2}Glc	H	Glc
ginsenoside Rg$_1$	H	O-Glc	H

panaxadiol	R = H
panaxatriol	R = OH

4.6 ステロイドおよびステロイドサポニン

ステロイドは 2,3-オキシドスクアレン 2,3-oxidosqualene を前駆物質とし,植物ではシクロアルテノール cycloartenol,動物ではラノステロール lanosterol などのトリテルペンがさらに脱メチル,酸化,脱水素,転移などの変化を受けて生合成される.炭素数は 18〜29 で,動物界ではコレステロール cholesterol,植物界ではシトステロール sitosterol が代表例である.ステロールをはじめ,胆汁酸,ステロイドホルモン,強心配糖体,ステロイドサポニンなど重要な化合物が多い.

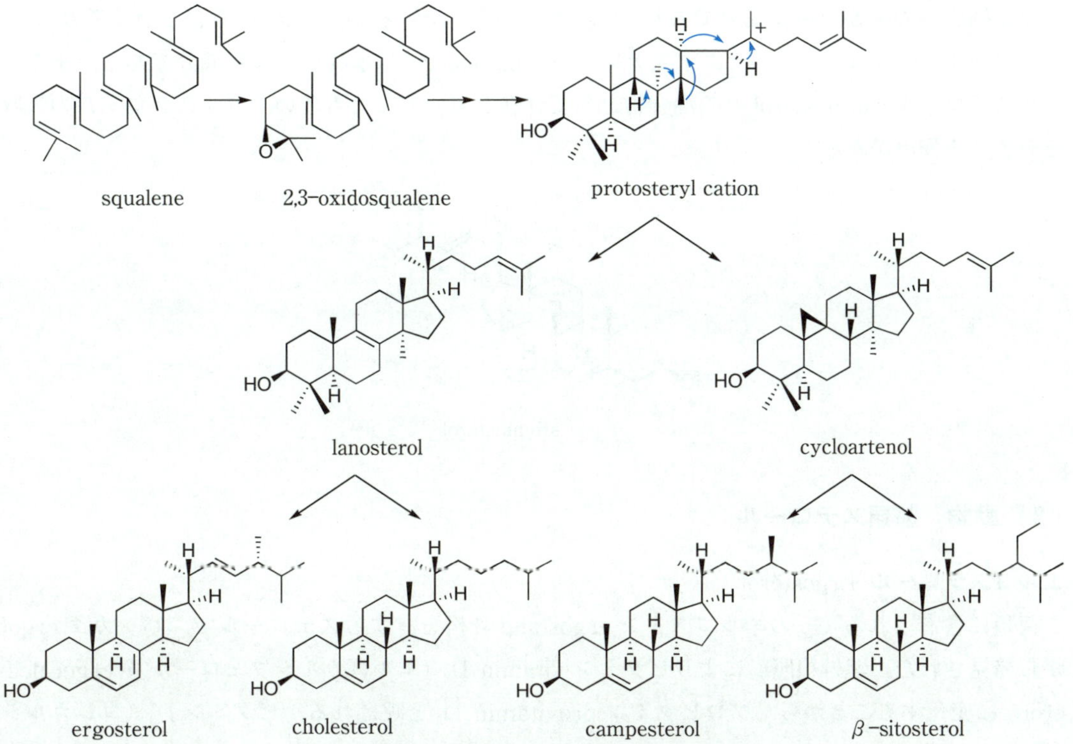

図 4.7 ステロイドの生合成概要

ステロイド骨格

連続する 3 個の 6 員環（A, B, C 環）および 1 個の 5 員環（D 環）からなる cyclopentanoperhydrophenathrene を基本骨格とする.

A/B 環はトランス *trans* 配置とシス *cis* 配置のものがあり,B/C 環は常に *trans* 配置で,C/D 環は多くが *trans* 配置である.

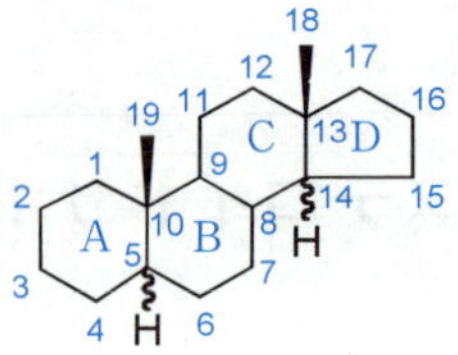

4.6.1 ステロール Sterols

3位に水酸基を有する C_{27}〜C_{29} のステロイドアルコールの総称．ステロールは一般に炭素数の異なるもの，二重結合の位置や数が異なるものの混合物として得られる．

(1) 植物ステロール Phytosterol

植物細胞膜の重要な構成成分であり，C_{29} のスチグマスタン stigmastane 骨格を有する β-シトステロール β-sitosterol，スチグマステロール stigmasterol は植物中では常成分である．またカンペステロール campesterol との混合物として存在していることも多い．コレステロールの吸収を阻害する作用がある．

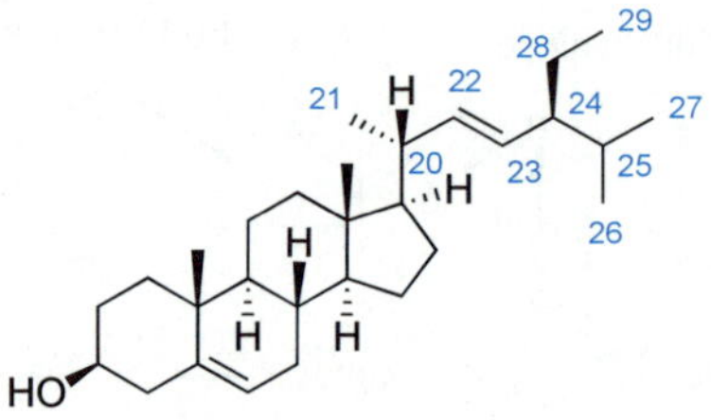

stigmasterol

(2) 動物，菌類ステロール

エルゴステロール Ergosterol

菌類に含有される C_{28} のエルゴスタン ergostane 骨格を有するステロールで，バッカク ergot から発見された．紫外線照射によりビタミン vitamin D_2（エルゴカルシフェロール⑬ ergocalciferol）に変化することから，プロビタミン provitamin D_2 と呼ばれる．ビタミン D_3（コレカルシフェロール⑬ cholecalciferol）は 7-デヒドロコレステロール 7-dehydrocholesterol から同様に生成される．

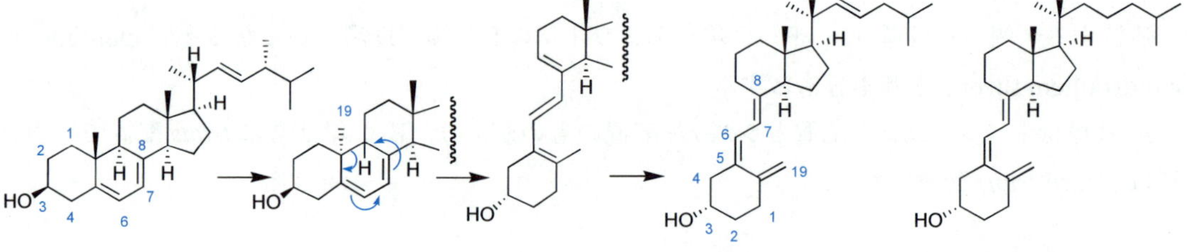

ergosterol → tachysterol → ergocalciferol (vitamin D_2)　　cholecalciferol (vitamin D_3)

コレステロール Cholesterol

動物ステロールの代表例で，コレスタン骨格（C_{27}）を有する．高等動物ではほとんどの組織中に見出される．ステロイドホルモン，胆汁酸の前駆体となる．

4.6.2 胆汁酸 Bile acids

コレステロールから生体内で合成されるカルボキシル基を有する C_{24} のプレグナン pregnane 誘導体である．動物の胆汁中にタウリンやグリシンなどと抱合体を形成して存在しており，界面活性作用で膵リパーゼによる脂肪の分解とその吸収を促進する．

動物に広く分布しているコール酸 cholic acid，ウシ *Bos taurus* var. *domesticus* の胆石：⑯ゴオウ（牛黄）の主要成分であるデオキシコール酸 deoxycholic acid，*Ursus arctos* の胆汁：⑯ユウタン（熊胆）の主成分であるウルソデオキシコール酸 ursodeoxycholic acid などが知られる．

cholic acid　　　　　deoxycholic acid　　　　　ursodeoxycholic acid

4.6.3 ステロイドホルモン Steroidal hormones

ステロイドホルモンには高等動物の性ホルモン，代謝ホルモンなどのほか，下等動物の甲殻類の脱皮に関するホルモンあるいは昆虫の変態に関与するものがある．ヒトではコレステロールから5種類のステロイドホルモンが体内で合成される．アンドロスタン androstane 骨格（C_{19}）を有する男性ホルモン androgens，女性ホルモンとしてエストラン estrane 骨格（C_{18}）を有する卵胞ホルモン estrogens とプレグナン pregnane 骨格（C_{21}）を有する黄体ホルモン progesterones，副腎皮質ホルモン adrenal corticoids および糖質コルチコイド（グルココルチコイド）glucocorticoids および鉱質コルチコイド（ミネラルコルチコイド）mineral corticoids などである．

なお，植物成分中には昆虫の変態に作用する昆虫変態ホルモン類や脱皮ホルモン類などが存在するが，これらについては 4.6.4 に記載する．

（1）女性卵胞ホルモン類 Estrogens

エストラン estrane 骨格（C_{18}）を有し，A 環部が芳香環化している．卵巣や胎盤で生成される．エストロン estrone，エストラジオール estradiol，エストラトリオール estratriol などがある．エストラジオールは強い骨の発育促進作用を有し，女性の閉経後にはこのホルモンが不足状態となり骨粗鬆症を起こしやすくなる．

estorone   estradiol

（2）黄体ホルモン類 Progesterones

女性の胎盤に含まれるホルモン類でプレグナン骨格（C_{21}）を有する．プロゲステロン progesterone は受精卵の着床や妊娠の継続に関与する．

progesterone

（3）男性ホルモン類 Androgens

睾丸で生成され，アンドロスタン骨格（C_{19}）を有するホルモン類である．アンドロステロン androsterone，テストステロン testosterone などがある．

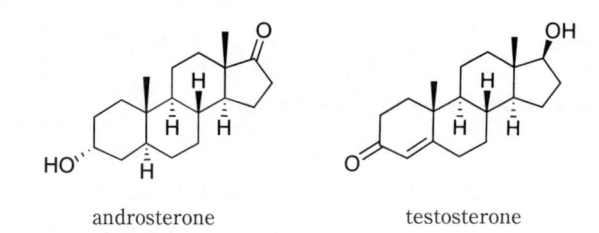

androsterone   testosterone

（4）糖質コルチコイド類 Glucocorticoids

副腎皮質から分泌される糖代謝に強い影響を与えるステロイドホルモン類で，コルチゾン cortisone およびヒドロコルチゾン hydrocortisone などがある．抗炎症，抗アレルギー作用を示す．これをもとにプレドニゾロン prednisolone，デキサメタゾン dexamethasone などの強い作用をもつ合成ステロイド系抗炎症剤が開発された．

cortisone   hydrocortisone

（5）鉱質コルチコイド類（ミネラルコルチコイド類）Mineral corticoids

副腎皮質から分泌される電解質代謝に関与するステロイドホルモン類である．アルドステロン aldosterone などがある．

aldosterone

4.6.4 変態ホルモン Moulting hormones

昆虫あるいは甲殻類の脱皮に関係するホルモン類で，これらと類似構造をもつ化合物が植物界からも見出されている．

エクダイソン Ecdysone

エクダイソンは昆虫が幼虫からサナギを経て成虫になるまで（変態）の過程で重要な役割をもつホルモンで変態ホルモン moulting hormone と呼ばれる．

ecdysone

フィトエクダイソン Phytoecdysone

フィトエクダイソンは高等植物から単離された昆虫の変態ホルモン類縁化合物である．今までに30種以上が単離されている．エクダイソン（ワラビ *Pteridium aquilinum* var. *latiusculum*，ゼンマイ *Osmunda japonica* などから），エクジステロン（イヌマキ *Podocarpus macrophyllus* など），ポリポディン polypodine B（ヒイラギソウ *Ajuga incisa*, *Polypodium vulgare* などから），ポナステロイド A（ワラビ，トガリバマキ *Podocarpus nakai* などから）などが知られている．

polypodine B

4.6.5 ステロイドサポニン Steroidal saponins

ステロイド配糖体のうちサポニンと呼ぶものはアグリコンとしてスピロスタン spirostane あるいはフロスタン furostane 構造を有するものである．トリテルペンサポニンと同様，界面活性作用を有し石けん様の持続性の泡を生ずることから生薬の確認試験（起泡試験）に利用されている．また，去痰，鎮咳作用，抗炎症作用，抗アレルギー作用など種々の生物活性を有する．

ステロイドサポニンはヤマノイモ科やヒガンバナ科，ユリ科などの単子葉植物に多く分布している．

ステロイドサポニンの構造

アグリコンの構造によりスピロスタン型とフロスタン型に分類される．

spirostane ← H⁺ or E ← furostane

B/C 環，C/D 環はともに *trans* 配置，D/E 環は *cis* 配置．A/B 環は 3 種類の型（*trans, cis*, 5-ene）がある．

ジオスチン Dioscin

オニドコロ *Dioscorea tokoro*（ヤマノイモ科）の根茎から得られる．新鮮な根茎にはフロスタン型配糖体プロトジオスチン protodioscin として存在し，乾燥中に酵素でスピロスタン型のジオスチンとなる．プロトジオスチンおよびジオスチンは酸加水分解によりアグリコンとしてジオスゲニン diosgenin を生成する．ステロイドホルモンの合成原料として利用する．

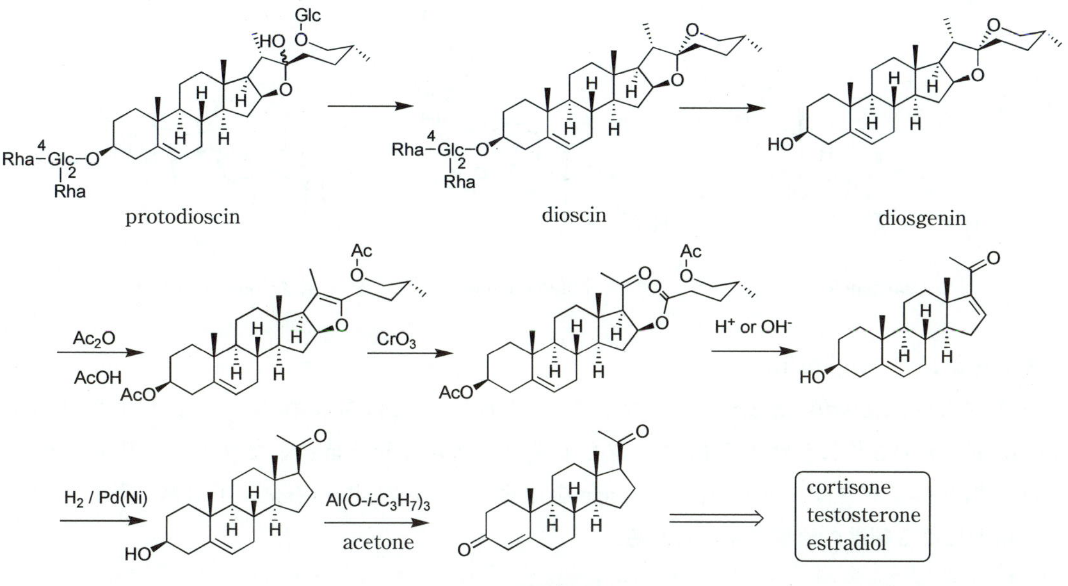

図 4.8 Diosgenin の Marker 分解によるステロイドホルモンへの化学変換

4.6.6 強心配糖体とその関連化合物 Cardiac glycosides

ステロイド配糖体のうち心筋に特異的に作用する化合物群を強心配糖体 cardiac glycosides と総称する．ゴマノハグサ科やキョウチクトウ科，ガガイモ科，キンポウゲ科，ユリ科などに含有される．いろいろな生理作用（例えば強心作用，血圧上昇，利尿作用など）を有する．

（1）化学構造上の特徴

強心配糖体は，アグリコン部の構造上の一般的な特徴として，以下のようなことが挙げられる．
a) 17β 位に α, β 不飽和5員環ラクトンあるいは $\alpha, \beta, \gamma, \delta$ 不飽和6員環ラクトンを有する．不飽和5員環ラクトンを有するものをカルデノリド cardenolides，不飽和6員環ラクトンを有するものをブファジエノリド bufadienolides という．
b) ステロイド骨格の3位および14位に水酸基が存在する．
c) A/B 環が cis の化合物が多く，生理作用が強い．C/D 環も cis 配置をとる．

（2）カルデノリド Cardenolides

5員環ラクトンを有する強心配糖体をカルデノリドと呼ぶ．ゴマノハグサ科，キョウチクトウ科，ユリ科などに分布する．

cardenolide   bufadienolide   A/B：*cis*；C/D：*cis*

ジギトキシン㊂ Digitoxin

ジギタリス *Digitalis purpurea*（ゴマノハグサ科）の葉に含まれる．ジギトキシゲニン digitoxigenin の 3 位にデオキシ糖の D-ジギトキソースが 3 分子結合したカルデノリドである．心筋の細胞膜に存在する Na^+, K^+-ATPase を阻害し，うっ血性心不全，不整脈，特に心房細動・粗動による頻脈の治療に用いられる．

digitoxin

ジゴキシン㊂ Digoxin，デスラノシド㊂ Deslanoside，ラナトシド C㊂ Lanatoside C

ケジギタリス *Digitalis lanata* の葉に含まれる．ジゴキシゲニン digoxigenin をアグリコンとする．ジゴキシンはジギトキシンの，ステロイド骨格の 12 β 位に水酸基をもった構造である．デスラノシドはジゴキシンの末端のジギトキソースの 4 位に D-グルコースが 1 分子結合した配糖体であり，ラナトシド C は末端のジギトキソースの 3 位にアセチル基，4 位に D-グルコースを有する配糖体である．いずれも強心剤として重要である．

デスラノシドとラナトシド C は即効性があり，ジギトキシンに比べて代謝されやすく蓄積しにくいので，注射剤として用いる．

digoxin	$R_1 = R_2 = H$
deslanoside	$R_1 = \beta\text{-D-Glc}$, $R_2 = H$
lanatoside C	$R_1 = \beta\text{-D-Glc}$, $R_2 = COCH_3$

G-ストロファンチン G-strophantin（ouabain）

G-ストロファンチンはキョウチクトウ科の *Strophanthus gratus* の種子に含まれている．ジギタリス配糖体と同様の強心作用を示すが，即効性があり，またジギトキシンに比べ極性が高く，消化管からほとんど吸収されないため，注射剤として用いる．

G-strophanthin

（3）ブファジエノリド Bufadienolides

ブファジエノリドはα，β，γ，δ不飽和6員環ラクトンを有し，動物の両生類から見出された強心作用物質で，植物ではユリ科，キンポウゲ科などに限られている．

スチラレン A Scillaren A

カイソウ *Urginea maritima*（ユリ科）の鱗茎に含まれる．古くから有毒とされてきた．糖部はグルコースとラムノースからなる．

スチラレン A のグルコースのみを切断したプロスチラリジン A proscillaridin A は心臓の収縮力を強める医薬品（プロスシラリジン）（商品名：タルーシン）として使用されている．

scillaren A

ヘレブリン Hellebrin

クリスマスローズ *Helleborus niger*（キンポウゲ科）に含まれるブファジエノリドである．

hellebrin

ブファリン Bufalin, シノブファギン Cinobufagin, ブルガロブフォトキシン Vulgarobufotoxin

シナヒキガエル *Bufo bufo gargarizans*（ヒキガエル科）あるいは欧州産ヒキガエル *Bufo vulgaris*（ヒキガエル科）の耳下腺から出る分泌物：㊙センソ（蟾酥）に含まれるブファジエノリドで，カルデノリドと異なり，ステロイド骨格の3位は遊離状態か，有機酸がエステル結合している．ブファリン bufalin およびシノブファギン cinobufagin は3位が遊離型．ブルガロブフォトキシン vulgarobufotoxin は3位にスベリン酸などのジカルボン酸の一方がエステル結合し，他方のカルボン酸にはアミノ酸がアミド結合した抱合体として存在する．

このような強心作用を示すステロイドの抱合体をブフォトキシン bufotoxin，ブフォトキシンのステロイド部分をブフォゲニン bufogenin と呼ぶ．これらは動物に対して毒性を有する．強心薬，鎮痛，解毒に利用する．

bufalin   cinobufagin   vulgarobufotoxin

4.7 カロテノイド Carotenoids

　ゲラニルゲラニル二リン酸が tail-to-tail で二量化してできた炭素数 40 の化合物をカロテノイドと呼ぶ．テトラテルペン tetraterpenes とも呼ばれる．カロテノイドの生合成はメバロン酸経路と考えられていたが，現在はメチルエリスリトールリン酸経路（非メバロン酸経路）により生合成されるとの説もある．

　カロテノイドは植物，微生物あるいは動物に広く分布する天然色素で，赤～黄色の化合物である．植物では花，果実および根などに存在する．食品などの天然着色料として利用されるほかプロビタミン A provitamin A 活性，発がん抑制，免疫増強などの作用などが知られている．共役ポリエン構造を有し，ほとんどは二重結合がすべて *trans* 配置である．炭化水素のカロテン類 carotenes と水酸基やケトン基などの官能基を有するキサントフィル類 xanthophylls に大別される．

（1）カロテン類 Carotenes

β-カロテン *β*-Carotene
　緑色の葉あるいはニンジン *Daucus carota*（セリ科）の根などの植物色素として広く存在する代表的なカロテノイドである．また，卵黄，血液中にも存在する．酸化開裂により 2 分子のビタミン A（レチノール retinol）に変換され，最も強いプロビタミン A 活性を有する．

β-carotene → vitamin A

リコペン Lycopene
　トマト，スイカ，カキなどの赤色色素として広く植物に分布する．赤色果実には多く含まれる．

lycopene

（2）キサントフィル類 Xanthophylls

　カロテンの酸化誘導体で，水酸基，ケトン基などを有し，さらに酸化，還元などを受けている場合や時に配糖体としても存在する．自然界に広く分布している．

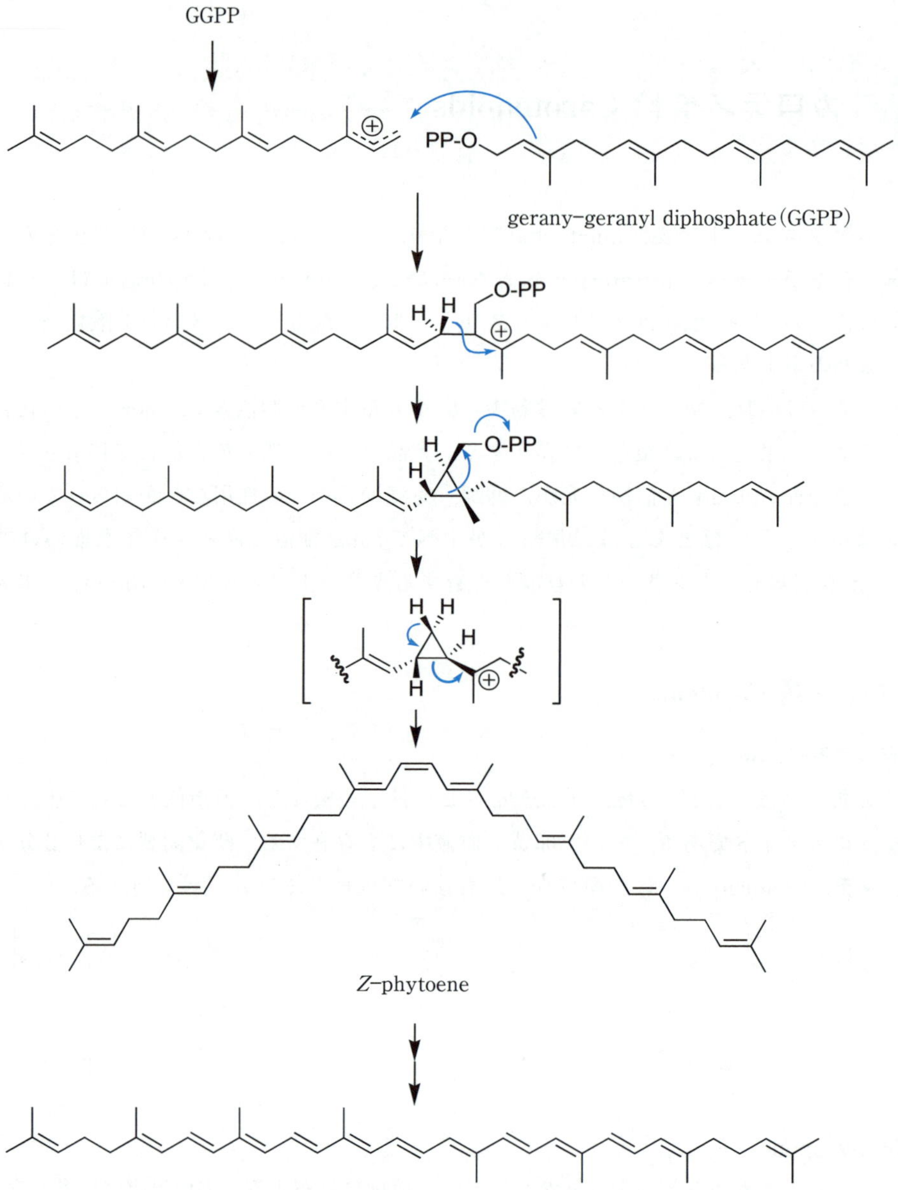

GGPP

gerany-geranyl diphosphate (GGPP)

Z-phytoene

licopene

図 4.9 カロテノイドの生合成概要

ルテイン Lutein

鶏卵の卵黄，植物の花弁，緑色葉に分布している．

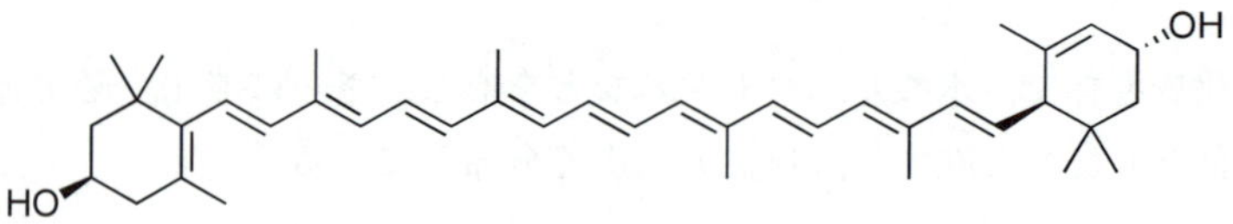

lutein

カプサンチン Capsanthin

唐辛子やパプリカなどの赤色色素で，エステル体として存在する．

capsanthin

クロシン Crocin

サフラン *Crocus sativa*（アヤメ科）の柱頭：⑮サフランやクチナシ *Gardenia jasminoides*（アカネ科）の果実：⑮サンシシ（山梔子）の黄色色素として存在する．カロテノイド C_{40} の両端から各炭素10個が酸化的に除去され生じたジカルボン酸（C_{20}），クロセチン crocetin の両カルボン酸にゲンチオビオースが結合したエステル配糖体である．

procrocin

picrocrocin + crocin + picrocrocin

safranal   crocetin

4.8 ポリテルペノイド Polyterpenoids

イソプレン単位が head-to-tail で結合し，高分子化したもので，天然ゴムと呼ばれる．

弾性ゴム Rubber

パラゴムノキ *Hevea brasiliensis*（トウダイグサ科）から得られる乳液で，生ゴムの原料とする．シス型イソプレンの重合体である．

グッタペルカ Guttapercha

アカテツ科植物の乳液から得られる．トチュウ *Eucommia ulmoides*（トチュウ科）の樹皮：㊂トチュウ（杜仲）および葉にも含まれる．トランス型イソプレン重合体である．サポジラ *Achras zapota*（アカテツ科）の樹脂はチクル chicle という．

5 アルカロイド

　アルカロイド alkaloids は alkali（アルカリ，塩基性）に oides（〜様物質）という接尾語が結合した言葉である．もともとは植物に含有される塩基性物質を指し，「植物塩基」と訳されたこともある．19世紀以降，アヘンからモルヒネの単離に始まり，エメチン（吐根），キニーネ（キナ皮），コルヒチン（イヌサフラン），アトロピン（ベラドンナ根），コカイン（コカ），エフェドリン（麻黄）など多数のアルカロイドが天然物より発見され，今でもその多くが医療の現場で使用されている．アルカロイドには顕著な薬理作用を示すものが多く，いかに医薬品として重要であったかを示すものである．しかし一方で薬と毒は紙一重であり，コニイン，ストリキニーネなど歴史上有名な毒物の多くがアルカロイドである事実もある．20世紀後半になってもビンクリスチン，カンプトテシン，パクリタキセルなどアルカロイドの範疇に属し抗がん剤やそのシーズとして有用な化合物が植物より発見されている．初期に見出されたアルカロイドの場合，その植物中の含有量が時に数％に達するほどなのに対して，ビンクリスチンやパクリタキセルでは植物中の含有量は ppm レベルの微量である．このことは微量化学の進歩の成果と，これらの化合物がいかに強力で有用な生理活性をもつことを示している．

　アルカロイドの分類にはいろいろな方法がある．基本骨格による分類では，イソキノリンアルカロイド，インドールアルカロイド，トロパンアルカロイドなどと呼ばれる．含有植物により分類される場合（ナス科アルカロイド，ケシ科アルカロイドなど）もある．アルカロイドの構造は多様であるが，アルカロイドが分子中に含む窒素原子は一部の例外を除いてアミノ酸に由来していることから，その前駆物質によるアルカロイドを分類する方法が一般的となっている．

　本書ではアルカロイド類を表5.1のように記述する．

表5.1　アルカロイドの分類と代表的な基本構造

分　類	基本構造
オルニチン由来	トロパンアルカロイド
リジン由来	ピペリジンアルカロイド，キノリチジンアルカロイド
ニコチン酸由来	ピリジンアルカロイド
チロシン由来	イソキノリンアルカロイド
トリプトファン由来	インドールアルカロイド，キノリンアルカロイド
アントラニル酸由来	キナゾリンアルカロイド，キノリンアルカロイド
ヒスチジン由来	イミダゾールアルカロイド
アミノ酸転位反応由来（プソイドアルカロイド）	エフェドリン，テルペノイドアルカロイド
プリンアルカロイド	カフェイン
アミノ酸類似化合物	カイニン酸

アルカロイドの前駆物質として，脂肪族アミノ酸のオルニチン，リジンなどがあり，オルニチンを前駆物質とするアルカロイドは分子中に五員環のピロリジン環を，リジンを前駆物質とするアルカロイドは分子中に六員環のピペリジン環を有している．

オルニチンを前駆物質とするアルカロイドとして，トロパンアルカロイド類がある．トロパン環は，オルニチンから生成するピロリジン環にさらに2分子の酢酸ユニットが縮合し閉環することにより形成される．トロパンアルカロイドに分類されるアルカロイドとして，ヒヨスチアミン，スコポラミンやコカインがある．これらの化合物は，トロパン環にフェニルアラニン由来のC_6-C_3単位あるいはC_6-C_1単位のエステルが結合した構造を有している．また，ニコチンのピロリジン環もオルニチンを前駆物質としている．ニコチン酸はアミノ酸ではないが，植物体ではグリセルアルデヒド3-リン酸と脂肪族アミノ酸のグルタミン酸から生成する．このニコチン酸からピリジン骨格が形成される．

一方，リジンを前駆物質とするアルカロイドとしては，ピペリジンアルカロイドのペレチエリンやキノリチジンアルカロイドのマトリンなどがある．また，コショウの辛味成分であるピペリンは，ピペリジンにC_6-C_3が結合した構造を有している．

芳香族アミノ酸のチロシンやインドールアミノ酸のトリプトファンを前駆物質とするアルカロイドには多様な構造の化合物が存在する．

チロシン由来アルカロイドとして，チロシン2分子から生合成されるベンジルイソキノリン骨格を基本構造とするアルカロイドが多種存在する．さらにフタリドイソキノリン型，モルヒナン

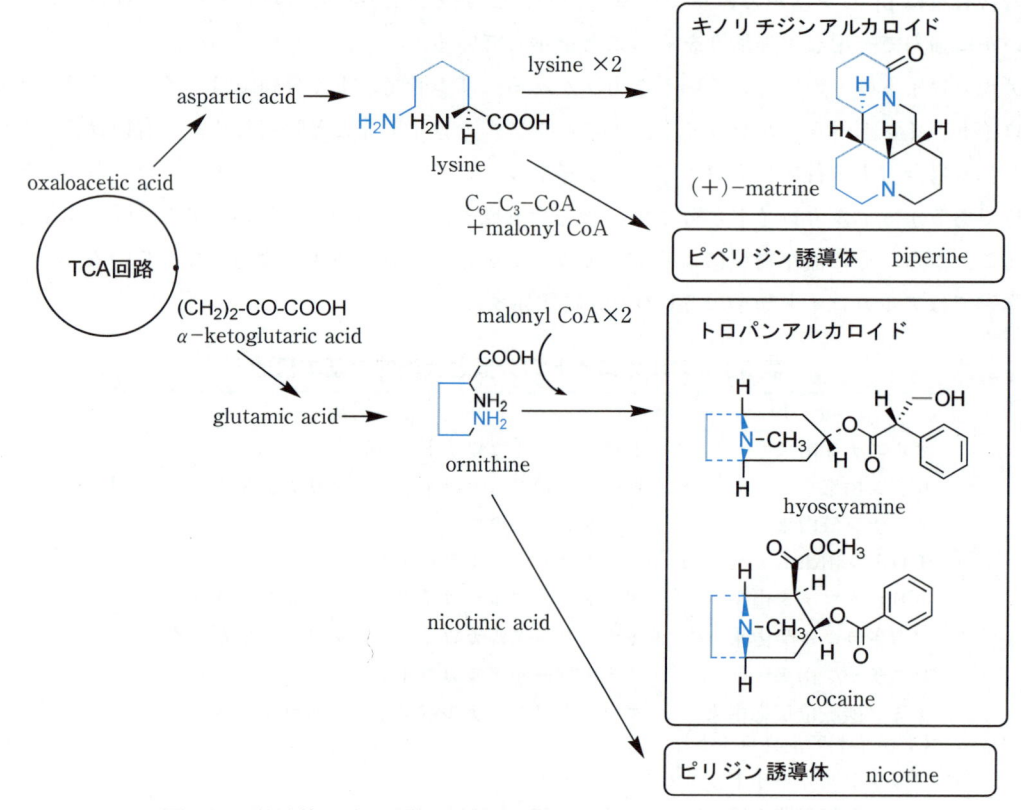

図5.1 脂肪族アミノ酸を前駆物質とする代表的なアルカロイド

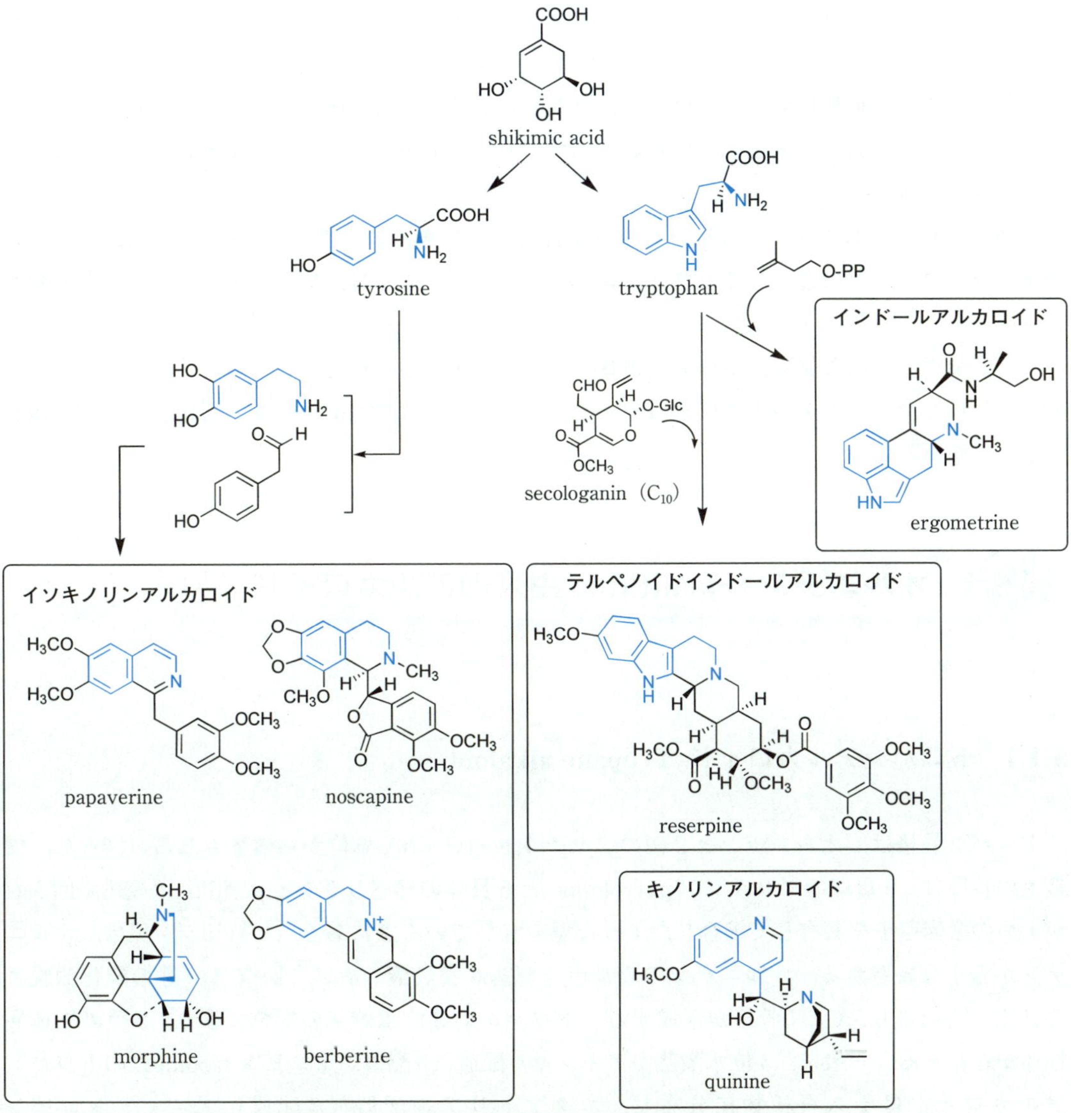

図 5.2 芳香族アミノ酸を前駆物質とする代表的なアルカロイド

型などを有するアルカロイドも同様な経路で生合成される．また，エメチンはチロシンとメバロン酸経路由来のセコロガニンから生合成されるイソキノリン骨格を有するアルカロイドで，テルペノイドイソキノリンアルカロイドに分類される．

一方，インドールアミノ酸のトリプトファンを前駆物質とするアルカロイド類は，トリプトファンのみを前駆物質とするインドールアルカロイド，トリプトファンとセコロガニンから生合成されるテルペノイドインドールアルカロイド，トリプトファンとイソプレンから生合成されるバッカクアルカロイド類などに大別される．また，キノリン骨格を有するキニーネ，キニジンなどは，トリプトファンとセコロガニンから生合成されるテルペノイドインドールアルカロイドの変形型である．

その他のアルカロイドの前駆物質となるアミノ酸に，ヒスチジンやアントラニル酸などがあ

る．ヒスチジンからは，イミダゾールアルカロイドが生合成される．また，キノリチジンアルカロイドや一部のキノリンアルカロイドがアントラニル酸から生合成される．

一方，アミノ基転移反応により分子内に窒素原子が導入されるアルカロイド類も存在し，これらはプソイドアルカロイドとも呼ばれる．エフェドリンやテルペノイドアルカロイドのアコニチンなどがその例である．

核酸関連物質であるプリン骨格を有する化合物群もアルカロイドとして扱われることがある．チャ，コーヒーなどに含まれるカフェイン，テオフィリンなどは，プリンアルカロイドと分類される．

また，マクリの回虫駆除作用の活性物質であるアミノ酸類縁構造を有するカイニン酸，アミノ酸から生成したニンニクの臭気成分のアリインなどもアルカロイド類縁含窒素化合物として扱われることがある．

5.1 オルニチン L-ornithine 由来のアルカロイド

5.1.1 トロパンアルカロイド Tropane alkaloid

トロパン骨格は，オルニチンと 2 個のアセチル acetyl CoA 単位から構築される（図 5.3）．構造上の特徴は，5 員環のピロリジン pyrrolidine と 6 員環のピペリジン piperidine（後述，図 5.4）が 1 つの窒素原子を共有して縮合したような型を有している点にある．ピロリジン環は，オルニチンから生合成される．オルニチンのカルボキシ基が脱炭酸，次いで α-アミノ基の酸化的脱アミノ化反応により，C_4-N 骨格が形成する．トロパンの 3 位水酸基の配位により，2 種の立体異性体が存在する．一般に，3 位水酸基がアキシャル配置（α 配置，トロピン tropine）のトロパンアルカロイドはナス科植物に分布し，エクアトリアル配置（β 配置，プソイドトロピン pseudotropine）のものはコカノキ科植物に分布している．トロパンアルカロイドは，この水酸基にトロパ酸 tropic acid や安息香酸 benzoic acid などの有機酸がエステル結合して存在している．

トロパンアルカロイドの多くは，副交感神経遮断作用，局所麻酔作用，中枢神経興奮作用など，特異な薬理作用を有することから，医薬品または製剤原料として広く利用されている．

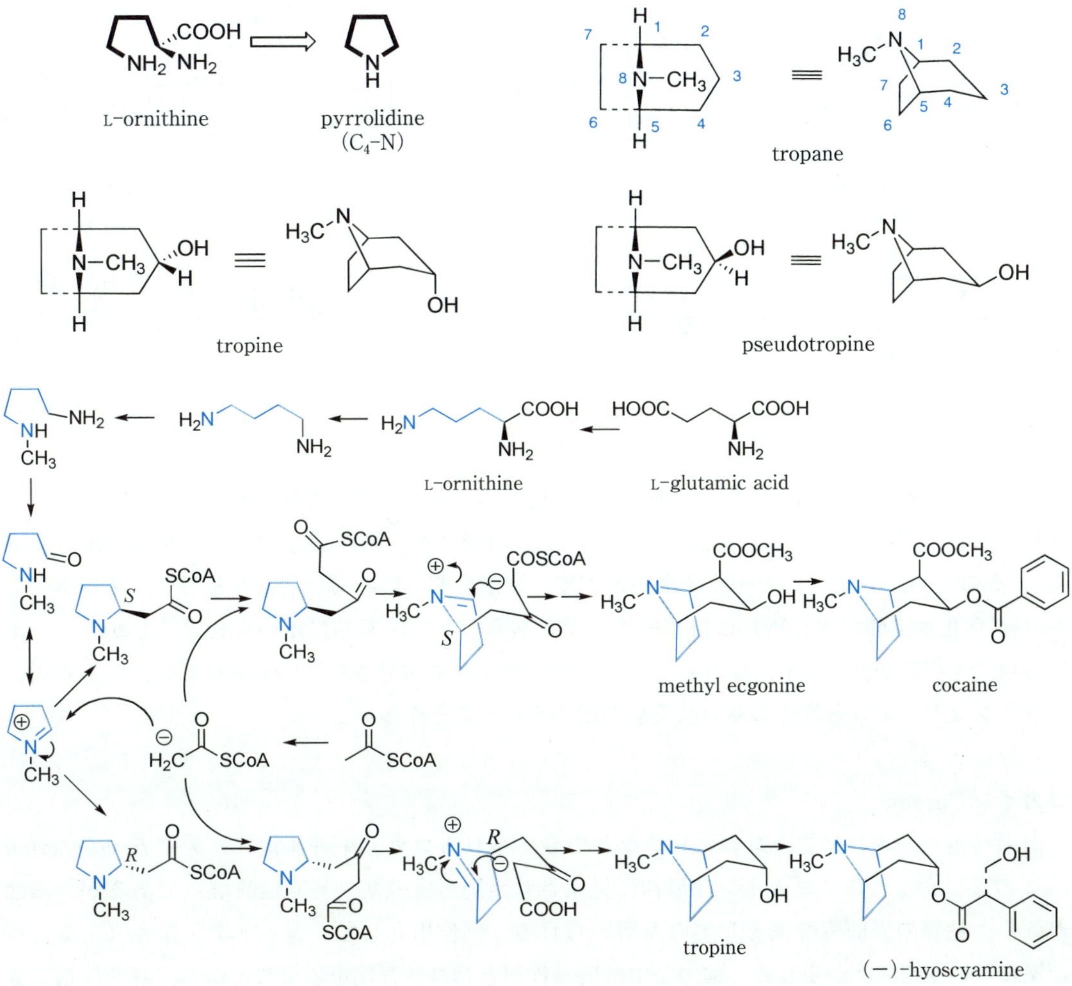

図 5.3 トロパンアルカロイドの生合成

(−)-ヒヨスチアミン Hyoscyamine, アトロピン Atropine [(±)-hyoscyamine], (−)-スコポラミン Scopolamine

ナス科植物のベラドンナ *Atropa belladonna* の根：㊐ベラドンナコンやハシリドコロ *Scopolia japonica*, *S. carniolica* または *S. parviflora* の根茎：㊐ロートコン，ダツラ *Datura stramonium* の葉および種子，ヒヨス *Hyoscyamus niger* の葉などに含まれる．

(−)-ヒヨスチアミンは，新鮮な植物中では光学活性体として存在するが，貯蔵中や抽出過程でトロパ酸 tropic acid 部分が容易にラセミ化する．そのラセミ体 [(±)-ヒヨスチアミン] をアトロピンという．トロパ酸がラセミ化しやすい理由は，芳香環と共役可能なエノール（またはエノレート）を生成しやすいことによる．

(−)-hyoscyamine　　　(enol or enolate)　　　(＋)-hyoscyamine

(S)-tropic acid　　　atropine
　　　　　　　　[(±)-hyoscyamine]　　　(−)-scopolamine

　アトロピンとスコポラミンは，いずれも典型的なムスカリン様受容体遮断薬である．ムスカリン様受容体でアセチルコリンと競合的に拮抗し，副交感神経系の機能を低下させる（抗コリン薬）．そのため，アトロピン（⑮硫酸塩水和物）は鎮痙薬，散瞳薬，解毒薬として，スコポラミン（⑮臭化水素酸塩水和物）は抗パーキンソン病薬として医薬品に用いられる．しかし，いずれも局所選択性が低いため，これらをリード化合物として開発されたホマトロピン，ブチルスコポラミンなど，より選択性の高い医薬品が用いられることが多い．

コカイン Cocaine

　南米ペルー，ボリビア，コロンビアなどで栽培されるコカノキ科植物コカノキ *Erythroxylon coca* の葉に含まれる．コカインは最初に見出された局所麻酔薬（⑮㊨塩酸塩）であるが，毒性が強く，粘膜の表面麻酔薬としてのみ用いられる．副作用として，ショック，振戦（ふるえ），痙攣などの中毒症状が現れる．強力な中枢興奮作用と精神依存性を示すことから，麻薬に指定されている．

　コカインをリード化合物としてプロカイン，オキシブプロカイン，リドカイン，アミノ安息香酸エチルが開発された．

cocaine

5.2 リジン L-lysine 由来のアルカロイド

5.2.1 ピペリジンアルカロイド Piperidine alkaloid

ピペリジン環は，オルニチンと同族体のリジンから生合成される．リジンのカルボキシ基が脱炭酸，次いでα-アミノ基の酸化的脱アミノ化反応により，C_5-N 骨格が形成する．このアルカロイドに属するものに，ザクロヒの活性成分ペレチエリン pelletierine がある．また，ピペリジン環を有する関連化合物に，コショウの辛味成分ピペリン piperine がある．

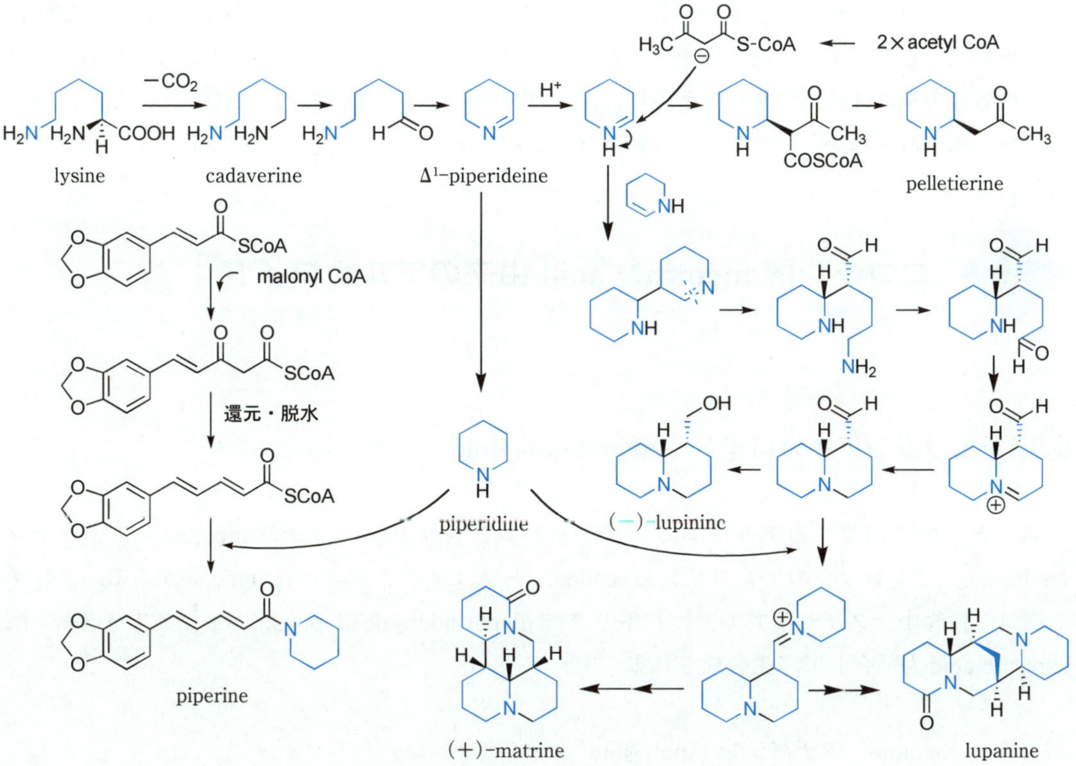

図5.4 リジンを前駆物質とするアルカロイド類の生合成

ペレチエリン Pelletierine

ピペリジン環にアセトアセチル acetoacetyl CoA 由来の C_3 側鎖を有する構造で，ザクロ *Punica granatum*（ザクロ科）の樹皮に含まれる．ザクロの根皮，樹皮，果皮をザクロヒ（セキリュウヒ，石榴皮）といい，条虫駆除薬として用いられてきた．その活性成分がペレチエリンである．

ピペリン Piperine

シンナモイル cinnamoyl CoA およびマロニル malonyl CoA から生成するピペリン酸 piperic acid とピペリジンからなる3級アミド構造を有する．コショウ *Piper nigrum*（コショウ科）の果実に含まれ，コショウ独特の強い辛味を呈する．コショウ（胡椒）の和名は，"外来の，または外国の山椒（サンショウ）"に由来する．

5.2.2 キノリチジンアルカロイド Quinolizidine alkaloid

マトリン Matrine

リジン2分子から形成された二環性中間体キノリチジンに，さらに1分子のリジンが導入されて，マトリンが生合成される．クララ *Sophora flavescens*（*S. angustifolia*）（マメ科）の根またはその周皮を除いた根：㊁クジン（苦参）に含まれ，強い苦味を呈する．クジンは，苦味健胃，消炎止瀉薬として，また，皮膚疾患（たむし，水虫，ただれ）には煎液を外用として用いる．クララの名の由来には諸説があり，その根汁が，目がくらむほど苦いため，眩草（くららぐさ）から，また，強い苦味を意味する苦辣（くらつ）から派生したともいわれている．

5.3 ニコチン酸 nicotinic acid 由来のアルカロイド

5.3.1 ピリジンアルカロイド Pyridine alkaloid

ニコチン酸に由来するアルカロイドで，タバコに含まれるニコチン nicotine，アナバシン anabasine，ビンロウジのアレコリン arecoline，トウゴマのリシニン ricinine 等がある．ニコチン酸は，植物中でグリセルアルデヒド 3-リン酸 glyceraldehyde-3-phosphate とアスパラギン酸 aspartic acid が結合して，生合成される．

ニコチン Nicotine，アナバシン Anabasine

ニコチンは，タバコ *Nicotiana tabacum*（ナス科）の葉に含まれる主アルカロイドであるが，ガガイモ科，ベンケイソウ科，キク科植物などからも単離されている．ニコチン酸とオルニチン由来のピロリジンから生合成される．また，タバコには微量成分としてアナバシン anabasine が含まれているが，アカザ科 *Anabasis aphylla* の主アルカロイドであり，そのピペリジン環はリジンに由来する．両アルカロイドともに，神経節細胞のニコチン性アセチルコリン受容体に結合して，興奮作用を示し，次いで神経節遮断が生じる．昆虫に対して接触性神経毒作用があり，それらの硫酸塩が農業用殺虫剤として用いられる．

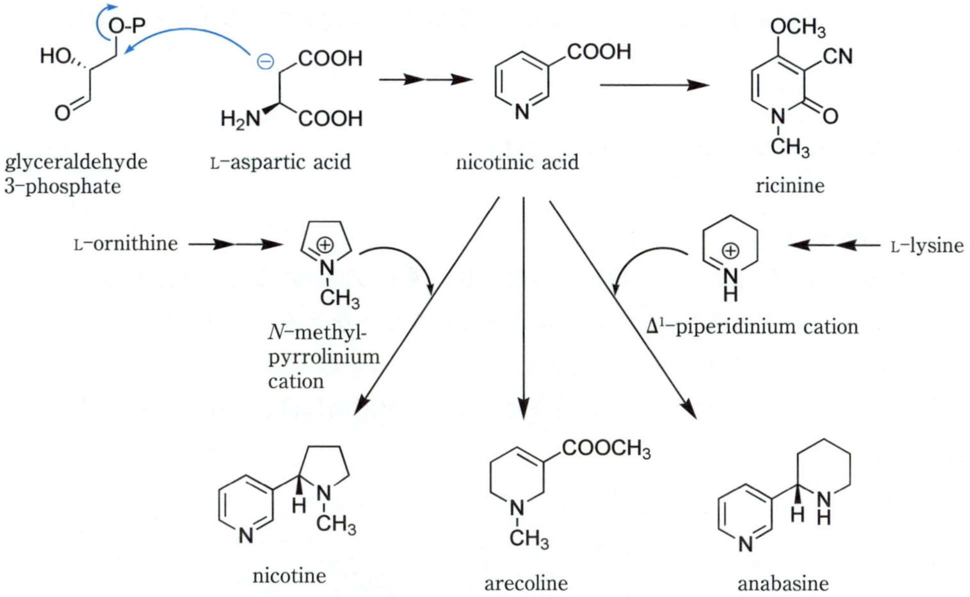

図5.5　ピリジンアルカロイド類の生合成経路

アレコリン　Arecoline

ビンロウ *Areca catechu*（ヤシ科）の種子：㊙ビンロウジ（檳榔子）に含まれる主アルカロイド．ビンロウジは条虫駆除薬として用いられる．また，東南アジアでは，ビンロウジを石灰などとともにキンマ *Piper betle*（コショウ科）の葉に包んで，咀嚼性嗜好料として軽い興奮や酩酊感を楽しむ習慣がある．アレコリンはムスカリン様副交感神経興奮作用により，縮瞳や汗，胃液および唾液などの分泌を促進する．

5.4　チロシン由来のアルカロイド

様々なチロシン由来のアルカロイドがこれまでに知られているが，医薬品や生理活性物質として重要なものは，以下のようなものがあげられる．

1) ベンジルイソキノリン型：パパベリン papaverine, マグノクラリン magnocurarine, ツボクラリン tubocurarine, ベルベリン berberine
2) フタリドイソキノリン型：ノスカピン noscapine
3) モルフィナン型：モルヒネ morphine, コデイン codeine, テバイン thebaine, シノメニン sinomenine
4) トロポロン型：コルヒチン colchicine
5) テルペノイドイソキノリン型：エメチン emetine

これらアルカロイドの多くは，基本的に，図5.6 に示すチロシン2分子の変換および縮合によって得られるノルコクラウリン norcoclaurine が，さらに様々な修飾を受けて生合成されると

考えられている．後に示す，それぞれの成分の化学構造中に含まれるチロシン由来の部分について認識してほしい．

5.4.1　ベンジルイソキノリン型アルカロイド

パパベリン Papaverine

ケシ *Papaver somniferum*（ケシ科）の未熟なさく果から得られる乳液状浸出物を固めたものがアヘン opium であり，パパベリンは，後述するモルヒネなどのアヘンアルカロイドとともにアヘンに含まれている．モルヒネなどと異なり非麻薬性（㊥塩酸塩）．アヘン中の含量は，全アヘンアルカロイドの1%程度である．血管や腸管などの平滑筋に直接作用して弛緩させることが知られている．

papaverine

マグノクラリン Magnocurarine

ホウノキ *Magnolia obovata*（モクレン科）の樹皮：㊥コウボク（厚朴）に含有される．クラーレ様の骨格筋弛緩作用が報告されている．

magnocurarine

ツボクラリン Tubocurarine

Chondrodendron tomentosum やクラーレノキ *Menispermaceous curare*（ツヅラフジ科）に含有される主アルカロイドの1つ．ノルコクラウリン型の合成中間体が2分子カップリングした構造を有する．骨格筋弛緩作用があり，外科手術の麻酔導入補助薬（㊥塩化物塩酸塩水和物）として現在も使われる．

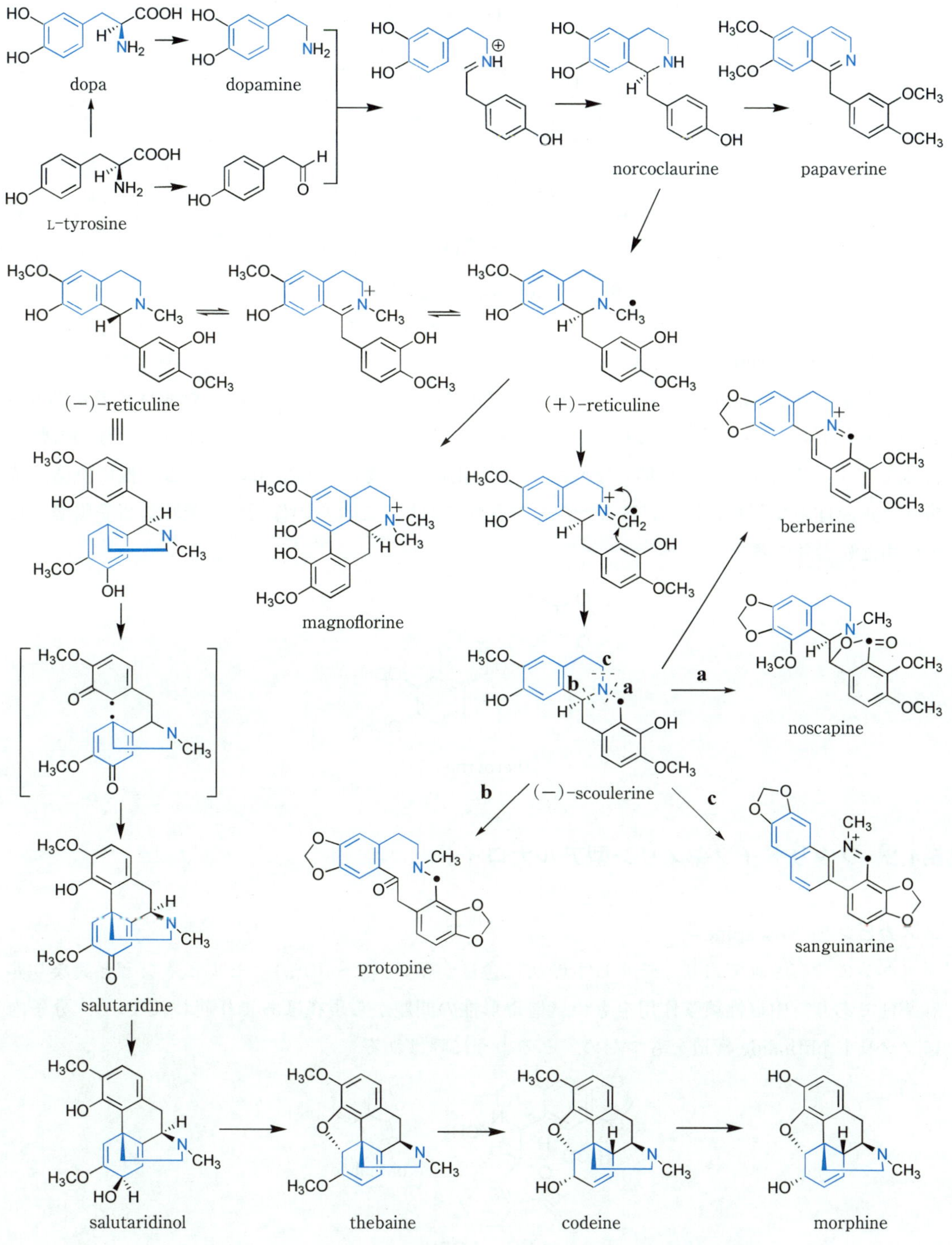

図 5.6 チロシンを前駆物質とするアルカロイド類の生合成

d-tubocurarine

ベルベリン Berberine

オウレン *Coptis japonica*（キンポウゲ科）の根茎：㊂ オウレン（黄連）やキハダ *Phellodendron amurense*（ミカン科）の樹皮：㊂ オウバク（黄柏）に主成分として含まれる．極めて強い苦味を有することから，苦味健胃整腸薬（㊂ 塩化物水和物）として用いられる．他に抗菌，抗炎症，止瀉作用なども有していることが報告されており，これらの作用は，苦味健胃整腸薬としての用途に合致する．

berberine

5.4.2 フタリドイソキノリン型アルカロイド

ノスカピン㊂ Noscapine

アヘンに含有されており，モルヒネの次に含量が多い（3〜10％）．モルヒネなどと異なり非麻薬性であり，中枢性鎮咳作用をもつ（催奇形性の問題から現在はあまり使われない）．分子内にフタリド phthalide 構造をもつため，このように呼ばれる．

phthalide

noscapine

5.4.3 モルフィナン型アルカロイド

モルヒネ Morphine, **コデイン** Codeine, **テバイン** Thebaine

　モルヒネは，アヘンに含有される主アルカロイドで，特徴的なモルフィナン骨格を有する．モルヒネ（㊁㊆塩酸塩水和物）は，中枢のオピオイド受容体に作用し強力な中枢性鎮痛作用を示す．しかしながら，麻薬性があり身体的依存を生じることから，その使用範囲は末期がんの患者に対する緩和ケアなど，激烈な痛みを伴う場合に限られる．コデイン（㊁㊆リン酸塩水和物）はモルヒネの類縁化合物（3位水酸基のメチルエーテル体）であり，極めて類似の構造を有するが，モルヒネに比べて麻薬性が極めて小さいことから中枢性の鎮咳薬として用いられている．テバインは，モルヒネおよびコデインの生合成における中間体と考えられており，鎮痛活性はもたない．テバインは，医薬品として用いられることはほとんどなく，他の半合成モルヒネ様医薬品の合成原料として用いられている．

morphine R=H
codeine R=CH₃

thebaine

シノメニン Sinomenine

　オオツヅラフジ *Sinomenium acutum*（ツヅラフジ科）の茎および根茎：㊁ボウイ（防已）の主成分．神経性の鎮痛作用があり，リウマチなどに効果がある．シノメニンの絶対立体配置は，モルヒネと鏡像関係にあり，生合成的に非常に興味深い．

sinomenine

5.4.4 トロポロン型アルカロイド

コルヒチン Colchicine

　イヌサフラン *Colchicum autumnale*（ユリ科）の種子：コルヒクムに含有される．ヨーロッパでは，古くからコルヒクムを痛風の治療に用いていたが，現在は主成分であるコルヒチン㊁が医薬品として用いられている．チロシンとフェニルアラニンを出発物質として生合成される．微

小管の重合阻害作用を有することが明らかになっている．

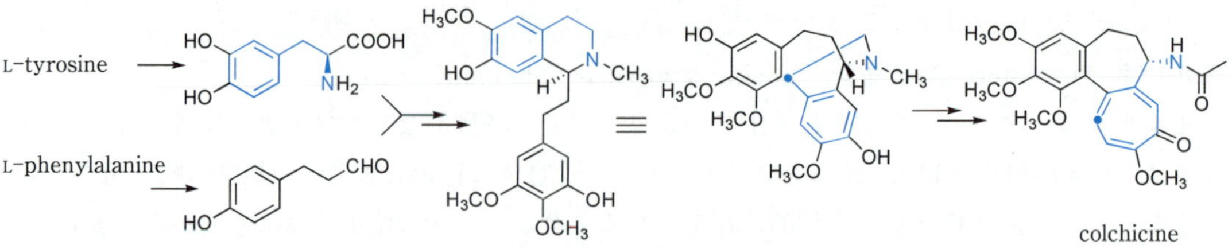

図 5.7 コルヒチンの生合成

5.4.5 テルペノイドイソキノリン型アルカロイド

エメチン Emetine

トコン *Cephaelis ipecacuanha* または *C. acuminata*（アカネ科）の根および根茎：⑬トコン（吐根）に含有される催吐性アルカロイド．トコンの主成分であり，アメーバ赤痢に対して強い殺菌作用を有する．化学構造的には，他のチロシン由来アルカロイドと異なり，アミノ酸由来の部分以外にイリドイドであるセコロガニン secologanin 由来の部分を分子内に有する．

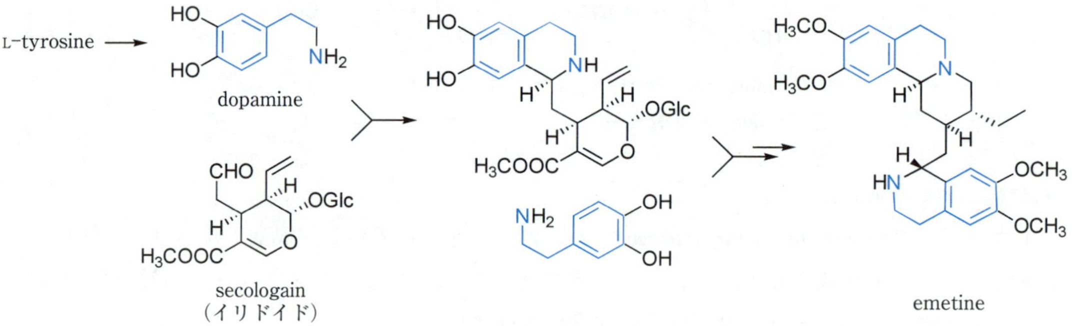

図 5.8 エメチンの生合成

5.5 トリプトファン由来のアルカロイド

インドール骨格を有する芳香族アミノ酸のトリプトファンから脱炭酸によってトリプタミンが生成する．このトリプタミンから生じる**インドールアルカロイド**は植物界を中心に広く分布し，強い生物活性を有するものが多い．トリプトファンは 2 個の窒素原子を有しているので，インドールアルカロイドは，ほとんどの場合 2 個の窒素原子をもっている．またインドール環の開裂と再閉環により**キノリンアルカロイド**を生じる場合がある．したがってインドールアルカロイドとキノリンアルカロイドは基本骨格が異なるものの，生合成の観点からは極めて近い関係にある．

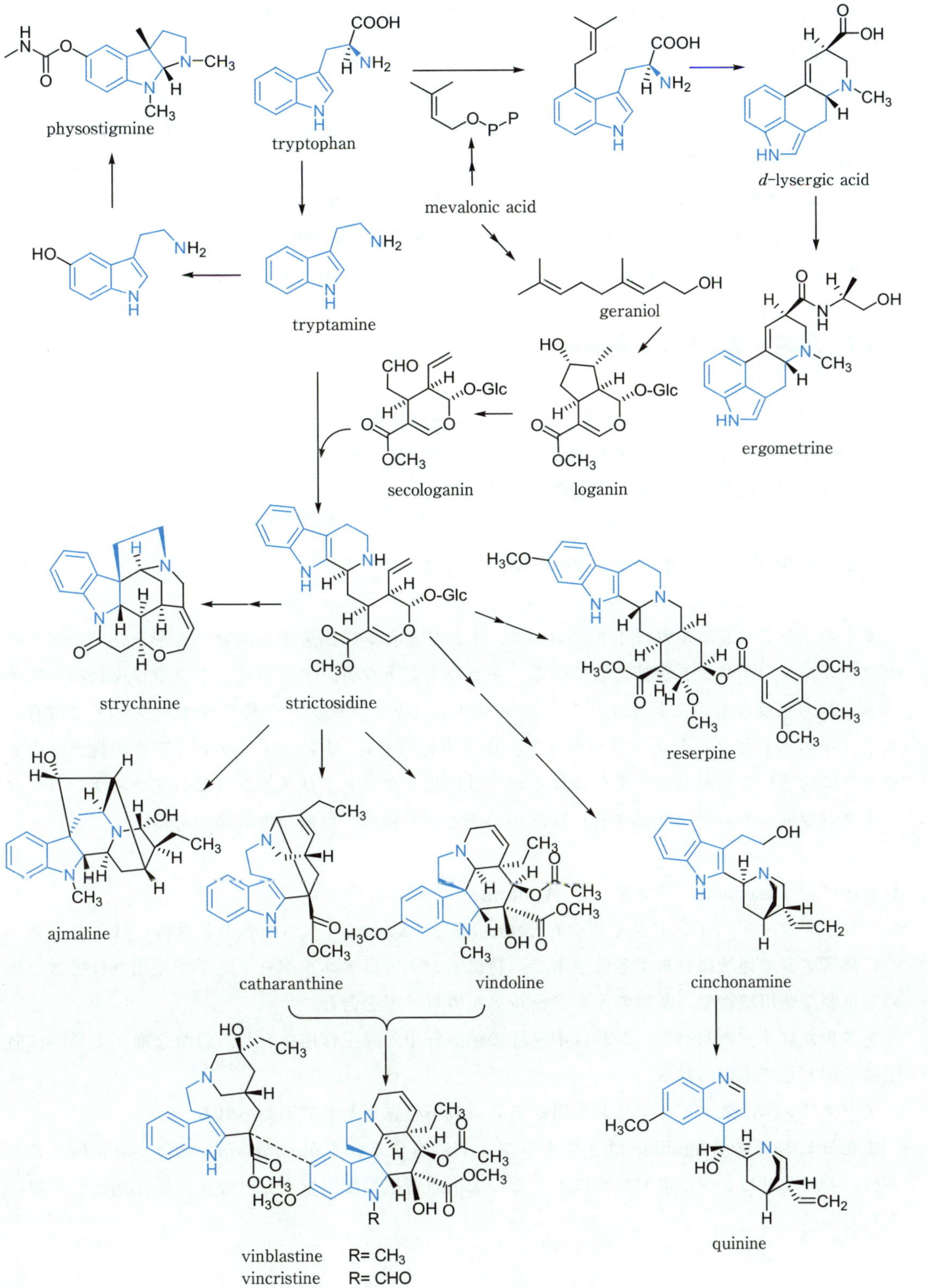

図 5.9 トリプトファン由来アルカロイドの生合成

主なトリプトファン由来のアルカロイドは構造的に次のように分類できる．
 1) 単純トリプタミン誘導体：トリプタミン tryptamine
 2) テルペノイドインドールアルカロイド：レセルピン reserpine，アジマリン ajmarine，ストリキニーネ strychnine，ビンクリスチン vincristine，ビンブラスチン vinblastine
 3) バッカクアルカロイド：エルゴタミン ergotamine，エルゴメトリン ergometrine
 4) ピロロインドールアルカロイド：フィゾスチグミン physostigmine
 5) インドロキナゾリン型アルカロイド：エボジアミン evodiamine
 6) キノリンアルカロイド：キニーネ quinine，キニジン quinidine

5.5.1 単純トリプタミン誘導体

 N-メチルトリプタミンやジメチルトリプタミンは比較的多くの植物にみられ，またサイロシビンやサイロシン（シビレタケ属キノコに含有）やブフォテニン（ガマ毒）なども知られている．これらはすべて幻覚作用を有し，麻薬として規制されている．

5.5.2 テルペノイドインドールアルカロイド

 多くのインドールアルカロイドにおいて，トリプタミンに由来する部分に変形モノテルペンのセコロガニンのユニットが結合している．キョウチクトウ科，アカネ科，フジウツギ科植物に多くみられ，重要なものにレセルピンとアジマリン（キョウチクトウ科ラウオルフィアに含有），ストリキニーネとブルシン（フジウツギ科ホミカに含有），リンコフィリン（アカネ科チョウトウコウに含有）などがある．またこれらが二量体化したビンクリスチン，ビンブラスチン（キョウチクトウ科ニチニチソウに含有）は抗がん剤として極めて重要な医薬品である．

レセルピン Reserpine，アジマリン Ajmarine
 ラウオルフィア（インドジャボク）*Rauwolfia serpentina*（キョウチクトウ科）はインドを中心に熱帯アジア地域に分布する低小木で，特にインドではアユルベーダ医学で使用されてきた極めて重要な薬用植物で，多数のインドールアルカロイドを含む．
 主アルカロイドのレセルピン㊩は中枢性の鎮静作用，降圧作用を有し，急激な血圧上昇時に血圧降下剤として用いられる．
 アジマリン㊩は抗エピネフリン作用があり，抗不整脈薬として用いられる．
 またヨヒンビン yohimbine はラウオルフィアにも含まれるが，*Pausinystalia yohimbe*（アカネ科）の皮：ヨヒンベの主アルカロイドで，末梢血管拡張作用を有し，強精，催淫剤として用いられる．

reserpine　　　　　　　　　ajmarine　　　　　　　　yohimbine

ストリキニーネ Strychnine

　インド，スリランカなどに分布するマチン *Strychnos nux-vomica*（マチン科）の種子：㊁ホミカ（中国名　馬銭子）に含有されるアルカロイドである．ホミカは，中枢興奮作用（強直性痙攣）を起こし猛毒であるが，強い苦味を有し，ホミカ（エキス散）として食欲不振時に少量を苦味健胃薬として用いる．ホミカに含まれる副アルカロイドのブルシン brucine はストリキニーネと構造は類似しているが毒性が弱く，硝酸イオンと反応して赤色に呈色するので窒素の分析試薬として用いられる．

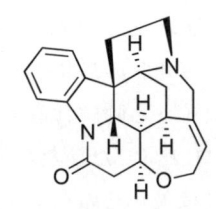

strychnine

ビンクリスチン Vincristine，ビンブラスチン Vinblastine

　ニチニチソウ *Catharanthus roseus*（キョウチクトウ科）からは，ビンカアルカロイドと呼ばれる 70 を超えるインドールアルカロイド類が単離されている．そのうち構造的にインドールアルカロイドの二量体であるビンクリスチンとビンブラスチンはチューブリンの重合阻害による強い細胞分裂阻害作用を有し，抗がん剤として臨床で用いられている重要な天然物由来の医薬品である．両者の抗腫瘍スペクトルはかなり異なり，ビンクリスチン（㊁硫酸塩）は主に急性白血病，ビンブラスチン（㊁硫酸塩）は主に悪性リンパ腫に対して有効である．ビンクリスチンは，セイヨウイチイに含まれる抗がん剤のパクリタキセルとともに，植物中に含まれる含量が極めて微量（ppm レベル）で，抽出，精製に莫大な労力を要する化合物である．

vinblastine R= CH₃
vincristine R= CHO

5.5.3 バッカクアルカロイド

トリプタミンにイソプレンの C_5 ユニットが結合して生成したリゼルギン酸とアミノ酸がアミド結合した構造を有する．

エルゴタミン Ergotamine，エルゴメトリン Ergometrine

バッカク菌がライ麦などに寄生すると，角状の形状の麦角（バッカク）と呼ばれる菌核を生じる．このバッカクにはバッカクアルカロイドと呼ばれるアルカロイド類が含有されている．バッカクアルカロイドは毒性が強く，ヨーロッパでたびたび家畜の大量死などの被害をもたらしたが，反面，子宮収縮作用をもち，分娩には欠かせぬ有用な医薬品でもあった．このバッカクから精製される重要なアルカロイドがエルゴタミンとエルゴメトリンである．エルゴメトリン（局マレイン酸塩）は子宮の平滑筋を収縮させ，分娩後の子宮収縮の促進，子宮出血の予防に用いられている．一方エルゴタミン（局酒石酸塩）は片頭痛の治療に用いられる医薬品である．バッカクアルカロイド類をヒントに種々のリゼルギン酸アミド類が合成されたが，そのうち幾つかは極めて強い幻覚作用を有することが判明した．中でもジエチルアミンとのアミドはLSDであり，麻薬に指定されているが，乱用が社会的問題を引き起こしている薬物の一つである．

l-lysergic acid   R = OH
LSD   N(CH₂CH₃)₂
ergometrine
ergotamine

5.5.4 ピロロインドールアルカロイド

フィゾスチグミン Physostigmine

　西アフリカ原産のカラバルマメ *Physostigma venenosum*（マメ科）種子の有毒成分で，エゼリン eserine ともいう．アセチルコリンエステラーゼ阻害作用を示し，縮瞳作用，眼圧低下作用を有し，アトロピンと拮抗する．フィゾスチグミンサリチル酸塩として緑内障の治療に用いる．また，フィゾスチグミンをリード化合物としてネオスチグミンが開発された．

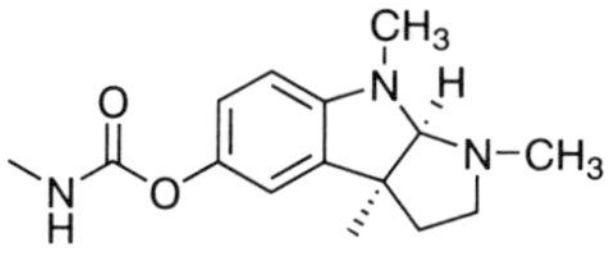

physostigmine

5.5.5 インドロキナゾリン型アルカロイド

エボジアミン Evodiamine，**ルテカルピン** Rutaecarpine

　ゴシュユ *Euodia ruticarpa*（*Evodia rutaecarpa*），*E. officinalis* または *E. bodinieri*（ミカン科）の果実：㊂ゴシュユ（呉茱萸）に含まれるインドールアルカロイドで，鎮痛，血圧上昇などの作用をもっている．トリプタミンとアントラニル酸を前駆体として生合成される．

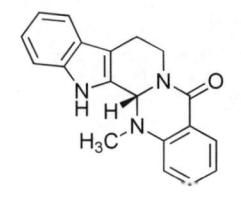

evodiamine 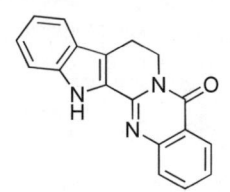　　　　rutaecarpine

5.5.6 キノリンアルカロイド

キニーネ Quinine，**キニジン** Quinidine

　キニーネは南米熱帯アンデス地方を原産とする *Cinchona* 植物基原のアカキナノキ *Cinchona succirubra*（アカネ科）などの樹皮：キナ皮に含まれ，古来よりマラリア治療薬として有名である．クロロキンなど有用なマラリア治療薬が開発された今日においても，キニーネ（㊂硫酸塩水和物および㊂塩酸塩水和物）は，クロロキンなどの抗マラリア薬に耐性を示す悪性熱帯熱マラリアの治療にはなくてはならない重要な医薬品である．キナ皮にはキニーネの立体異性体であるキニジンが含まれており，キニジン（㊂硫酸塩水和物）は抗不整脈薬として用いられている．キナアルカロイド類はインドール骨格ではなくキノリン骨格を有し，トリプトファンの原型をとどめてはいないが，生合成研究の結果，トリプトファンから生成することが証明されている．

quinine

quinidine

カンプトテシン Camptothecin

中国原産のカンレンボク *Camptotheca acuminata*（ヌマミズキ科）の果実または根：キジュ（喜樹）から得られたアルカロイド．各種がん細胞に対し強い抗腫瘍活性を示すが，泌尿器系および骨髄機能抑制作用などの重篤な副作用がある．本化合物をリード化合物として**イリノテカン** irinotecan が開発され，小細胞肺がんや乳がんなどに対する抗がん剤として用いられている．また，類似のカンプトテシン誘導体のノギテカン nogitecan も，小細胞肺がんに対する抗がん剤として使用されている．カンプトテシンおよびその誘導体は，DNA トポイソメラーゼ I を阻害することにより DNA 合成を阻害する抗がん剤である．

camptothecin　　$R_1 = R_2 = H$

irinotecan

$R_2 = C_2H_5$

5.6　アントラニル酸由来のアルカロイド

アントラニル酸はトリプトファンの生合成中間体として重要であると同時に，キノリン骨格，キナゾリン骨格，アクリジン骨格を有するアルカロイドの生合成に関与している．

アントラニル酸由来のキノリンアルカロイドはアントラニル酸とマロニル CoA との縮合から形成されるが，ヤマシキミ *Skimmia japonica*（ミカン科）のシキミアニン skimmianine は，そのキノリン環にさらにイソプレンが導入されて生合成されたものである（図 5.10）．

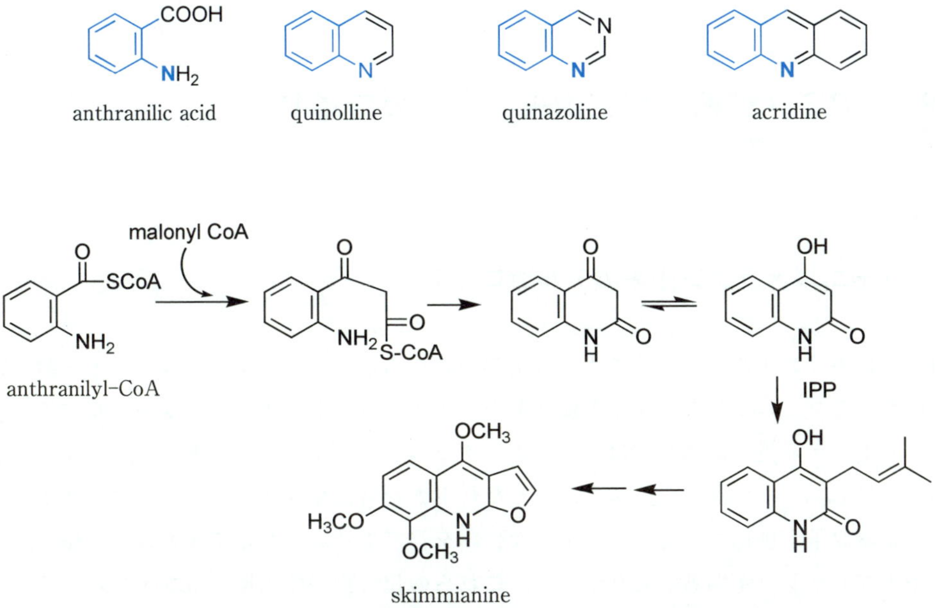

anthranilic acid　quinolline　quinazoline　acridine

図 5.10　アントラニル酸由来アルカロイドの基本構造と生合成

5.7　ヒスチジン由来のアルカロイド

イミダゾールアルカロイド

イミダゾールアルカロイドのイミダゾール環は，ヒスチジンに由来している．ヒスチジンの脱炭酸によりヒスタミンに代謝された後，縮合等で生合成される．

ピロカルピン Pilocarpine

ブラジル，パラグアイに生育する *Pilocarpus microphyllus* 等の *Pilocarpus* 属植物の葉：ヤボランジ葉に含まれるアルカロイド．眼のムスカリン受容体に作用し，瞳孔を収縮させ液体の流出を増加させる．点眼縮瞳薬として，また眼圧を低下させることから緑内障治療薬（㊗ 塩酸塩）として使用される．ピロカルピンは，ヒスタミンとトレオニンが縮合し転移などを経て生合成されると考えられている．

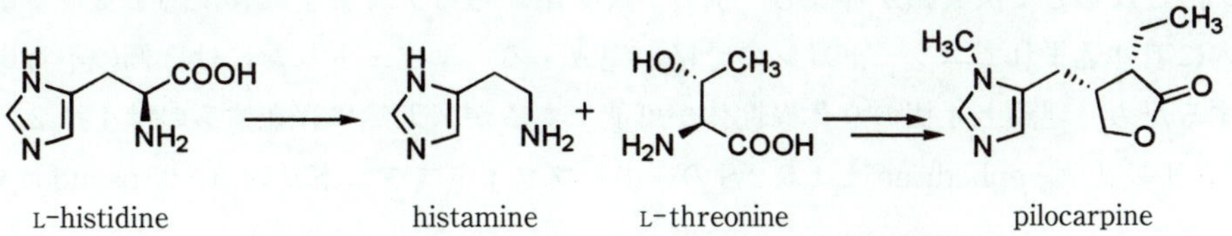

図 5.11　ヒスチジン由来アルカロイドの生合成

5.8 アミノ酸転移反応由来のアルカロイド

5.8.1 フェニルアラニン由来のアルカロイド

　チロシンは多くのアルカロイドの生合成前駆体となるが，チロシンと同様にシキミ酸経路を経て生合成されるフェニルアラニンが前駆体となるアルカロイドは少ない．フェニルアラニンからアルカロイドに至る生合成過程では，フェニルアラニンのアミノ基が脱離し C_6-C_3 ユニットとして，あるいは C_6-C_2 または C_6-C_1 ユニットとなり炭素骨格に組み込まれた後，アミノ基転移反応によって窒素原子が供給される．このような代謝を経て生合成されるアルカロイド類は，エフェドリンやカプサイシンがある．したがって，これらの化合物の窒素原子はフェニルアラニン由来ではない．

カプサイシン　Capsaicin

　トウガラシ *Capsicum annuum*（ナス科）の果実：⃝局トウガラシの辛味成分．カプサイシンはフェニルアラニンがバニリンに代謝され，バニリンのアルデヒド基にアミノ基が転移した後，カルボン酸がアミド結合して生合成される．

　カプサイシンはトウガラシ果実の胎座（果実の中心の白い部分）に特に多く含まれており，少量では消化管の運動を亢進するほか，皮膚に塗布すると局所血管の拡張により充血を起こす．辛味性健胃薬として用いるとともに，トウガラシチンキ，トウガラシエキスは軟膏や貼付薬に混合して皮膚刺激薬として筋肉痛，凍傷，育毛に用いる．

エフェドリン　Ephedrine

　エフェドリンは，シナマオウ *Ephedra sinica*，キダチマオウ *E. quisetina* または *E. intermedia*（マオウ科）の地上茎：⃝局マオウ（麻黄）に含有される重要な成分である．1887年に長井長義によって単離され，日本の近代薬学の出発点となった化合物でもある．エフェドリンは一見するとフェニルアラニンの炭素と窒素からなる骨格にみえるが，生合成過程ではフェニルアラニンは安息香酸に代謝されるので，フェニルアラニンに由来するのは C_6-C_1 ユニットのみである．安息香酸がピルビン酸と反応して炭素鎖が伸長し，別のアミノ酸からのアミノ基転移反応を受けて窒素原子が分子内に取り込まれてエフェドリンの骨格が完成する．エフェドリンには2個の不斉炭素原子が存在するため，理論上4個の立体異性体が可能であるが，天然に存在するのは $1R,2S$ の（−）-エフェドリン（−）-ephedrine と $1S,2S$ の（＋）-プソイドエフェドリン（＋）-pseudoephedrine である．

　エフェドリン（⃝局塩酸塩）は中枢興奮作用をもち，中枢性鎮咳薬として用いられる．構造が神経伝達物質であるアドレナリンとよく似ていることからアドレナリンの α, β 両受容体にも働

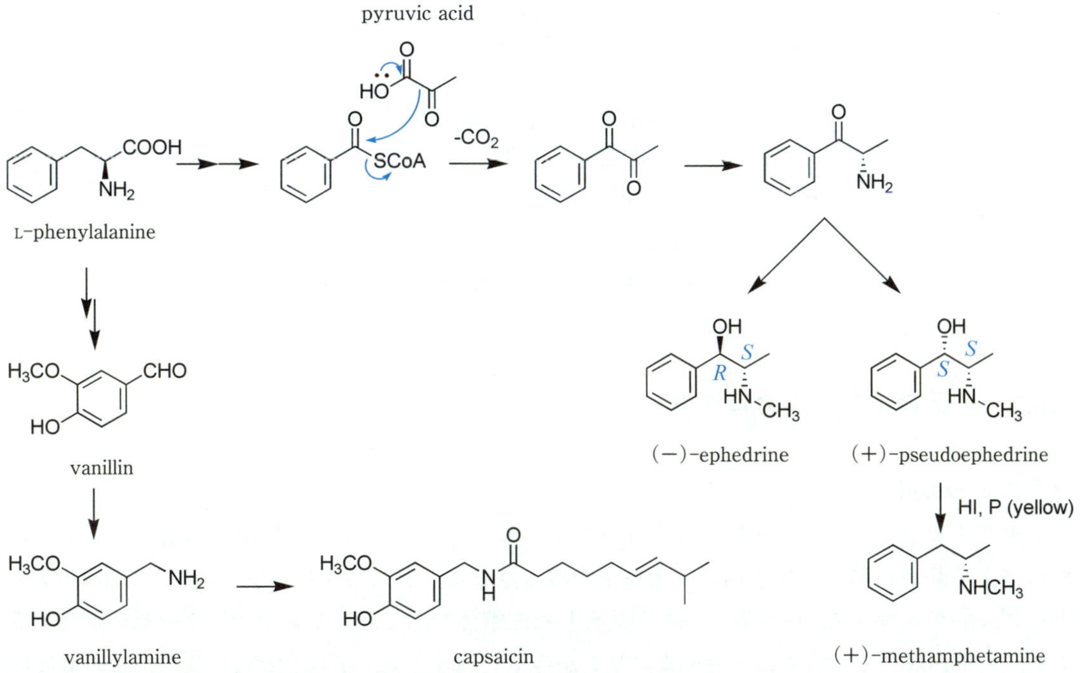

図 5.12　ファニルアラニン由来アルカロイドの生合成

き，気管支拡張作用，中心血管の拡張作用，血圧上昇，心拍数増大などの作用を示す．これらの作用は，アドレナリンの1/100程度とされているが，作用が安定で持続性がある．一方，これらの作用はスポーツ選手の運動能力を一時的に高めることになるので，ドーピング検査の対象薬物となっている．また，化学的に構造変換することによって容易に覚醒剤であるアンフェタミン，メタンフェタミンを合成することができるので，覚醒剤原料として厳格に管理が求められる化合物でもある．

5.8.2　テルペノイドアルカロイド

アコニチン　Aconitine

ハナトリカブト *Aconitum carmichaeli*，オクトリカブト *A. japonicum*（キンポウゲ科）などの *Aconitum* 属植物に含有される．ジテルペンに 2-アミノエタノールが取り込まれる形で窒素原子が分子内に転移し生合成される．

強い鎮痛作用，麻酔作用をもつが猛毒で，ヒトの致死量は 2～4 mg とされる．水中で加熱すると構造中のアセチル基は加水分解され，毒性が約 1/150 のベンゾイルアコニンになる．古来より漢方ではウズ（烏頭：トリカブトの主根），ブシ（附子：トリカブトの側根）をニガリ水に浸したのちに蒸して炮附子に加工するなど，種々の方法で修治をして減毒して用いていた．先人たちは経験的にアコニチンを加水分解してベンゾイルアコニンに変換していたということである．現在は，前記 2 種の *Aconitum* 属植物の塊根を高圧蒸気処理などの加工法によって製したもの：㊑ブシとして漢方処方に配合されている．

aconitine   R = COCH₃
benzoylaconine   R = H

5.8.3 ステロイドアルカロイド

ソラニン Solanine

ジャガイモなどのナス科植物に広く分布する．ステロイドの 17 位の側鎖の末端にメチオニンからアミノ基が転移して分子内に窒素原子が導入される．ソラニンは，ソラニジンに D-ガラクトース，D-グルコース，L-ラムノースが結合した配糖体である．コリンエステラーゼを阻害するので，大量摂取すると血中にアセチルコリンが蓄積し，吐き気，下痢などの症状をはじめ重篤な場合は神経麻痺を伴う症状が出てくる．ジャガイモの新芽周囲に多く存在することはよく知られているが，未熟なイモ（塊茎）や日の当たる部分にも存在する．ソラニンは熱によって分解すると書かれている本もあるが，加熱だけではあまり減らないという報告もある．ジャガイモ中のソラニンは，皮の近くに多く分布するので，皮を剥いて食べることが食中毒を避けるのに一番有効な方法である．

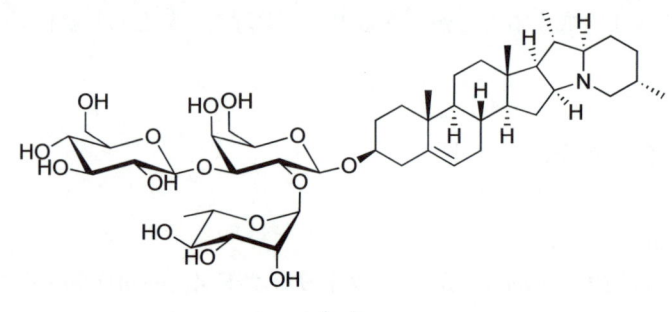

solanine

5.9　プリンアルカロイド

プリンはピリミジンとイミダゾールが縮環した構造の化合物群で，C_4-C_5-N に対応する部分はグリシン glycine に由来し，窒素原子はグルタミンやアスパラギン酸からの転移によって導入され，炭素原子はギ酸，二酸化炭素から供給されて生合成される．

アデニン，グアニンなど，プリン系核酸や 2,6 位にケトンをもつキサンチン骨格が代表的な化

合物群である．

カフェイン Caffeine

コーヒーノキ *Caffea arabica*（アカネ科）の種子，チャノキ *Camellia sinensis*（*Thea sinensis*）（ツバキ科）の葉，カカオ *Theobroma cacao*（アオギリ科）の種子，コーラノキ *Cola nitida*（アオギリ科），ガラナ *Paullinia cupana*（ムクロジ科）の種子，マテ *Ilex paraguensis*（モチノキ科）の葉などに含まれる．いずれもそれぞれの植物の生育地域で，精神的あるいは物理的疲労の緩和などを目的とした嗜好飲料の材料とされてきた．カフェインはコーヒーノキの種子では1％前後がクロロゲン酸に結合した形で含まれており，焙煎によって遊離してくる．チャノキの葉には1〜5％含まれている．カフェイン（局水和物）は中枢興奮作用，強心利尿作用を示し，臨床的には血管拡張による偏頭痛鎮痛剤として用いられる．

テオフィリン Theophylline

コーヒーノキの種子，チャノキの葉に少量含まれるが，医薬品としては合成品が用いられる．カフェインに比べ中枢興奮作用は弱いが，強心利尿作用は強い．テオフィリン局は気管支痙攣を緩和する筋弛緩活性を有するので，気管支喘息，慢性気管支炎の対症療法薬として用いられる．

テオブロミン Theobromine

カカオ種子に約4％と，多く含まれる．利尿作用が強く，筋弛緩活性もある．中枢興奮作用はカフェインよりも弱い．医療用にはあまり用いられていない．

5.10 アミノ酸類

カイニン酸 Kainic acid

紅藻類であるマクリ *Digenea simplex*（フジマツモ科）の全藻：局マクリに含まれる．回虫などの消化管内の寄生虫の駆除薬として用いられる．カイニン酸局は，寄生虫の運動を麻痺させることによって寄生虫の運動能力を失わせ，排便とともに体外に排出させる．ミブヨモギに含まれる駆虫薬サントニンと組み合わせることで相乗効果がみられ，カイニン酸・サントニン散局という形で臨床的に用いられる．

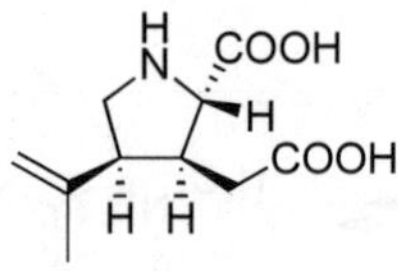

kainic acid

アリイン Alliin

　ニンニク *Allium sativum*（ユリ科）の鱗茎：大蒜に含有されるシステイン誘導体．辛味があり無味無臭だが，酵素アリナーゼ allinase によってアンモニアとピルビン酸を生成しながらニンニク特有の刺激臭のあるアリシン allicin に変化する．アリシンには強い抗菌活性があり，ビタミン B_1 と結合してアリチアミン allithiamine を生成する．アリチアミンは腸管から吸収されやすく，筋肉内に蓄積され，必要に応じてビタミン B_1 を遊離・再生する．ニンニクを食べた後の特有の口臭や体臭は，allicin がさらに代謝されて生成するジスルフィド誘導体によるものである．

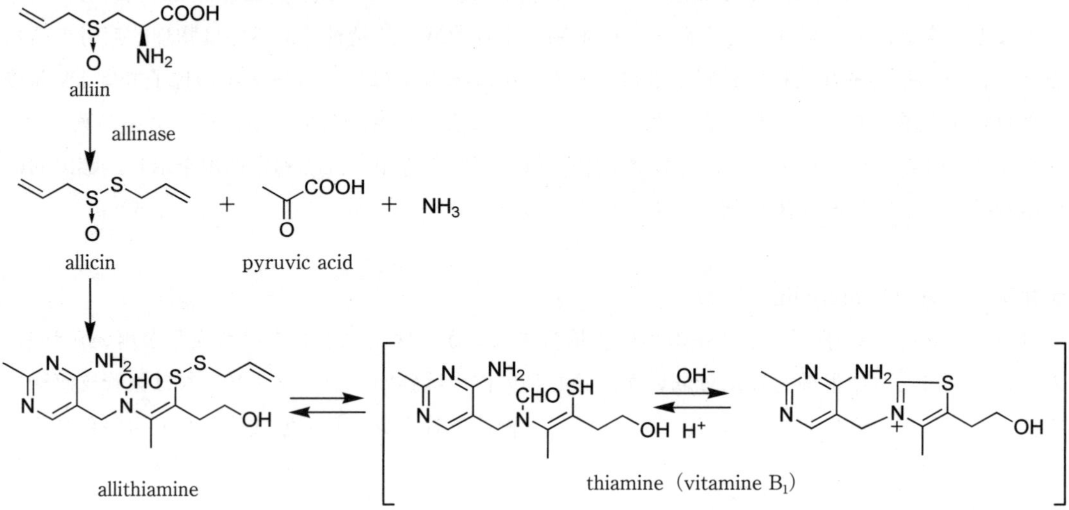

図5.13　アリインとビタミン B_1 との関連

6 その他

6.1 青酸配糖体

　酵素や酸，アルカリで加水分解するとシアン化水素（HCN）を遊離する配糖体で，アグリコンはシアノヒドリン cyanohydrin である．バラ科，マメ科，イネ科，トウダイグサ科をはじめ，植物界に広く分布している．青酸配糖体そのものは動物が摂取しても毒性を示さないが，加水分解酵素を一緒に摂取することによって HCN による毒性が発現し，食中毒の原因となる．

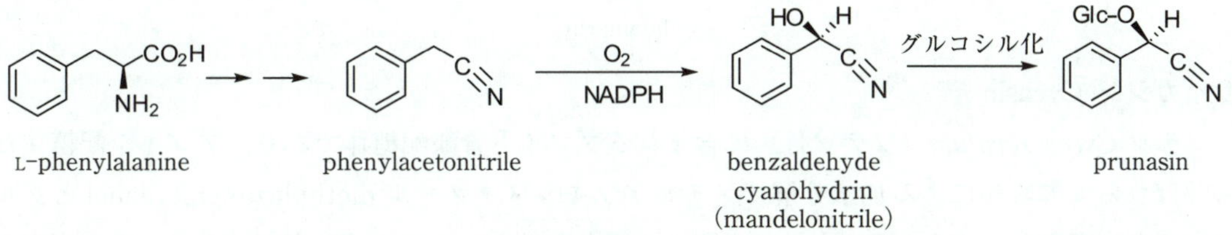

図 6.1

アミグダリン　Amygdalin，プルナシン　Prunasin

　ホンアンズ *Prunus armeniaca* またはアンズ *P. armeniaca* var. *ansu*（バラ科）の種子：㊁キョウニン（杏仁），モモ *P. persica* または *P. persica* var. *davidiana*（バラ科）の種子：㊁トウニン（桃仁），ウメ等に含まれる．また，共存する酵素エムルシン emulsin（β-グルコシダーゼの一種）により加水分解され，まず 1 分子のグルコースが取れてプルナシンとなり，さらにもう 1 分子グルコースが取れてマンデロニトリル mandelonitrile（benzaldehyde cyanohydrin）となる．マンデロニトリルは，さらに分解されてベンズアルデヒドと有毒の HCN を生成する（図 6.2）．キョウニンやトウニンを水中で突き砕いたとき発生する匂いはベンズアルデヒド臭である．水中では時間がたつと再びベンズアルデヒドと HCN が結合し，ほとんどがマンデロニトリルとして存在するようになる．鎮咳薬キョウニン水中の主成分はマンデロニトリルである．

　プルナシンもまた天然に存在する青酸配糖体であり，バクチノキ *Prunus zippeliana*（バラ科）の葉やトウニンにも含まれる．

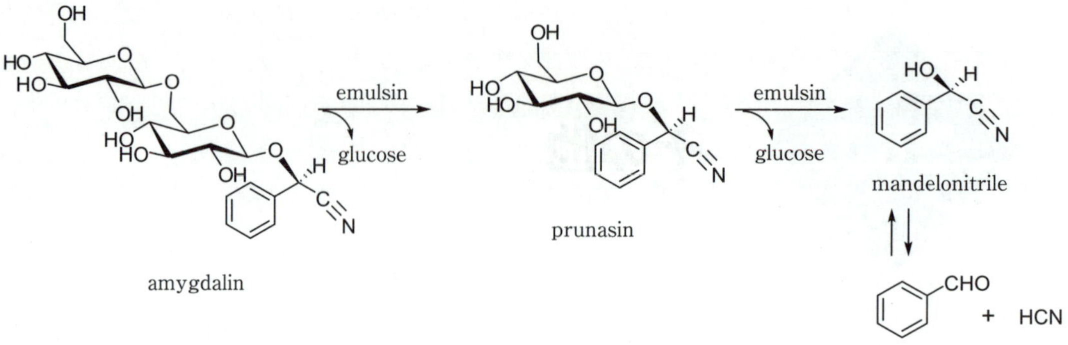

図 6.2

リナマリン Linamarin

五色豆 *Phaseolus lunatus*（マメ科）やキャッサバ（タピオカ）*Manihot esculenta*（トウダイグサ科）中に含まれる青酸配糖体．

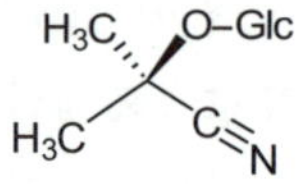

linamarin

サイカシン Cycasin

ソテツ *Cycas revoluta*（ソテツ科）に含まれるプソイド青酸配糖体であり，アゾキシ配糖体とも呼ばれる．酵素等による加水分解でメチルアゾキシメタノール methylazoxymethanol とグルコースが生成する．メチルアゾキシメタノールはさらにホルムアルデヒドとメタノールと窒素ガスに分解される．メチルアゾキシメタノールには発がん性があり，ホルムアルデヒドとメタノールは急性中毒の原因物質である．

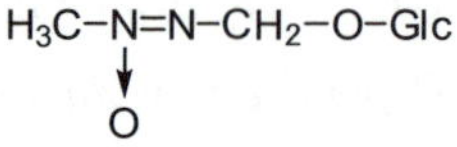

cycasin

6.2　カラシ油配糖体（グルコシノレート）

　カラシ油配糖体は，グルコシノレートとも呼ばれ，代表的な S-配糖体である．植物が損傷を受けると，植物中に同時に存在しているミロシナーゼ myrosinase（チオグルコシダーゼの一種）の作用で加水分解を受け，チオヒドロキシム酸スルホネート thiohydroximate sulphonate を経由して転位反応により刺激性のあるイソチオシアネート（R-NCS）を生じる．生じたイソチオシアネートは，刺激性の芳香と辛味があり，一般に香辛料として用いられる．アブラナ科を中心

に分布しており，フイチョウソウ科，トウダイグサ科，ワサビノキ科，ヤマゴボウ科，ノウゼンハレン科などにも見られる．

a) シニグリン Sinigrin

カラシナ *Brassica juncea*（アブラナ科）の成熟種子：局ガイシ（カラシ，芥子），クロカラシ *B. nigra*（アブラナ科），ワサビ *Wasabia japonica*（アブラナ科）などに含有される．酵素ミロシナーゼで加水分解されて揮発性のアリルイソチオシアネートを生ずる．アリルイソチオシアネートは，鼻を突く刺激性の味と芳香をもち，香辛料として使われるほか，抗菌抗カビ作用を有するので，カラシを漬け物などの防腐剤としても利用する．

b) シナルビン Sinalbin

シロカラシ *Sinapis alba*（アブラナ科）の種子に含有される．ミロシナーゼで加水分解されると不揮発性の辛味化合物 *p*-ヒドロキシベンジルイソチオシアネートを生じる．グルコシノレートは通常カリウム塩として単離されるが，シナルビンの場合は，シナピン sinapine との塩である．

III 機能性天然物質

1 微生物が生み出す医薬品

1.1 抗生物質

　微生物が産生する，他の微生物の生育を抑制したり死滅させたりする物質を「抗生物質」と呼ぶ（抗生物質という言葉の定義は，1942年，Waksmanによる）．抗生物質の歴史は，1929年にフレミング Fleming が，青カビ（真菌 *Penicillium chrysogenum*）が産生する黄色ブドウ球菌の生育を妨げる物質（ペニシリン penicillin）の抽出に成功したことで幕を開け，以来，非常に多種多様な抗生物質が発見されてきた（フレミングは，青カビの粗抽出物に抗菌活性を見出しており，純粋なペニシリンの単離には至っていない．ペニシリンは，それから12年経ってフローレイ Florey らによって実用化された）．以下に，天然から得られ，医薬品として使用されている抗生物質について，構造上の特徴から分類して概説する．なお，抗菌剤という言葉は，病原体に対して殺菌作用や静菌作用（菌を死滅はさせないがその生育を阻害する作用）を示す化合物の総称であり，純粋に化学合成される殺菌作用物質も含まれている．したがって，「抗菌剤」＝「抗生物質」ではないことに注意が必要である．

（1）β-ラクタム系抗生物質

　β-ラクタム系抗生物質とは，分子内にβ-ラクタム構造（4員環環状アミド構造）を有する抗生物質の総称であり，β-ラクタム環に5員環が隣接する化合物をペニシリン類（ペナム類），6員環が隣接する化合物をセファロスポリン類 cephalosporins（セフェム類）と呼ぶ．また，ペニシリン骨格中の硫黄（S）が炭素（C）に置き換わった抗生物質をカルバペネム carbapenem，セファロスポリン骨格中の硫黄（S）が酸素（O）に置き換わった抗生物質をオキサセフェム oxacephem という（オキサセフェムは理論的に設計・合成された完全合成化合物で，天然物由来ではない）．β-ラクタム系抗生物質は，哺乳動物の細胞膜には存在しない細菌の細胞壁に存在するペプチドグリカン合成を阻害するため細菌に対して高い選択性を示す．

penam   cephem   carbapenem   oxacephem

a) ペニシリン類（ペナム類）

　最初に発見された抗生物質として有名．*Penicillium* 属の糸状菌の培養液中に含まれ，中でも，ペニシリンG（㊕ベンジルペニシリンカリウム）は，グラム陽性菌に対して優れた効果を示し，選択毒性も高く安全であり，生産性にも優れている．しかしながら，胃酸に不安定であることや，β-ラクタム環を分解する酵素（β-ラクタマーゼ）の産生菌には効果がないことなどが欠点としてあげられる．これらの欠点を克服するため，β-ラクタム環のアミノ基にさまざまな修飾を施した半合成ペニシリンが考案されている．

penicillin G

b) セファロスポリン類（セフェム類）

　天然から最初に単離されたのはセファロスポリンCであり，ペニシリンに比較して体内でも比較的安定であるという優れた性質を有するが，抗菌活性はかなり低い．その欠点を克服するために，セファロスポリン類を原料として，ペニシリンと同様にβ-ラクタム環のアミノ基を修飾して半合成された「セフェム」と称される半合成セファロスポリンが製造され，臨床現場で最も多く用いられている．セフェムは，主にその抗菌スペクトルを基準に第一世代から第四世代に分類されるが，明確な定義は存在しない．また，セファロスポリンCの7位炭素にメトキシル基が結合したセファマイシンC　cephamycin Cは，β-ラクタマーゼに対して非常に安定なため，この骨格をもとに多数の半合成セファロスポリンが製造されている．

cephalosporin C：$R^1 = CH_3$, $R^2 = H$
cephamycin C：$R^1 = NH_2$, $R^2 = OCH_3$

c) カルバペネム類

　チエナマイシン thienamycin は，放線菌により産生され，広範囲の菌に抗菌活性を示す．ま

thienamycin

た，β-ラクタマーゼに対しても非常に安定である．しかしながら，物理的に比較的不安定な化合物で日常の条件でも分解が早いことから，現在は半合成のイミペネム imipenem やメロペネム meropenem が使われている．

（2）アミノグリコシド系抗生物質

1943 年に，抗生物質の名付け親である S. A. Waksman によって発見されたストレプトマイシン streptomycin（局ストレプトマイシン硫酸塩）をはじめとしてカナマイシン kanamycin（局カナマイシン一硫酸塩）やゲンタマイシン gentamicin（局ゲンタマイシン硫酸塩）など，このグループに属する多くの抗生物質が発見され，臨床で使われている．アミノサイクリトールに 2 個程度のアミノ糖または中性糖が配糖体結合した構造を有する．アミノグリコシド系抗生物質は，*Streptomyces* 属や *Micromonospora* 属の放線菌によって産生され，グラム陽性菌，グラム陰性菌のどちらにも有効であり，さらに結核菌のような好酸性菌にも有効である．しかしながら，腎障害や第 8 脳神経障害（難聴，耳鳴りなど）などの副作用を有することから，使用時には注意を必要とする．

streptomycin

（3）テトラサイクリン系抗生物質

Streptomyces 属放線菌が産生する特徴的な四環性骨格（テトラサイクリン tetracycline 骨格）を有する抗生物質群である．テトラサイクリン（局テトラサイクリン塩酸塩）が安定性，経口吸収に優れ繁用されてきた．グラム陽性菌，グラム陰性桿菌の一部，マイコプラズマ，リケッチア，クラミジアなどに有効であり，マイコプラズマ，リケッチア，クラミジアなどの感染に対して多く使われる．

tetracycline

（4）マクロライド系抗生物質

　マクロライドとは，大環状ラクトン構造を意味しており（ラクトン＝環状エステル），12, 14, 16員環の大環状ラクトンに6-デオキシアミノ糖や6-デオキシ糖などが結合した配糖体抗生物質群をマクロライド系抗生物質と呼ぶ．主に放線菌が産生し，前述のβ-ラクタム系抗生物質に耐性のグラム陽性菌やマイコプラズマなどに有効である．臨床では，14員環構造を有するエリスロマイシン類 erythromycins （局エリスロマイシン）が最もよく使われている．

erythromycin A

（5）その他

クロラムフェニコール局　chloramphenicol

　放線菌の培養液から分離された抗生物質で，細菌のタンパク質合成を阻害することで抗菌作用を示す．グラム陽性菌，陰性菌，リケッチアなどに有効で抗菌スペクトルが広い．化学合成により供給される数少ない抗生物質である．

chloramphenicol

リファンピシン局　rifampicin

　アンサマイシン系抗生物質 ansamycins に含まれる化合物で，放線菌が産生するリファマイシン rifamycin を化学修飾した半合成抗生物質．ストレプトマイシンに代わる抗結核薬の代表である．

rifampicin

アムホテリシン B 局　amphotericin B

放線菌が産生する**ポリエンマクロライド系抗生物質**に分類される化合物で，真菌（カビ）に対して有効である．臨床では，深在性真菌症に用いられている．

amphotericin B

バンコマイシン（バンコマイシン塩酸塩 局）vancomycin

放線菌の培養液から分離された**グリコペプチド系抗生物質**．グラム陽性菌の中でもブドウ球菌，連鎖球菌，腸球菌に対して特に有効である．臨床で院内感染の原因になるなど問題になっている**メチシリン耐性黄色ブドウ球菌（MRSA）**にも有効であることから，重要な抗生物質である．

vancomycin

1.2 抗腫瘍性抗生物質

　微生物が産生するさまざまな化合物の中に抗腫瘍性物質を見出す試みが古くから行われており，これまでに，いくつかの化合物が抗腫瘍剤として臨床で用いられている．これらを抗腫瘍性抗生物質と呼ぶ．

(1) アントラサイクリン系抗腫瘍性抗生物質

　ドキソルビシン doxorubicin（ドキソルビシン塩酸塩局＝アドリアマイシン adriamycin）やダウノルビシン daunorubicin（ダウノルビシン塩酸塩局）に代表される *Streptomyces* 属放線菌が産生する赤色色素は，アントラサイクリン系抗腫瘍性抗生物質と呼ばれ，幅広い腫瘍に対して臨床で用いられている．これらの化合物は，DNA とインターカレートし，DNA の複製を阻害することでがん細胞の分裂・増殖を抑制する．また，DNA の複製に必須な酵素トポイソメラーゼ II の阻害作用を示すことも明らかになっている．

doxorubicin

(2) マイトマイシン C 局　mitomycin C

　放線菌 *Streptomyces caespitosus* が産生する抗腫瘍性抗生物質．DNA アルキル化剤と呼ばれ，細胞内で還元型となり核酸塩基との間に不可逆的な共有結合を形成することで，DNA 合成を阻害する．

mitomycin C

（3）ブレオマイシン bleomycin（ブレオマイシン塩酸塩㊁, ブレオマイシン硫酸塩㊁）

放線菌 *Streptomyces verticillus* が産生するグリコペプチド系抗腫瘍性抗生物質．製剤中には，ブレオマイシン A_2 と B_2 が約3：1の割合で含まれており，混合物として使用されている．DNAの切断作用を有する．

bleomycin A_2

（4）アクチノマイシンD㊁　actinomycin D

Streptomyces antibioticus が産生する抗腫瘍性抗生物質．Phenoxazone 骨格に2つの環状ペプチドが結合した構造を有する．DNA鎖のグアニンと結合して複合体を形成し，DNA依存性のRNAポリメラーゼを阻害することによりRNA生成を阻害する．

MeGly = *N*-methylglycine
MeVal = *N*-methylvaline

actinomycin D

1.3 免疫抑制剤

臓器移植が行われる際の拒絶反応を抑制する目的で用いられる免疫抑制剤の登場によって，臓器移植の成功率は飛躍的に高まった．現在，臨床で用いられているタクロリムス tacrolimus とシクロスポリン ciclosporin は，どちらも微生物が産生する化合物であり，免疫担当細胞であるT細胞の増殖，分化を抑制する．

tacrolimus

ciclosporin

1.4 酵素阻害剤

放線菌によって産生される α-グルコシダーゼ阻害活性を有するアカルボース acarbose は，糖の吸収を抑制することで食事直後の血糖上昇を抑制することから，糖尿病患者の血糖値コントロールに用いられている．

コレステロール生合成における重要な酵素である HMG-CoA 還元酵素の阻害剤として開発さ

れたプラバスタチン pravastatin は，高コレステロール血症の改善薬として広く用いられている．

acarbose

pravastatin

2 海洋生物を資源とする天然物

　海洋生物の産生する生物活性物質の研究は，フグ毒であるテトロドトキシン tetrodotoxin をはじめとする海産毒の研究に端を発し，以後，様々な海洋生物に含有される成分が研究されるようになった．海洋生物は，水中という環境に生息するため，陸上生物とは大きく異なる代謝系を発達させてきたと考えられており，事実，海洋生物からは，化学構造も生物活性も非常にユニークな化合物が数多く報告されている．ここでは，特徴的な成分について紹介する．

(1) 海産毒

テトロドトキシン tetrodotoxin

　日本においてはマフグ科魚類（フグ）の肝臓や卵巣に含有される食中毒の原因毒としてよく知られているが，テトロドトキシンはフグに特有の毒ではなく，両生類のイモリやカエル，頭足類のヒョウモンダコ，甲殻類のスベスベマンジュウガニなど，多種の生物に含有されている．これらの事実や養殖フグからはテトロドトキシンが検出されないことから，テトロドトキシンの由来は内因性ではなく，*Alteromonas* 属細菌などの海洋細菌によって産生され，それが多種の生物に蓄積されたものであることが明らかになっている．テトロドトキシンは，神経や筋肉の Na^+ チャネルに特異的に結合し，細胞外から内への Na^+ 流入を阻害することで，最終的には呼吸麻痺を引き起こし死に至らしめる．

tetrodotoxin

サキシトキシン saxitoxin

　ホタテ，イガイなどの二枚貝が毒化し，食中毒が発生することがあり，これは麻痺性貝毒と呼ばれている．これは，赤潮の原因の一つでもある *Gonyaulax* 属渦鞭毛藻を貝類が取り込むことによって起こり，原因毒素は，渦鞭毛藻が産生するサキシトキシンなどのグアニジン化合物である．サキシトキシンは，テトロドトキシンと同様に Na^+ チャネルに特異的に結合し，細胞外から内への Na^+ 流入を阻害する．

saxitoxin

ネオスルガトキシン neosurugatoxin

駿河湾で発生した毒化した巻き貝バイ *Babylonia japonica* から分離された毒性物質．ニコチン受容体に対する拮抗作用があり，自律神経節を遮断するとの報告がある．この毒素もバイの内因性毒素ではなく，海洋微生物由来と考えられている．

neosurugatoxin

オカダ酸 okadaic acid

オカダ酸は，下痢性貝毒の原因物質として報告されているが，もともとは，海綿 *Halichondria okadai*（クロイソカイメン）からの単離が報告されている．また，*Prorocentrum* 属渦鞭毛藻がオカダ酸を産生することが確認されていることから，貝や海綿が渦鞭毛藻を自身に取り込んだものと考えられている．オカダ酸は，プロテインホスファターゼ I および II A の強力な阻害剤である．

okadaic acid

シガトキシン ciguatoxin, マイトトキシン maitotoxin

熱帯・亜熱帯の珊瑚礁域において，毒化した魚によって「シガテラ」と呼ばれる食中毒が発生する．この原因毒素は，海藻付着性の渦鞭毛藻 *Gambierdiscus toxicus* が産生するポリエーテル化合物ガンビエルトキシン 4 B の変換体シガトキシンであることが明らかにされた．すなわち，ガンビエルトキシン 4 B が食物連鎖による受け渡し中に変換され，最終的にシガトキシンとして食用の大型魚類に蓄積される．また，同様の食中毒原因毒素として，シガトキシンより大分子でより強力なマイトトキシンも明らかになっている．シガトキシンは Na^+ チャネルを，マイトトキシンは Ca^{2+} チャネルを開口状態に維持することで毒性を発現していると考えられている．

ciguatoxin

maitotoxin

（2）抗がん活性物質

スポンゴウリジン spongouridine, スポンゴチミジン spongothymidine

　西インド諸島で採集された海綿 *Cryptotethya crypta* に含有されるウラシルおよびチミンの 1-β-D-アラビノフラノシル誘導体．これらの化合物に抗ウイルス作用や白血病細胞に対する増殖抑制作用が認められたことから，これらの化学構造を参考に種々の合成抗ウイルス剤や抗がん剤の開発が試みられた．シタラビン cytarabine（Ara-C）は，現在，抗がん剤として臨床で用いられている．

spongouridine   R = H
spongothymidine R = CH₃

cytarabine (Ara-C)

エクティナサイジン743 ecteinascidin 743

　カリブ海産のホヤ *Ecteinascidia turbinata* から分離されたアルカロイドで，非常に強力な微小管脱重合阻害作用を有する（同じ作用をもち，現在臨床で抗がん剤として用いられているパクリタキセルの約100倍）．放線菌由来の構造類似化合物サフラシンBから半合成することが可能となり大量供給法が確立したことから，臨床適用が始まっている．サフラシンBとの構造類似性から，ホヤの代謝産物ではなく共生微生物が産生しているものと考えられている．

ecteinascidin 743

（3）抗炎症物質

マノアライド manoalide

　海綿 *Luffariella variabilis* に主成分として含有されるセスタテルペン．マノアライドは，ステロイドホルモンと同様に，アラキドン酸遊離に関わる酵素ホスホリパーゼA_2を阻害し，プロスタグランジンなどのアラキドン酸代謝物の産生を抑制することで抗炎症作用を示す．

manoalide

（4）その他の生理活性物質

カイニン酸 kainic acid

紅藻マクリ *Digenea simplex*（フジマツモ科）の全藻：局マクリ（海人草）に含有される．回虫の動きを強力に抑制する作用があり，回虫駆除薬として用いられる．生化学的には，グルタミン酸受容体のアゴニストであり，グルタミン酸受容体のサブタイプ研究に大きな役割を果たした．神経薬理学研究に汎用される．

α-kainic acid

ホロトキシン A holotoxin A

食用にも供される棘皮動物のマナマコ *Stichopus japonicus* に含有されるトリテルペンサポニンは，カンジダなどの病原性真菌に対する増殖抑制効果を示し，水虫の治療薬として利用される．

holotoxin A

3 自然毒

3.1 植物性自然毒

はじめに

植物性自然毒および動物性自然毒（フグ毒など）を比較すると，植物性自然毒の方が発生件数および患者数も多い．植物性自然毒では，毒キノコ中毒の発生件数および患者数が多いのが特徴である．代表的な植物毒（食物毒）およびキノコ毒について説明する．

（1）植物毒

ソラニン solanine

ジャガイモ *Solanum tuberosum*（ナス科）に含まれる，ステロイド系アルカロイド．ソラニンは，ジャガイモの緑皮部や発芽部などの細胞密度の高い部分に特に多く含まれ，その摂取量が 0.2～0.4 g/Kg を超えると，数時間以内に腹痛，胃腸障害，悪心，めまい，縮瞳などを主症状とする食中毒が起こる．ソラニンには，コリンエステラーゼ阻害作用や溶血作用がある．これらの毒素は熱に安定で，加熱調理では，充分に分解されない．アグリコンであるソラニジンの毒性は，ソラニンに比べると弱い．

solanine　　　　solanidine

（2）発癌性物質

サイカシン cycasin

ソテツ *Cycas revoluta* の茎や実（種子）中にデンプンと共に含まれる配糖体（メチルアゾキシメタノール-β-D-グルコシド）である．サイカシンには急性毒性はないが，腸内細菌のβ-グルコシダーゼにより加水分解され生成するメチルアゾキシメタノールが，肝，腎，小腸に癌を発生させることが明らかになっている．メチルアゾキシメタノールは，容易にホルムアルデヒドを放ち，メチルアゾヒドロキシドとなり，さらに非酵素的に生成するメチルカチオン（CH_3^+）がDNAのアルキル化剤として作用し，肝臓癌などを引き起こす．西太平洋諸島や琉球諸島では，ソテツの種子をデンプン源として利用しているために，発癌リスクの一因として検診を実施している．

プタキロシド ptaquiloside

ワラビ *Pteridium aquilinum* var. *latiusculum* に含まれるセスキテルペン配糖体．

スコットランドおよびイギリス北部のワラビの繁殖地域で，ウシの消化器系に癌が多発した．ワラビが日本，北米などで食用とされていることから，日本人の胃癌の発生とワラビの摂取とを関連づけている研究者もいる．プタキロシドは，水に溶けやすく，あく抜きによって除去できる．糖部がはずれると強力なアルキル剤となり，グアニンのN_7位，アデニンのN_1位にアルキル化が起こる．

（3）その他の有毒植物

シクトキシン cicutoxin

ドクゼリ *Cicuta virosa*（セリ科）に含まれるポリアセチレン．摂取すると嘔吐，呼吸困難，痙攣，麻痺を経て死に至ることもある．

cicutoxin

コリアミルチン coriamyrtin，アニサチン anisatin

ドクウツギ *Coriaria japonica* は，真っ赤な果実を結ぶので，子供たちがつい口にして中毒事故にあうことが多い．猛毒性のセスキテルペンラクトンのコリアミルチンが含有され，嘔吐，痙攣などの中毒症状を示す．またシキミの果実の有毒成分として，同様な毒性を示すアニサチンが単離されている．

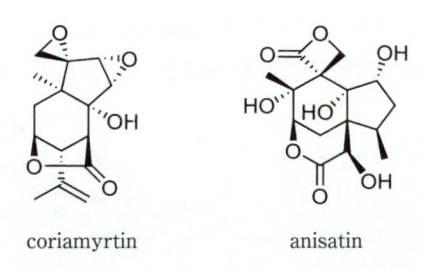

coriamyrtin   anisatin

3.2 キノコ毒

キノコ中毒は，一年間で100件近くが発生し，自然毒中毒の約70％と最も多く，また死亡例の60％近くを占めている．日本で数千種のキノコが知られているが，食用キノコは約300種で，毒キノコは約30種といわれている．最近，食用キノコとされてきたスギヒラタケを腎障害のある人が摂取して，急性脳症による死亡が報告されている．主な有毒キノコの化学成分および生理活性について説明する．

ファロイン phalloin，α-アマニチン α-amanitin

テングタケ科のタマゴテングタケ *Amanita phalloides*，シロタマゴテングタケ *A. verna*，ドクツルタケ *A. virosa* に含まれる猛毒成分．誤食による中毒では，ほとんどの場合に死亡例を出している．食べて6～24時間後，激しい嘔吐，下痢，腹痛が起こり，次いで肝臓や腎臓組織が不可逆的に破壊され，また心臓などにも障害が起こり，3～4日で死亡する．ファロトキシン群（phalloin など）は7個のアミノ酸からなる．アマトキシン群（α-amanitin など）は8個のアミノ酸からなる．ファロトキシン群は，注射によって速効性で肝障害を起こすのに対して，経口投与では毒性は強くない．一方のアマトキシン群は，経口投与によって遅効性で強力な肝・腎臓障害を引き起こす．

phalloin

α-amanitin

ムスカリン muscarine, イボテン酸 ibotenic acid

テングタケ科のベニテングタケ Amanita muscaria に含まれる有毒成分．神経系に対して作用し，ムスカリンは，副交感神経興奮による発汗，縮瞳，流涙などの症状を示し，また中枢神経にも働き，幻覚作用を生じる．イボテングタケ A. pantherina にも含まれるイボテン酸およびその分解物のムシモールは，殺ハエ作用を示し，精神錯乱，幻覚などを起こす．

muscarine   ibotenic acid

シロシビン psilocybin, シロシン psilocin

モエギタケ科のシビレタケ Psilocybe vanenata, ヒカゲシビレタケ P. argentipes などに含まれ，幻覚を引きおこすので，一般にマジックマッシュルームと呼ばれている．シビレタケなどの幻覚キノコは，メキシコの先住民が儀式に用いていたものである．麻薬成分を含有しているにもかかわらず，以前は「合法ドラッグ」とも呼ばれ，乱用が原因と思われる死亡事故が発生したことより，現在は法律で規制されている．シロシビンやシロシンの分子構造が，神経伝達物質の一つであるセロトニンと非常によく似ていることから，脳の中のセロトニン受容体に結合することで，幻覚が引き起こされると考えられている．摂取後，2週間〜4か月後に，飲酒やストレス，他の薬剤の服用などによって，幻覚症状が再び現れる「フラッシュバック現象」がみられたとの報告がある．

psilocybin   psilocin

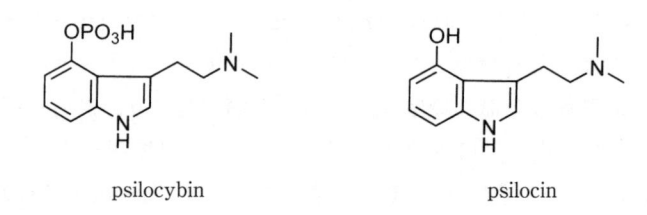

ランプテロール lampterol（イルジン S illudin S）

暗所で青白いリン光を放つキシメジ科のツキヨタケ Lampteromyces japonica に含まれる．外

観が食用キノコのヒラタケ，シイタケと類似することから，誤食による中毒例が非常に多い．中毒症状は，食後一時間ほどで，嘔吐，下痢，腹痛が激しく，目の前をホタルが飛び交うように感じたという報告もある．癌細胞に対して細胞毒性を示すことから抗癌剤として期待されたが，毒性が強いため薬にはならなかった．

illudin S

アクロメリン酸 A acromelic acid A

キシメジ科のドクササコ *Clitocybe acromelalga* に含まれる．誤食後4〜5日して発現し，手足の指先が赤くはれ，焼け火ばしをさすよう激痛が1か月以上も続く．重症の場合は，指先に壊疽が生じて切断する場合があるが，このキノコが直接原因で死亡した例は少ない．その毒成分の，アクロメリン酸類（acromelic acid A など）は，マウスの中枢神経に存在する興奮性アミノ酸受容体に作用して神経細胞を興奮させる．アクロメリン酸類は，海藻マクリの駆虫成分であるカイニン酸 kainic acid と類似した構造を有し，強力なグルタミン酸アゴニスト作用を有する神経毒である．

acromelic acid A   α-kainic acid

コプリン coprine

ヒトヨタケ科のヒトヨタケ *Coprinus atramentarius* は，それ自体では中毒を起こさないが，アルコール飲料と共に摂取すると中毒を起こす．エタノールの分解に関与するアルデヒド脱水素酵素を阻害し，血液中にアセトアルデヒドが蓄積するためである．実際には，コプリン自体が毒性を示すのではなく，生体内で加水分解されて生成する 1-aminocyclopropanol が毒性の本体であることが明らかになっている．ホテイシメジ *Clitocybe clavipes* も，同様にアルコールと一緒に食べると悪酔い状態を引き起こし，その原因物質は，8-oxo-9-octadecenoic acid である．

coprine   1-aminocyclopropanol

4 天然色素

　天然色素は，人の衣食住に関係するさまざまな生活用品に着色することによって，視覚的に生活を豊かにする．海産物，バターやチーズなどの油脂性加工食品，ハム，ソーセージなどの食肉加工食品など，多方面にわたって用いられる．また，近年，食の安全，安心への関心の高まりから，昔から人が食品として利用してきたものも見直され，多く使われるようになっている．また古来から草木染めなどに用いられてきた素材は，繊維染料としても，根強い人気がある．

（1）カロチノイド系

　ビキシン bixin は南米原産のベニノキ科のベニノキ *Bixa orellana* の果実から得られる黄〜橙色の色素である．**カプサンチン** capsanthin はトウガラシやパプリカの橙〜赤色色素である．またクチナシの果実より得られる**クロシン** crocin は黄色色素として用いられる．

bixin

capsanthin

crocin : $R_1=R_2=$ gentiobiose
crocetin : $R_1=R_2=$ H

gentiobiose

（2）キノン系

　カーミン酸 carminic acid はカイガラムシ科のエンジムシ *Coccus cacti* から得られる．橙〜赤紫色である．また同じカイガラムシ科のラックカイガラムシ *Laccifer lacca* から得られる**ラッカイン酸類** laccaic acids は，液性で色調が変化し，酸性で橙〜橙赤色，中性で赤色，アルカリ性で赤紫色である．またムラサキの根に含まれる**シコニン** shikonin は赤紫色のナフトキノン系色素，ダイオウ

の黄色系のアントラキノン系色素（**クリソファノール** chrysophanol，**エモジン** emodin），アカネの根に含まれる**アリザリン** alizarin は橙赤〜赤色の繊維染料として，古くから用いられてきた．

carminic acid

laccaic acid A

shikonin

chrysophanol : R=H
emodin : R=OH

alizarin

（3）アントシアニン系

アントシアニンは植物一般に含まれる水溶性色素で，赤〜紫〜青色を呈する．このアントシアニンの色調は，基本的にはアグリコンの構造によって変化する．赤色系の**ペラルゴニジン** pelargonidin 系のアントシアニンを含むものには，イチゴ，ダリアなどがある．赤紫色の**シアニジン** cyanidin 系のものとしては，シソ，キク，バラなどがある．また紫色系の**デルフィニジン** delphinidin をアグリコンとするものにはツユクサ（ボウシバナ）がある．

食品の着色料として用いられるものとしては，赤キャベツ，赤ダイコン，紫トウモロコシ，ブドウ果汁，シソ，ムラサキイモなどがある．

pelargonidin : $R_1=R_2=H$
cyanidin : $R_1=OH, R_2=H$
delphinidin : $R_1=R_2=OH$

（4）フラボノイド系

フラボノイド類も広く植物界に分布し，多く黄〜橙黄色を呈する．キク科のベニバナの水溶性色素である**サフラワーイエロー** safflower yellow（safflomin A）が用いられる．

safflomin A

（5）ポルフィリン系

植物に豊富に含まれる緑色の**クロロフィル** chlorophyll である．クロレラ，スピルリナ，ホウレンソウその他の植物が用いられる．

chlorophyll a

（6）ジアリルヘプタイド系

ショウガ科のウコンには黄色の**クルクミン** curcumin が豊富に含まれる．

curcumin

（7）ベタシアニン系

ベタニン betanin はアカザ科のビートに含まれる赤色色素である．

betanin

（8）アザフィロン系

紅コウジカビの赤橙～赤色の色素である**モナスコルブリン** monascorubrin は，近年食用色素として広く使われるようになっている．

monascorubrin

（9）アルカロイド系

ベルベリン berberine はミカン科のキハダ，メギ，キンポウゲ科のオウレン，ツヅラフジ科のコロンボ根などに含まれる黄色色素であり，薬用以外に繊維染料としても用いられる．

berberine

(10) インジゴ

インジゴ indigo は，古来から世界中で藍染に使われてきた色素料で，青色染料の代表である．藍染料にされる植物にはかなりの種類がある．わが国では藍染に使用されるタデ科のアイが最も知られているが，東南アジアや沖縄ではキツネノマゴ科のリュウキュウアイが，熱帯各地ではマメ科のキアイ，ヨーロッパではアブラナ科のホソバタイセイなどがある．

植物中では配糖体**インジカン** indican の形で含まれ，糖がはずれて**インドキシル** indoxyl となり，その2分子が結合して青藍色のインジゴ indigo となる．インジゴは水に難溶で染色しにくいが，インジゴのカルボニル基を還元するとアルカリ溶液に可溶な**ロイコインジゴ** leucoindigo になり，アルカリ水溶液に可溶となる．これを含む水溶液中に繊維を浸して染めた後，空気酸化

されると藍色に染まる．色素を還元して染色を行う唯一の手法で，この還元する過程を「建てる」ということから建染染料と呼ばれる．

また，インジゴにスルホン化した誘導体インジゴカルミン㊁ indigocarmine は、腎機能診断薬や食品の青色色素（食用青色2号）としても使用される水溶性色素である．

indican →（加水分解, glucose）→ indoxyl →（酸化）→ indigo 難溶性 ⇌（還元/酸化）→ leucoindigo 可溶性

indigocarmine

5 香料

香りは生活に潤いをもたらすものとして，さまざまなものに使用されている．現代では合成香料の使用も多くなったが，天然香料はその構成成分が多様であり，その重要性にゆらぎはない．また，ストレスの多い現代社会において，人々はアロマテラピー aromatherapy などに癒しや治療効果を期待するなど，新たな用途が広がっている．天然香料の元となるものは伝統薬として使われてきたものも多く，防腐作用や殺菌作用もある．天然香料はそのままが利用されることもあるが，水蒸気蒸留などして得られる香りの本体（エッセンス）や，香気成分を単離・精製して用いる場合もある．化合物が香気を示すには，空気中に揮散して嗅覚に届かなければならないから，自ずとその分子量は限られてくる．

化合物群としては，低級テルペノイド，フェニルプロパノイド，低級アルコール，脂肪酸，安息香酸を基本として，それらのアルデヒド，エーテルやエステル類である．化合物は非常に多く，光学異性体も多い．次に代表的なものを挙げる（カッコ内は主な基原）．

（1）低級テルペノイド類

a) モノテルペン

(+)-リモネン limonene（オレンジ，レモン），テルピノレン terpinolene，(-)-α-, (-)-β-ピネン (-)-α-, (-)-β-pinene（以上松柏類），(-)-リナロール linalool（ホウショウ，コリアンダー），ゲラニオール geraniol，シトロネロール citronellol（以上ゼラニウム，シトロネラ），α-, β-, γ-テルピネオール α-, β-, γ-terpineol（樟脳，ゼラニウム），メントール menthol（ペパーミント，ハッカ），ボルネオール borneol（竜脳，リュウノウギク），1,8-シネオール 1,8-cineol（ユーカリ，カユプテ），チモール thymol（タチジャコウソウ，ヤマジソ），シトロネラール citronellal（シトロネラ，ユーカリ），シトラール citral（レモングラス），メントン menthone（ペパーミント，ハッカ），カルボン carvone（スペアミント），カンファー camphor（ショウノウ）

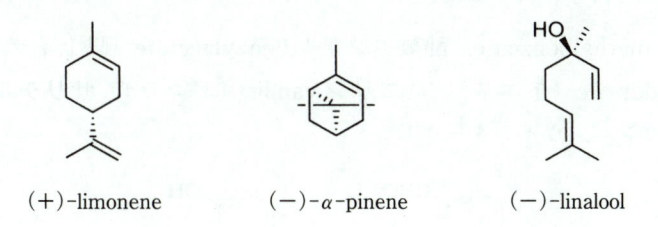

(+)-limonene   (−)-α-pinene   (−)-linalool

b) セスキテルペン

α-, β-サンタロール α-, β-santalol（ビャクダン），イオノン ionone（甘松香），ジヒドロ-γ-イオノン dihydro-γ-ionon，**アガロスピロール** agarospirol，アガロフラン agarofuran（以上沈香）

α-santalol   agarospirol

（2）フェニルプロパノイド類

アネトール anethole（ダイウイキョウ，ウイキョウ），**オイゲノール** eugenol（チョウジ，シナモン），サフロール safrol（ショウノウ，サッサフラス），**ケイヒアルデヒド** cinnamic aldehyde（シナモン，ケイヒ）

eugenol   cinnamic aldehyde

（3）低級アルコール，アルデヒド類

β-フェニルエチルアルコール β-phenylethylalcohol（バラ），***cis*-3-ヘキセノール**（＝青葉アルコール）*cis*-3-hexenol（チャ，ニセアカシア），ノナジエナール（＝菫葉アルデヒド）2,6-nonadienal（スミレ）．

cis-3-hexenol

（4）安息香酸類

安息香酸メチル methylbenzoate，酢酸ベンジル benzylacetate（以上イランイラン），アニスアルデヒド anisaldehyde（アニス），**バニリン** vanilin（バニラ），**サリチル酸メチル** methylsalicilate（レンタカンバ，ウインターグリン）

vanillin   methylsalicilate

（5）その他

cis-ジャスモン *cis*-jasmone（ジャスミン），**ムスコン** muscone（ジャコウ），シベトン civetone（ジャコウネコ）

muscone

6 甘味料

　甘味料は食品に甘味を加えて，食欲増進などの効果を期待するものの総称である．かつてはショ糖をはじめとする糖類を多量に含む食品などが病弱者へのエネルギー補給材としての意味合いもあったが，現代では肥満対策に，低カロリーの非糖甘味物質への関心も高い．ここでは合成甘味料を除いたものについて挙げる．

（1）糖類

　グルコース glucose ブドウ糖：ハチミツに多い．
　フルクトース fructose 果糖：果物に多く含まれる．甘さはショ糖の 1.5 倍．
　スクロース sucrose ショ糖：ブドウ糖 glucose と果糖 fructose が α-1 → β-2 結合した二糖．サトウキビ sugar cane，テンサイ beet，メープルシロップ maple syrup から得られる．
　マルトース maltose 麦芽糖：グルコース 2 分子が α-1 → 4 結合した二糖．発芽大麦を高温（約60℃）処理したモルト malt に含まれる．
　トレハロース trehalose：ブドウ糖が α-1 → α-1 結合したもの．自然界に広く分布する．甲殻類や昆虫に多く，クマムシイワヒバの類が大量に貯えることから対乾燥物質とされ，保水力を生かした化粧品や医薬品などに用いられる．現在はデンプンから大量に生産される．

trehalose

（2）非糖類

a) ジテルペン配糖体

　ステビオシド stevioside，**レバウディオシド A, C** rebaudioside A, C：南米原産のステビア *Stevia rebaudiana*（キク科）に含まれる．砂糖の 200 〜 300 倍の甘味という．
　ルブソシド rubusoside：中国南部産のキイチゴの仲間の甜茶 *Rubus suavissimus*（バラ科）の甘味成分．砂糖の約 100 倍の甘さという．

stevioside　　　　　　　　　　　　　rubusoside

b) トリテルペン

グリチルリチン酸（グリチルリチン） glycyrrhizic acid（= glycyrrhizin）：ユーラシア内陸部に広く分布するマメ科のカンゾウ（スペインカンゾウ *Glycyrrhiza glabra*，ウラルカンゾウ *G. uralensis* ほか）の地下部に蓄えられる甘味成分．砂糖の200〜300倍という．加水分解されてグリチルレチン酸 glycyrrhetinic acid を生じるが，本物質には甘味はない．食品添加物や薬品として大量に使われる．

モグロシド IV, V mogroside IV, V：中国南部原産のウリ科植物の羅漢果 *Momordica grosvenorii* の果実に含まれる．

glycyrrhizic acid　　　　　　　　　　mogroside V

c) イソクマリン

フィロズルチン phyllodulcin，**ヒドランゲノール** hydrangenol：日本産のアマチャ *Hydrangea macrophylla* var. *thunbergii*（ユキノシタ科）の葉に含まれる．本種はヤマアジサイの成分変種といわれる．フィロズルチンは新鮮葉中では 8-O-β-D-glucoside で存在．加水分解されて甘味がでる．甘さは砂糖の1000倍という．

phyllodulcin

7 食品の機能性物質

7.1 植物成分に健康を求める時代

　食品成分の機能性に関する研究の進歩により，疾病予防や体調調整機能を標榜した多様な健康食品が開発され，市販されている．20世紀末，米国ではハーブ（天然薬品），サプリメント等，代替医療に使う費用が通常の医療費を超えた．日本でもハーブ等を含む「いわゆる健康食品」等の売り上げが医療費の6兆円には及ばないが，OTC薬（約1兆円）を超える状況となってきた．これら健康食品にはどのようなものがあり，どのような成分が関与しているのだろうか．

　現在の健康ブームを少し考えてみよう．紅茶が文化の一部になっている英国で，最近，紅茶の消費が落ち込み，代わりに緑茶やハーブ茶を飲む人が増えてきた．あの頑固な英国人が何故だろう．緑茶には健康によいといわれている茶カテキンのエピガロカテキンガレートなどが紅茶よりも多く含まれているからである．また，同国ではFive a dayを提唱し，1日に5種の野菜または果物を食べることを奨励している．それはこれら植物に健康を増進する植物性化合物（フィトケミカル phytochemical）が含有されていることに由来している．このように，最近フィトケミカルが身体によい，この植物はポリフェノールを含むから身体によい等の考えが世界的に広まっている．フィトケミカルは果物や野菜に含まれる栄養素以外の成分で，非栄養素または機能性成分と定義されている．本項では，食品の機能性と機能性物質について記述する．

7.2 食品の機能性

　食品の機能は大きく次の3つに分類されている．
① **一次機能**：食品中の栄養素（糖質，脂質，タンパク質など）が生体に対し短期的かつ長期的に果たす機能であり，栄養性とエネルギー補給をつかさどり，生命の維持に不可欠なものである．
② **二次機能**：食品というものを特徴づけるもので，味覚，嗅覚応答など，食品が感覚に訴える機能である．食品に含まれる成分により，嗜好性が支配される．
③ **三次機能**：生体調整（免疫を含む生体防御，体調リズムの調整，精神の高揚または鎮静，等）

機能を示すもので，一般的にこの機能を有する食品を「機能性食品」と呼んでいる．

　世界的な健康志向の高まりと要望により，わが国でも健康食品，栄養補助食品あるいはサプリメントなどの名称で販売される食品が増加するに従い，安全性や健康被害，薬事法に違反した効能・効果の表示，広告，販売方法などがしばしば問題となってきた．このような問題の解決や規制緩和を図り，国民の健康上の利点をもつ食品を的確に利用できるようにするため，日本における医薬品と食品および健康食品の区分は，この約20年で大きく変遷している．図7.1に，医薬品，食品と機能性食品の分類の概要を示す．

　1991年までは，「医薬品」，「一般食品」に加え「特別用途食品」が，『乳児，幼児，妊産婦，病者等の発育又は健康の保持若しくは回復に供することが適当な旨を医学的，栄養学的表現で記載し，かつ，用途を限定したもの』として国の認可を受け，許可書票を付して販売されていたが，1991年からは「特定保健用食品」が「特別用途食品」の一部として，特別な保健の用途について，国の審査を受けて表示販売できるようになった．この背景には，機能性食品に対する研究の発展や，国民や企業の関心の高まりがあった．さらに，「いわゆる健康食品」による安全性や，健康被害等や効能・効果に関する表示の問題等に対応するため，2001年4月より「保健機能食品」制度が発足した．それまでの「食薬区分」（「医薬品の範囲基準」：厚生省が示す法律に従い食品として利用できる素材や成分が制限されていた）の見直しが行われ，「特定保健用食品」と「栄養機能食品」を総称して「保健機能食品」とすることになった．特定保健用食品では，従来と同様に個別に審査を受けて，許可を得た保健の用途を表示することができる（個別許可型）．これに対し，栄養機能食品においては，栄養素量の上限，下限，あるいは表示できる機能などの基準は国によって定められ，製造者，販売者はその基準にあったものであれば厚生労働省の許可を必要としない（規格基準型）．これらは医薬品により近い食品と位置づけられた．

　さらに，2005年2月から，国は特定保健用食品に加え，これまでの特定栄養食品の審査で要求されている有効性の科学的根拠のレベルには届かないが，一定の有効性が確認された食品に対し「条件付き特定保健用食品」，これまでの特定栄養食品での許可実績が多く，科学的根拠が蓄積されている成分を含む食品に関しては「規格基準型特定保健用食品」を新たに定めた．原則として，食品には医薬品に示される身体の構造や機能に影響する表示は認められていない．これは薬事法に違反するためである．

7.3　食品に含まれる機能性成分

（1）ポリフェノール

　ポリフェノールという天然成分の名称が広く社会で用いられている．通常，化学的にはポリという接頭語は多数を表すが，食品に含まれるポリフェノールの場合は，化学的な定義なしにフェノール性水酸基が2個以上存在する化合物が通用している．一般的に使用されているポリフェノールに関し食品に含まれる重要な成分として，以下，フラボノイド類，イソフラボノイド類，

■1991年以前の分類

医薬品 (医薬部外品を含む)	特別用途食品	一般食品
・日本薬局方収載 ・疾病の診断, 予防, 治療 ・身体の構造, 機能への影響	乳幼児、妊産婦、病者等の発育、健康の保持、回復などの用に供することが適当な食品	

■1991〜2003の分類

いわゆる健康食品

医薬品 (医薬部外品を含む)	特定保健用食品 (個別許可型)	一般食品

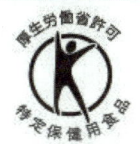

食品：すべての飲食物。
ただし，薬事法に規定する医薬品，医薬部外品は含まない。
食品添加物：食品の加工もしくは保存の目的で使用

■2003〜2005の分類

いわゆる健康食品

医薬品 (医薬部外品を含む)	保健機能食品		一般食品
	特定保健用食品 (個別許可型)	栄養機能食品 (規格基準型)	
	特定食品成分の摂取による生理機能の維持、増進、抑制	栄養成分の補給による正常な生理機能の維持	
表示における注意点	・保健機能含有表示 ・保健用途の表示 ・注意喚起表示	・栄養成分含有表示 ・栄養成分機能表示	栄養成分含有表示 生理機能は表示不可

■2005〜の分類

医薬品 (医薬部外品を含む)	保健機能食品				一般食品
	特定保健用食品			栄養機能食品 (規格基準型)	
	トクホ*	条件付	規格基準型 トクホ*		
	個別許可型				

＊トクホ：特定保健用食品

特定保健用食品（個別評価型、規格基準型）および栄養機能食品の比較

	特定保健用食品		栄養機能食品
	個別評価型	規格基準型	
関与成分	栄養素とそれ以外の食品成分		栄養素
強調表示	・身体の構造／機能表示 ・疾病リスク低減表示		・栄養素機能表示 （身体の構造／機能表示）
科学的根拠のレベル※	A	A〜B	C

※A：医学的・栄養学的に確立；B：現行の特定保健用食品レベルの有効性が示されている；
　C：その効果の根拠が確立していないが、ある程度の有効性が示されている。

図7.1 医薬品，食品と機能性食品の分類の変遷

スチルベン類，カテキン類，アントシアニン類について述べる．

a) フラボノイド類

　ナリンゲニン naringenin，ヘスペレチン hesperetin はダイダイ，ナツミカン，ウンシュウミカンなどのミカン科植物の果皮に配糖体として含まれており，抗ヒスタミン遊離抑制作用が報告

されている．ナリンゲニンは味はないが，配糖体のナリンギン naringin には苦みがある．ヘスペレチンの配糖体ヘスペリジン hesperidin には血管透過性抑制作用も報告されており，内出血予防剤としても用いられる．

クエルセチンは植物の葉部に広く分布している．強い抗酸化作用，抗炎症作用などを示す．クエルセチンの3位水酸基にβ-ルチノース（3-O-α-L-ラムノシル-(1→6)-β-D-グルコース）が結合した配糖体ルチン rutin は，マメ科エンジュ，タデ科ソバ，ユリ科タマネギの鱗茎に含まれ，血管透過性抑制作用がある．

naringenin　　　hesperetin　　　quercetin

b）イソフラボン類

イソフラボンはダイズ，クズ，カンゾウ，レッドクローバーなどマメ科植物に多く含まれており，通常，配糖体として存在しているが，摂取すると腸内細菌の作用により糖がはずれ，アグリコンとなり，消化管から吸収される．イソフラボンは植物エストロゲンとも呼ばれ，骨からのカルシウム溶出量を減少させることから骨粗鬆症の予防効果が認められており，更年期の女性を対象としたサプリメントに広く用いられている．イソフラボンはエストロゲン作用を有していることから，過剰摂取による副作用の懸念もあり，食品安全委員会は2006年，ダイズイソフラボンの安全な摂取目安量の上限を70〜75 mg/日と設定した．これはサプリメントや添加物としてのイソフラボンの過剰摂取に注意を呼びかけたもので，大豆あるいは大豆食品そのものの安全性を問題としたものではない．大豆にはイソフラボノイドの配糖体であるダイジン daizin やゲニスチン genistin が存在しているが，そのアグリコンであるダイゼイン daidzein には鎮痙作用，エストロン作用，ゲニステイン genistein にはエストロン作用が報告されている．

daidzein　　　genistein

c）カテキン類

3-ヒドロキシフラバン誘導体を一般にカテキン類と総称している．緑茶の産地，静岡県では胃がんの発生率が全国平均より低いとうい疫学調査から，茶の機能性についての研究が始まり，茶に含まれるカテキン類が注目されるようになった．茶カテキンは，4種のカテキン類（(−)-エピガロカテキンガレート epigallocatechin gallate（EGCG），(−)-エピガロカテキン epigallocatechin（EGC），(−)-エピカテキンガレート epicatechin gallate（ECG），(−)-エピカテキン epicatechin（EC））が存在する．茶カテキンは生体内活性酸素の消去に関連した脂質酸化抑制，血中コレステロール濃度上昇抑制，血糖値抑制作用などが報告されている．茶カテキン類の50％

を占めるエピガロカテキンガレート（EGCG）はよく研究されており，マウス十二指腸発がん実験系で腫瘍の発生を抑えること，コレステロールの生合成に関する酵素スクアレンエポキシダーゼを阻害することが報告されている．

(−)-epicatechin	R=H	(−)-epicatechin gallate	R=H
(−)-epigallocatechin	R=OH	(−)-epigallocatechin gallate	R=OH

d) アントシアニン類

アントシアニジンは2-フェニルベンゾピリリウムを基本骨格とする化合物群の総称で，これをアグリコンとする配糖体をアントシアニン anthocyanine と総称する．天然に見出されるアントシアニジン類はデルフィニジン delphinidin 系，シアニジン cyanidin 系，ペチュニジン petunidin 系，ペオニジン peonidin 系，マルビジン malvidin 系に限られているが，結合する糖の種類，数，結合位置によって多くのアントシアニンが存在する．

最近，アントシアニンに視覚に関与する色素体であるロドプシンの再合成促進活性，血小板凝縮抑制作用，毛細血管の透過性を正常化させる作用が見出されている．アントシアニンを多く含むブルーベリーは世界中で人気があり，国によっては近視や眼精疲労，夜盲症，網膜症の改善に効果のある医薬品として許可されている．日本ではサプリメントである．

ツツジ科のブルーベリー由来のアントシアニンはマルビジンをアグリコンとしたグルコース，ガラクトース，アラビノース配糖体が主である．ブルーベリーと同属のビルベリーのエキスは，ヨーロッパでは医薬品として許可されている．ビルベリーは，より抗酸化力の強いデルフィニジンやシアニジンをアグリコンとしたアントシアニン類の含量が高い．

	R_1	R_2
delphinidin glycosides	H	OH
cyanidin glycosides	H	H
petunidin glycosides	H	OCH_3
peonidin glycosides	CH_3	H
malvidin glycosides	CH_3	OCH_3

e) スチルベン類

レスベラトロール resveratrol は，ブドウ果実，ピーナッツ，イタドリ等に含まれ，抗酸化作用，抗発がん作用などを示す．美食家のフランス人に心臓病が少ない，これは赤ワインを飲むからであるという，いわゆる「フレンチ・パラドックス」を説明する化合物がレスベラトロールであると話題になった．2006年には，米国の科学者がマウスに高脂肪，高カロリーの食餌を与えると同時にレスベラトロールを投与したところ，対照マウスに比較し，グルコースの血中濃度が

低下し，平均寿命が大きく伸びたことを発表し注目を浴びている．また，寿命を決めると考えられている染色体末端にあるテロメア DNA はタンパク質ヒストンに囲まれており，このヒストンがアセチル化されるとテロメア DNA が表面に露出され短くなる．ところが，酵素 sir2 はこのアセチル化を防ぎ，テロメア DNA が短くなるのを防ぎ，寿命を延ばすことができる．レスベラトロールは酵母の実験でこの sir2 に作用し，寿命を延ばすことが米国の科学者により報告されている．

resveratrol

f) ジアリルヘプタノイド類

ジアリルヘプタノイド類はヘプタンにフェニル基が 2 個結合した C_6-C_7-C_6 の構造を有しており，ケイヒ酸エステル 2 分子とマロン酸エステル 1 分子によって生合成される．多くのショウガ科植物に含まれている．

クルクミン curcumin はこの代表的化合物で，ショウガ科のウコン *Curcuma longa* の根茎に含まれる黄色色素で，カレー粉の原料である．また過酸化脂質に対する抗酸化作用があるため，バター，チーズなどの食品の酸化防止，色と香り付けに用いられている．またコレステロール値の低減，血小板凝集抑制，また肝臓保護作用，利胆作用が報告されている．

curcumin

（2）含硫化合物

ネギ属のニンニクやタマネギの含硫化合物である，ジアリルスルフィド diallyl sulfide, ジアリルジスルフィド diallyl disulfide には発がん抑制作用がある．

アブラナ科植物 *Brassica* 属のキャベツ，カリフラワー，ブロッコリーに含まれるグルコシノレート類は，がん予防で注目されている化合物群であり，アブラナ科野菜を調理する際に生成するスルフォラフェン sulforaphane は，gultathione-S-transferase の誘導能をもつことで注目されている．

diallyl sulfide　　　　diallyl disulfide

8 農薬

農作物を外敵から保護する目的で使用される薬物，いわゆる農薬は，その作用対象から害虫駆除物質と植物病原菌に対する農薬用抗生物質の2種に大別され，古くからそのどちらにも植物や他の天然資源由来の成分が重要な役割を果たしてきた．以下に，それぞれについて概説する．

8.1 害虫駆除物質

害虫駆除物質は，単純な殺虫作用物質だけでなく，害虫の摂食阻害物質や昆虫フェロモンも同様の目的で用いられている．植物が，殺虫作用や昆虫に対する忌避作用をもつ成分を含んでいることは，自己防衛の観点からしても容易に想像できる．

8.1.1 殺虫作用成分

ピレスロイド pyrethroids：キク科のシロバナムシヨケギク（除虫菊）*Chrysanthemum cineraliaefolium* の頭状花に多く含まれるピレスリンⅠ，Ⅱ pyrethrin Ⅰ，Ⅱ は，哺乳動物に対する毒性は低いが昆虫などに対して高い殺虫作用を示す．合成殺虫剤が多用されている現在でもピレスロイドの重要性は大きく，その構造を参考にした合成ピレスロイドも実用化されている．

pyrethrin Ⅰ：R＝CH$_3$
pyrethrin Ⅱ：R＝COOCH$_3$

ニコチノイド nicotinoids：ナス科のタバコ *Nicotiana tabacum* の葉に含有されるニコチノイドには，ニコチン nicotine の他，ノルニコチン nornicotine やアナバシン anabasine などがあり，いずれも殺虫剤として使用する．

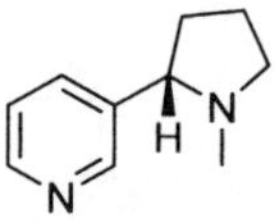

nicotine

ロテノイド rotenoids：ロテノン rotenone に代表される，マメ科のデリス *Derris elliptica* の根をはじめとする数種の植物に含有される化合物である．ロテノイドは，哺乳動物に対しては低毒性であるが，昆虫に対しては特異的に神経筋肉組織や呼吸を麻痺させることで殺虫作用を示す．

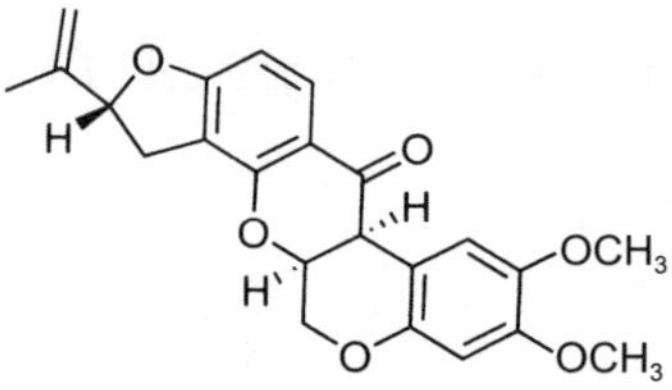

rotenone

α-テルチエニル α-terthienyl：植物に寄生してその成長を妨げる線虫も駆除対象となる害虫である．α-テルチエニルは，観賞用植物であるキク科のマリーゴールド *Tagetes erecta* に含有される強力な殺線虫成分である．

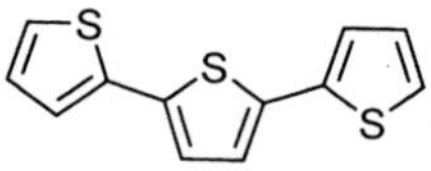

α-terthienyl

8.1.2 摂食阻害物質

トマチン tomatine：野生のトマト *Lycopersicon esculentum*（ナス科）に含まれるステロイドアルカロイド．ハムシ類に対して阻害作用を示す．

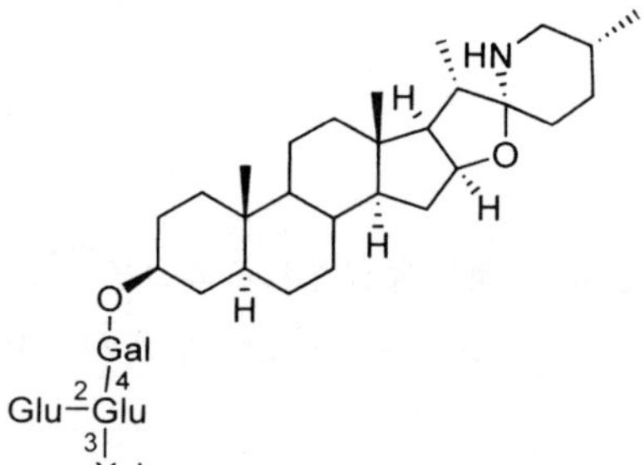

tomatine

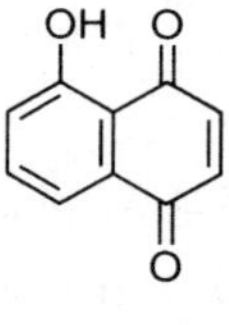

juglone

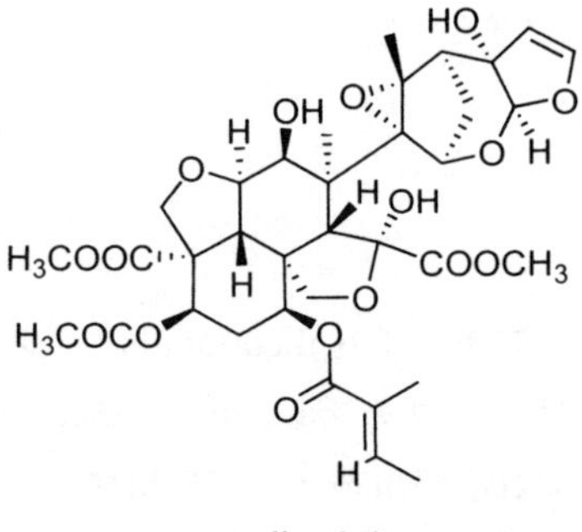

azadirachtin

ジュグロン juglone：ペルシャクルミ *Juglans regia* に含まれる 1,4-ナフトキノン．ハムシ類に対して阻害作用を示す．

アザジラクチン azadirachtin：インドセンダン（ニーム）*Azadirachta india* の種子に含有される成分で，昆虫の脱皮やを阻害するとともに，草食昆虫に対する強力な阻害作用を示す．

8.1.3　昆虫ホルモン・フェロモン

幼若ホルモン juvenile hormone：幼若ホルモンは，セスキテルペンの一種であり，合成によって供給され農薬として使用される．

性フェロモン：多くの性フェロモンが合成され，交信攪乱剤や誘引剤として広く農薬に利用されている．代表的な化合物としては，蛾の誘因ホルモンであるボンビコール bombykol やエピジャスモン酸メチルエステル epi-jasmonic acid methylester が知られており，エピジャスモン酸メチルエステルは梨栽培で農薬として利用される．

集合フェロモン：集合フェロモンは，トラップや殺虫剤の効率を高めるために，それらと併用される．ピネン油剤 pinene は，マツノマダラカミキリに対する誘引剤，オイゲノール eugenol 剤は，カミキリムシ，キクイムシなどの穿孔性害虫の誘因物質として用いられる．

juvenile hormone I

bombykol

epi-jasmonic acid methylester

α-pinene

eugenol

8.2　植物病原菌に対する農薬用抗生物質

農作物感染病に対しては，古くは硫黄と粉末石けん混合液がブドウのウドン粉病に使われたのをはじめとして，水銀，ヒ素，青酸化合物など毒性の強い化合物が使われたが，当然ながら環境への影響も大きく望ましいものではなかった．一方，農薬用抗生物質とは，イモチ病など農作物感染病の原因菌に対して特異的に作用する物質であり，毒性も低く環境に配慮した農薬である．

ブラスチシジン S blasticidin S：放線菌により産生される抗生物質で，稲のイモチ病原菌の胞子発芽，胞子形成を阻害することで抗菌活性を示す．

カスガマイシン kasugamycin：放線菌により産生されるアミノグリコシド系抗生物質で，稲のイモチ病に用いられる．

ポリオキシン類 polyoxins：放線菌により産生される水溶性ヌクレオシド系抗生物質で，稲の

紋枯病や果樹の黒斑病に用いられる．

ミルジオマイシン mildiomycin：放線菌により産生される核酸系抗生物質で，ウドン粉病に用いられる．

blasticidin S

kasugamycin

polyoxin A

mildiomycin

IV

天然物質をリード化合物にして開発された医薬品

はじめに

有用な生物活性を有する天然物を参考に医薬品が開発された例が多く見られる．この場合，参考となった元の天然物をリード化合物という．

ヤナギの樹皮は古代ギリシャ時代から鎮痛，解熱薬として用いられてきたが，19世紀始めにその作用本体と思われるサリシン salicin が単離された．これを構造修飾し，胃腸障害，強い苦味などの欠点を除いたアスピリン aspirin がバイエル社のホフマンにより開発，発売されたのは1899年である．アスピリン㊁は天然物をリード化合物として開発された医薬品の最初の例であるとともに，工業的に多量に合成された最初の医薬品例である．アスピリンの作用機序は長年不明であったが，プロスタグランジン合成阻害作用に起因していることが明らかにされた．アスピリンは低容量で，血小板凝集抑制作用を持つことから，現在では解熱鎮痛薬としてよりは，心筋梗塞や脳血栓の予防薬として広く用いられている．

salicin   aspirin

アスピリン以来，天然物をリード化合物として医療に貢献する多数の有用な医薬品が開発されてきた．しかし一方，開発過程の中で，ヘロイン，LSD，覚醒剤など，現在でも乱用により社会に害悪を与えている副産物が出現した例もある．

（1）モルヒネから開発された医薬品

ゼルチュルナーがケシからアルカロイドのモルヒネ morphine を発見したのは19世紀初頭であるが，ゲーレツによる全合成によりその構造が解明されたのはずっと後の時代（1952年）であり，それ以来多くの誘導体が合成された．モルヒネ（㊁㊇塩酸塩水和物）はオピオイド受容体に特異的に作用し，強力な鎮痛効果を発揮するが，薬物依存などの副作用も見られる．モルヒネをリード化合物として最初に開発されたのは，簡単なジアセチル体であるヘロイン heroin であった．この化合物は，モルヒネと比較して強い鎮痛活性を有している．そのため，開発当初は有益な鎮痛薬と考えられ，市販されたが，その強い依存性と深刻な中毒症状の発現が明らかにされ使用が禁止された．その後，モルヒネをリード化合物として，オキシコドン（㊁㊇塩酸塩水和物）oxycodone（鎮痛），ペンタゾシン㊁ pentazocine（鎮痛），ナロキソン（㊁塩酸塩）naloxone（呼吸抑制拮抗），ペチジン（㊁塩酸塩）pethidine（鎮痛），フェンタニル（㊁㊇クエン酸塩）fentanyl（麻酔用鎮痛），デキストロメトルファン（㊁臭化水素酸塩水和物）dextromethorphan（鎮咳）などが開発された．これらは有用な医薬品であるが，モルヒネと作用が異なる部分が多く，モルヒネに取って代わるものはない．

morphine　　　　　　　oxycodone　　　　　　　naloxone

pentazocine　　　　　　　pethidine

（2）コカイン，ヒヨスチアミンから開発された医薬品

　コカに含まれるコカイン（⑲㊨塩酸塩）cocaine は末梢神経を麻痺させ局所麻酔薬として用いられるが，けいれん，振戦の副作用があり，また身体的依存性は無いが精神的依存性が高く麻薬に指定されている．そこでより毒性の低い局所麻酔薬の開発が試みられ，コカインをリード化合物としてリドカイン⑲ lidocaine，プロカイン（⑲塩酸塩）procaine などの局所麻酔薬が開発された．

cocaine　　　　　　　procaine

　コカインと同じトロパン骨格を持つ化合物として，ロートコンやベラドンナコンなどのナス科植物に含まれる（−）-ヒヨスチアミン hyoscyamine やスコポラミン scopolamine がある．（−）-ヒヨスチアミンは新鮮な植物中では光学活性体として存在するが，医薬品としてはそのラセミ体のアトロピン（⑲硫酸塩水和物）として用いられる．アトロピンは副交感神経遮断作用を有し，散瞳薬，抗潰瘍（胃，十二指腸），パーキンソン病治療薬などに用いられる．アトロピンより炭素数が1個少ない即効性散瞳薬のホマトロピン（⑲臭化水素酸塩）homatropine や4級塩基の気管支拡張剤であるイプラトロピウム（⑲臭化物水和物）ipratropium などが開発された．

atropine   homatropine   ipratropium

（3）フィゾスチグミンから開発された医薬品

カラバルマメから得られるインドールアルカロイドのフィゾスチグミン physostigmine はコリンエステラーゼ阻害作用を有し，アトロピンの作用と拮抗し，緑内障の治療薬として用いられる．フィゾスチグミンをリード化合物として開発されたネオスチグミン（㊁硫酸塩）neostigmine は窒素原子を4級塩基としているので水溶性が大きく，血液脳関門を通らないため中枢神経系に対する副作用が軽減され，緑内障の治療や，重症筋無力症の治療に用いられている．

physostigmine   neostigmine

（4）バッカクアルカロイドから開発された医薬品

バッカクアルカロイドに関して，構造修飾を行い，より有用な医薬品を得る試みが多数なされてきた．バッカクアルカロイドは構造的にリゼルギン酸のアミド誘導体であり，このアミンの部分の構造を変えた誘導体が多数合成された．しかしこれらの誘導体はジエチルアミド誘導体である LSD をはじめ，強い幻覚作用を有する化合物が多い．しかしエルゴタミンのリゼルギン酸部分をジヒドロ体に変換したジヒドロエルゴタミン（㊁メシル酸塩）dihydroergotamine は頭痛の副作用が軽減され，片頭痛治療薬として，また，メチルエルゴメトリン（㊁マレイン酸塩）methylergometrine は子宮平滑筋収縮作用を持ち，産後の止血薬として用いられている．

ergometrine   dihydroergotamine

ergotamine   methylergometrine   LSD

（5）エフェドリンから開発された医薬品

　マオウのアルカロイドであるエフェドリン類は交感神経興奮中枢興奮，気管支拡張作用などを有し風邪の諸症状の改善，気管支喘息などに用いられるが，高血圧，循環器系障害などの副作用を持つ．エフェドリンをメチル化して得られるメチルエフェドリン（局 *dl*-メチルエフェドリン塩酸塩）methylephedrine は，マオウにも微量成分として含まれるが，副作用の発現が少ないとされ，鎮咳，気管支拡張薬として使用されている．他にも，エフェドリンをリード化合物として気管支拡張薬のサルブタモール（局硫酸塩）salbutamol，交感神経興奮，抗不整脈薬のイソプロテレノール isoproterenol（局イソプレナリン塩酸塩 *l*-isoprenaline）などの医薬品が開発された．一方，開発過程でメタンフェタミン（ヒロポン）methamphetamine やアンフェタミン amphetamine が得られた．これらは強い中枢興奮を有し，精神錯乱，依存性のため乱用により社会的悪影響を及ぼしたことから，覚醒剤に指定され規制されるに至った．

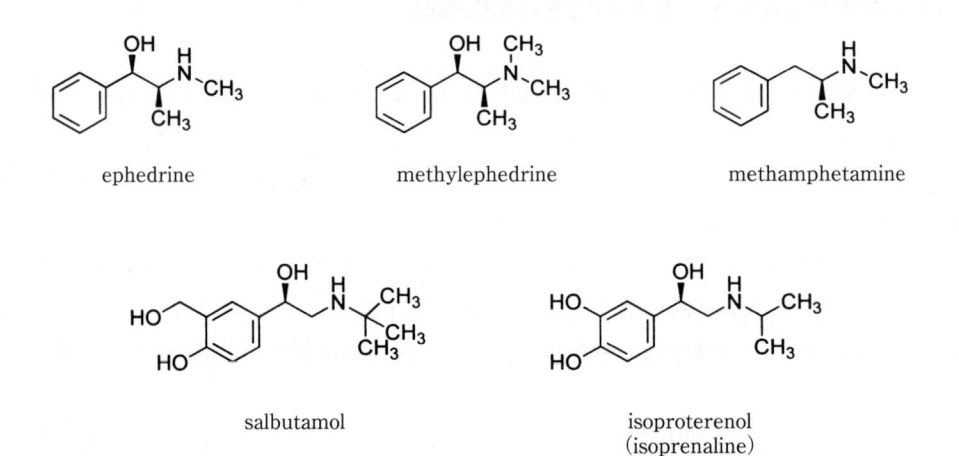

ephedrine   methylephedrine   methamphetamine

salbutamol   isoproterenol（isoprenaline）

（6）植物起源の抗がん剤およびその誘導体

　植物成分を起源とする窒素原子を含む抗がん剤として，ニチニチソウのアルカロイド類，キジュから最初に得られたカンプトテシン，タイヘイヨウイチイから見いだされたパクリタキセルなどがある．カンプトテシン camptothecin は中国産ヌマミズキ科植物のキジュ（喜樹）から最初に得られた．トポイソメラーゼⅠ阻害による強い抗腫瘍活性を示すことから，抗がん剤として期待されたが骨髄抑制作用などの強い副作用のため，抗がん剤としての使用は断念された．しか

し，カンプトテシンをリード化合物として，イリノテカン irinotecan が日本の製薬会社により開発された．この化合物は修飾した置換基が体内で加水分解により活性本体に変わり抗腫瘍作用を示すプロドラッグで，副作用がカンプトテシンよりかなり軽減されている．

camptothecin　　　　　　　　　irinotecan

　パクリタキセル paclitaxel（商品名タキソール）はタイヘイヨウイチイより見いだされた強い抗腫瘍活性を持つ化合物で，ジテルペンにアミノ酸由来の側鎖がエステル結合した複雑な構造を有する化合物である．パクリタキセルの植物中の含有量は乾燥樹皮 1 kg あたり 10 mg 程度の微量であり，イチイが亜寒帯に生育する成長の非常に遅い樹木であることから，天然物に依存する限り抗がん剤としての使用はきわめて限定的にならざるをえない．合成研究も盛んに行われ，全合成も達成されているが，この複雑な化合物の合成には多くのステップと労力を必要とし，実用性がある方法は見いだされていない．それに代わって成功したのは，植物中に比較的多く存在するパクリタキセルの生合成前駆体から部分合成する方法である．パクリタキセルの生合成前駆体の 10-deacetylbaccatin III はセイヨウイチイ（ヨーロッパイチイ）の葉に多く含まれているので安定した原料の取得が可能である．この葉から得られた 10-deacetylbaccatin III からの部分合成によりパクリタキセルが安定して供給できるようになった．卵巣がん，乳がん，非小細胞肺がん，胃がんの治療に広く用いられている．一方，10-deacetylbaccatin III が多量に得られるようになった結果，導入する置換基を変えることにより新たな抗がん剤の開発が研究された．その結果，開発された化合物がドセタキセル docetaxel（商品名タキソテール）である．この化合物は，パクリタキセルに類似した作用を示し，投与量はパクリタキセルにくらべ少ない．両者とも骨髄抑制，肝機能障害などの副作用がある．また商品名も類似しているため，誤投与により医療事故を引き起こした例もあり，特に注意すべき医薬品である．

paclitaxel（Taxol®）　　　　　　　　　10-deacetylbaccatin III

docetaxel (Taxotere®)

北米に生育し，下剤として利用されるポドフィルムの根茎（ポドフィルム根）から，がん細胞に対し強い毒性を有するリグナン化合物のポドフィロトキシン podophyllotoxin が単離されていたが，強い毒性のためそのままでは使用できなかった．しかし構造修飾によりエトポシド🏥 etoposide が開発され抗がん剤として乳がん，子宮頸がんなどに用いられている．

podophyllotoxin

etoposide

（7）その他

ムラサキウマゴヤシ（アルファルファ）など，クマリンを含む牧草が発酵すると抗凝血活性をもつ二量体のジクマロール dicoumarol が生成する．このジクマロールを参考に血液凝固剤のワルファリン（🏥ワルファリンカリウム warfarin potassium）が開発された．

dicoumarol

warfarin potassium

ヨーロッパでケラ実の名で知られるセリ科植物アンミの果実から得られるクロモン誘導体のケリン khellin は冠状動脈拡張作用を有し，狭心症，気管支喘息などに用いられてきたが，これをリード化合物として抗アレルギー薬の🏥クロモグリク酸ナトリウム sodium cromoglicate（商品名クロモリン）が開発された．

khellin

sodium cromoglicate

このほか，骨粗鬆症に用いられるイソフラボンのイプリフラボン ipriflavone はダイズなど，マメ科植物に多く見られるゲニステイン genistein を，また抗アレルギー薬アンレキサノクス amlexanox はオウゴンのバイカレイン baicalein をリード化合物として開発されたと言われている．

genistein

ipriflavone

baicalein

amlexanox

インスリン分泌の遅延を伴う食後高血糖を改善する糖尿病治療薬として，α-グルコシダーゼ阻害薬がある．グルコースに類似した構造を有するα-グルコシダーゼ阻害薬にボグリボース voglibose があり，分子内に窒素原子をもつ化合物である．なお，天然には，クワの根皮（ソウハクヒ）に含まれる 1-デオキシノジリマイシン 1-deoxynojirimycin など，同様なα-グルコシダーゼ阻害作用を持ち食後の血糖上昇を抑制する化合物が見いだされている．

voglibose

1-deoxynojirimycin

α-glucose

演習問題

第1問 ヤナギの一種から得られる天然物を基に合成され，サリチル酸の胃障害を軽減する目的で開発された医薬品はどれか．
1　サリチル酸メチル
2　サリシン
3　アミノ安息香酸エチル
4　アセチルサリチル酸
5　サリチル酸ナトリウム

第2問 次の化合物群で，一般に二次代謝産物に分類されるのはどれか．
1　グルコース
2　グリシン
3　シキミ酸
4　メバロン酸
5　コレステロール

第3問 次の二次代謝産物と生合成経路の正しい組み合わせはどれか．
1　長鎖脂肪酸　──────　メバロン酸経路
2　アルカロイド　──────　酢酸-マロン酸経路
3　テルペノイド　──────　アミノ酸経路
4　フェニルプロパノイド　──────　シキミ酸経路
5　コレステロール　──────　シキミ酸経路

第4問 次の糖類のうち，二糖類で還元性を示すものはどれか．
1　果糖
2　ブドウ糖
3　麦芽糖
4　ショ糖
5　アミロース

第5問 生薬チョウジの主成分であるフェニルプロパノイド eugenol の構造はどれか.

(1) シンナムアルデヒド
(2) 桂皮酸
(3) 4-メトキシプロペニルベンゼン
(4) 3-メトキシ-4-ヒドロキシアリルベンゼン
(5) 3-メトキシ-4-ヒドロキシシンナミルアルコール

第6問 下記のリグナン類のうちで生薬ポドフィルムコンから得られ抗腫瘍活性を示すリグナンはどれか.

(1) マグノロール型ビフェノール
(2) セサミン型フロフラン
(3) アルクチイン型ジベンジルブチロラクトン配糖体
(4) ポドフィロトキシン
(5) シザンドリン型ジベンゾシクロオクタジエン

第7問 次の基本骨格 (1) 〜 (5) のうち，カルコンはどれか.

(1) イソフラボン
(2) フラボン
(3) 3-ヒドロキシフラボン
(4) スチルベン
(5) カルコン

第8問 構造式 (1) ～ (5) のうち，ゲラニル二リン酸から生合成されるものはどれか．

(1)　　　　　　(2)　　　　　　(3)

(4)　　　　　　　　　(5)

第9問 酢酸-マロン酸経路で生合成され，芳香族ポリケチド類に分類されているものはどれか．
 1 フェニルプロパノイド
 2 アントラキノン
 3 クマリン
 4 フラボノイド
 5 リグナン

第10問 シナヒキガエルの毒腺の分泌物に含まれる強心物質はどれか．
 1 ジギトキシン
 2 ジゴキシン
 3 G-ストロファンチン
 4 スチラレン A
 5 ブファリン

第11問 トリプトファンから生合成されるアルカロイドはどれか．
 1 ヒヨスチアミン
 2 ベルベリン
 3 パパベリン
 4 ビンブラスチン
 5 エフェドリン

第12問 次の化合物とアルカロイド骨格又は名称で正しい組み合わせはどれか．
1　アトロピン　――――　トロポロンアルカロイド
2　キニーネ　――――　イソキノリンアルカロイド
3　エルゴタミン　――――　バッカクアルカロイド
4　モルヒネ　――――　インドールアルカロイド
5　ベルベリン　――――　キノリンアルカロイド

第13問 次の抗がん薬 (1)～(5) のうち，キョウチクトウ科ニチニチソウに含まれるものはどれか．

(1)　(2)　(3)

(4)　(5)

第14問 分子量が大きく異なる物質を分離・精製するのに最も適当なクロマトグラフィーはどれか．
1　吸着クロマトグラフィー
2　アフィニティークロマトグラフィー
3　ゲル浸透クロマトグラフィー
4　ガスクロマトグラフィー
5　イオン交換クロマトグラフィー

第15問　生薬エキス中にフラボノイドやキノンなどの色素の存在を確認するために，最も適当な機器分析法はどれか．
1　質量スペクトル
2　赤外吸収スペクトル
3　可視・紫外吸収スペクトル
4　核磁気共鳴スペクトル
5　円二色性スペクトル

第16問　次の抗生物質について，マクロライド系抗生物質はどれか．
1　テトラサイクリン
2　バンコマイシン
3　ベンジルペニシリン
4　ストレプトマイシン
5　エリスロマイシン

第17問　抗結核薬として用いられるアミノグリコシド系抗生物質はどれか．
1　ストレプトマイシン
2　バンコマイシン
3　テトラサイクリン
4　エリスロマイシン
5　セファロスポリンC

第18問　有毒鞭毛藻により生合成され，その藻類を捕食した熱帯の魚介類を摂取することにより食中毒を起こす毒はどれか．
1　テトロドトキシン
2　サキシトキシン
3　ジノフィシストキシン
4　シガトキシン
5　フェオホルビド

第19問　シビレタケなどのマジックマッシュルームに含まれ，幻覚作用を起こす物質はどれか．
1　アクロメリン酸A
2　シロシビン
3　ムスカリン
4　α-アマニチン
5　コプリン

第20問 ジャコウジカの雄のジャコウ腺分泌物から得られる天然香料はどれか．
 1 *d*-カンフル
 2 *l*-メントール
 3 シトロネロール
 4 *d*-リモネン
 5 ムスコン

正解・解説

第1問 正解 4

解説
1：誤　サリチル酸のメチルエステル化によって合成され，鎮痛・消炎作用を有する．
2：誤　サリシンはシロヤナギの樹皮から得られる有効成分として単離された．
3：誤　アミノ安息香酸エチルは，エステル型局所麻酔薬である．
4：正　サリチル酸の胃障害を軽減する目的で，サリチル酸のアセチル化体であるアセチルサリチル酸（アスピリン）が開発された．解熱鎮痛薬として使用されている．
5：誤　サリチル酸ナトリウムは，解熱効果があるがアセチルサリチル酸より効力が弱く，胃障害などの副作用が認められる．

第2問 正解 5

解説
1：誤　グルコースなどの糖は一次代謝産物に分類される．
2：誤　グリシンなどの脂肪族アミノ酸は，一次代謝産物に分類される．
3：誤　シキミ酸，酢酸などの有機酸は，一次代謝産物である．
4：誤　メバロン酸は，一次代謝産物である．
5：正　コレステロールは，メバロン酸から生合成される二次代謝産物である．

第3問 正解 4

解説
1：誤　長鎖脂肪酸は，酢酸-マロン酸経路で生合成される．
2：誤　アルカロイドは，アミノ酸経路で生合成される．
3：誤　テルペノイドは，メバロン酸経路で生合成される．
4：正　フェニルプロパノイドは，シキミ酸経路で生合成される．
5：誤　コレステロールは，メバロン酸経路で生合成される．

第4問 正解 3

解説
1：誤　果糖（D-フルクトース：Fru）は，単糖類で還元性を示す．
2：誤　ブドウ糖（D-グルコース：Glc）は，単糖類で還元性を示す．
3：正　麦芽糖（マルトース）は，Glc 2分子が $\alpha(1\rightarrow4)$ 結合した二糖類で還元性を示す．
4：誤　ショ糖（スクロース）は，Glc と Fru が $\alpha(1)\rightarrow\beta(2)$ 結合した二糖類で還元性を示さない．
5：誤　アミロース（デンプン）に存在する Glc が $\alpha(1\rightarrow4)$ 結合でつながった多糖類である．

第5問 [正解] 4

解説
1：誤　生薬ケイヒの精油中に含まれる cinnamic aldehyde である．
2：誤　生薬アンソッコウ中に含まれる cinnamic acid である．
3：誤　生薬ウイキョウの精油中に含まれる anethole である．
4：正　生薬チョウジから得られる精油の主成分である eugenol である．
5：誤　リグナン，リグニンの前駆体である coniferyl alcohol である．

第6問 [正解] 4

解説
1：誤　生薬コウボクに含まれる magnolol である．
2：誤　ゴマ油中に含まれる sesamin である．
3：誤　生薬レンギョウから得られる arctin である．
4：正　抗腫瘍活性を示す podophyllotoxin である．
5：誤　生薬ゴミシから得られる gomisin A である．

第7問 [正解] 5

解説
1：誤　基本骨格（1）はイソフラボンである．
2：誤　基本骨格（2）はフラボンである．
3：誤　基本骨格（3）はフラボノールである．
4：誤　基本骨格（4）はスチルベンである．
5：正　基本骨格（5）はカルコンである．

第8問 [正解] 1

解説
1：正　ゲラニル二リン酸（C_{10}）から生合成されるモノテルペン l-menthol．
2：誤　ファルネシル二リン酸（C_{15}）から生合成されるセスキテルペン α-santonin．
3：誤　ゲラニルゲラニル二リン酸（C_{20}）から生合成されるジテルペン abietic acid．
4：誤　ゲラニルゲラニル二リン酸から生合成されるセスタテルペン（C_{25}）ophibolin A．
5：誤　ファルネシル二リン酸2分子から生合成されるトリテルペン protopanaxadiol．

第9問 [正解] 2

解説
1：誤　フェニルプロパノイドは，シキミ酸経路で生合成される．
2：正　アントラキノン類は，酢酸-マロン酸経路で生合成される．
3：誤　クマリンは，シキミ酸経路で生合成される．
4：誤　フラボノイドは，シキミ酸経路と酢酸-マロン酸経路の複合経路で生合成される．
5：誤　リグナンは，シキミ酸経路で生合成される．

第10問 [正解] 5

解説
1：誤　ゴマノハグサ科のジギタリスに含まれ，5員環ラクトンをもつカルデノリドである．
2：誤　ゴマノハグサ科のケジギタリスに含まれるカルデノリドである．
3：誤　キョウチクトウ科のストロファンツスに含まれるカルデノリドである．
4：誤　ユリ科のカイソウに含まれ，六員環ラクトンをもつブファジエノリドである．
5：正　シナヒキガエルの毒腺の分泌物に含まれ，ブファジエノリドである．

第11問 [正解] 4

解説
1：誤　ヒヨスチアミンは，オルニチン由来のトロパンアルカロイドである．
2：誤　ベルベリンは，チロシン由来のベンジルイソキノリンアルカロイドである．
3：誤　パパベリンは，チロシン由来のベンジルイソキノリンアルカロイドである．
4：正　ビンブラスチンは，トリプトファンから生合成されるインドールアルカロイドであり，抗悪性腫瘍剤として用いられる．
5：誤　エフェドリンは，フェニルアラニン由来のアルカロイドである．

第12問 [正解] 3

解説
1：誤　アトロピンは，オルニチン由来のトロパンアルカロイド．
2：誤　キニーネは，キノリンアルカロイド．
3：正　エルゴタミンは，トリプトファン由来のバッカクアルカロイド．
4：誤　モルヒネは，チロシン由来のモルフィナンアルカロイド．
5：誤　ベルベリンは，チロシン由来のベンジルイソキノリンアルカロイド．

第13問 [正解] 4

解説
1：誤　中国のヌマミズキ科植物カレンボクに含まれるカンプトテシンである．
2：誤　ポドフィルムコンに含まれるポドフィロトキシングルコシドである．
3：誤　放線菌 *Streptomyces caespitosus* が生産するマイトマイシンCである．
4：正　キョウチクトウ科ニチニチソウに含まれるビンクリスチンである．
5：誤　セイヨウイチイから得られるパクリタキセル（タキソール）である．

第14問 [正解] 3

解説
1：誤　極性の違いによって化合物を分離する方法である．
2：誤　生物学的親和性の違いによって分離する方法である．
3：正　分子ふるい効果に基づくもので，分子の大きさにより分離する方法である．
4：誤　精油，香料などの揮発性物質の分析に適している．
5：誤　イオン性物質であるアミノ酸，タンパク質，ペプチドなどの分離に適している．

第 15 問 [正解] 3

[解説] 1：誤　質量（Mass）スペクトルは，主に分子量，分子式の測定に用いる．
2：誤　赤外吸収（IR）スペクトルは，官能基（水酸基など）の存在の有無が分かる．
3：正　可視・紫外吸収スペクトルは，芳香族系や共役系化合物の存在が予測される．
　　　生薬エキス中のフラボノイドやキノンなどの色素の存在が予測される．
4：誤　核磁気共鳴（NMR）スペクトル，有機化合物の水素および炭素の性質がわかる．
5：誤　円二色性（CD）スペクトルは，光学活性物質の絶対構造の決定に用いられる．

第 16 問 [正解] 5

[解説] 1：誤　テトラサイクリンは，テトラサイクリン系抗生物質
2：誤　バンコマイシンは，ペプチド系抗生物質
3：誤　ベンジルペニシリンは，ペナム系のβ-ラクタム系抗生物質
4：誤　ストレプトマイシンは，アミノグリコシド系抗生物質
5：正　エリスロマイシンは，マクロライド系抗生物質

第 17 問 [正解] 1

[解説] 1：正　アミノグリコシド系抗生物質にカナマイシン，ストレプトマイシンがある．
2：誤　グリコペプチド系抗生物質で，MRSA に対して抗菌作用を示す．
3：誤　テトラサイクリン系抗生物質である．
4：誤　マクロライド系抗生物質である．
5：誤　セフェム系のβ-ラクタム系抗生物質である．

第 18 問 [正解] 4

[解説] 1：誤　微生物により生合成され，食物連鎖によりフグに蓄積する．
2：誤　赤潮を形成する渦鞭毛藻類により生合成され，その藻類を捕食したイガイ，ホタテガイ貝などの二枚貝を摂取することにより食中毒を起こす．
3：誤　有毒鞭毛藻により生合成され，食物連鎖によりイガイなどの二枚貝に蓄積する．
4：正　ドライアイスに触れたような感覚（ドライアイスセンセーション）がある．
5：誤　葉緑素の分解産物で，アワビ類の中腸腺に含まれ，光過敏性皮膚炎を起こす．

第 19 問 [正解] 2

[解説] 1：誤　ドクササコの有毒成分で，手足の先が赤くはれ，激痛が 1 か月以上も続く．
2：正　マジックマッシュルームとは，麻薬成分のシロシビンやシロシンを含み，食べると幻覚を起こすキノコの総称で，シビレタケ，ヒカゲシビレタケなどがある．
3：誤　ベニテングタケの有毒成分で，副交感神経興奮作用を示し，幻覚作用も有する．
4：誤　タマゴテングタケの有毒成分で，肝臓，心臓，腎臓障害により死に至る．
5：誤　ヒトヨタケの有毒成分で，アルコール飲酒とともに摂取すると中毒を起こす．

第 20 問 正解 5

解説 1：誤　クスノキに含まれる主香気成分である．
2：誤　ハッカに含まれる香気成分である．
3：誤　バラの香りがあり，シトロネラ油，ローズ油に存在する．
4：誤　ミカン属 Citrus 植物の果皮の精油成分である．
5：正　動物生薬ジャコウに含まれる香気成分である．

日本語索引

ア

青カビ 175
青葉アルコール 200
アカキナノキ 161
アカルボース 182
アガロスピロール 200
アキラル 32
アクチノマイシン D 181
アグリコン 63
アクロメリン酸 A 193
アコニチン 165
アサ 102
アザジラクチン 213
アザフィロン系色素 197
アジサイ 96
アジマリン 158
L-アスコルビン酸 57
アスナロ 111
アスピリン 6, 80, 217
アセチルアトラクチロジノール 70
アセチルサリチル酸 5
アトラクチロジノール 70
アトラクチロジン 70
アトラクチロン 114
アドリアマイシン 180
アトロピン 147, 218
アトロプ異性体 41
アナバシン 150, 212
アニサチン 191
アネトール 73
アノマー 52
アノマー化 53
アノマー水酸基 52
アノマー水素 52
アノマー炭素 52
アビエタン型ジテルペン 118
アビエチン酸 118
アピゲニン 90
アフラトキシン B_1 77
アヘン 152
アマチャ(甘茶) 97, 203
アマトキシン群 191
アミグダリン 169
アミノ酸経路 49
アミノ酸転移反応由来アルカロイド 164
アミノ酸類 167
アミノ糖 57

アムホテリシン B 179
アメントフラボン 91
アモイジン 75
アラキジン酸 65
アラキドン酸 65
アラキドン酸カスケード 68, 69
アラビアゴム 62
アラビトール 35
L-アラビノース 55
アリイン 168
アリザリン 85, 195
アリシン 168
アリソール 123
アリチアミン 168
アリナーゼ 168
アリルイソチオシアネート 171
アルカニン 86
アルカロイド 51, 143
アルカロイド系色素 197
アルドース 55
アルドステロン 133
アルドヘキソース 56
アルドペントース 55
アルドン酸 57
アルファルファ 76, 222
アルミナ 13
アレコリン 151
アレン異性体 41
アロエ 84
アロエエモジンアンスロン 84
アロスレオニン 40
アロマテラピー 199
アンサマイシン系抗生物質 178
アンズ 169
アンスロン 83
アンソッコウ(安息香) 80
安息香酸 80
安息香酸類 200
アンチ型 42
アントシアニン系色素 195
アントシアニン類 209
アントシアン類 95
アントラキノン 50, 83
アントラサイクリン系抗腫瘍性抗生物質 180
アントラニル酸由来アルカロイド 162
アンドロステロン 132
アンフェタミン 220
アンミ 7, 82, 222
アンレキサノクス 223

α-アマニチン 191
α-サンタロール 200
α-テルチエニル 212
R 配置 37
R_f 値 13
R, S 表示法 37

イ

イオノン 107
いす型 43
異性体 33
イソイリドミルメシン 110
イソクマリン 97, 203
イソチオシアネート 170
イソフムロン 103
イソフラボノイド 88
イソフラボン 50
イソフラボン類 94, 208
イソプレナリン 220
イソプレン則 104
イソプロテレノール 220
イソリクイリチゲニン 93
イタドリ 97
位置異性体 33
一次代謝 47
イチョウ 117
イトヒメハギ 127
イヌサフラン 155
イヌマキ 133
イヌリン 61
イネゴマ葉枯病菌 120
イプスジエノール 31
イプラトロピウム 218
イプリフラボン 223
イボテングタケ 192
イボテン酸 192
イポメアマロン 32
イミダゾールアルカロイド 163
イミペネム 177
イリドイド 106
イリドイド型モノテルペン 110
イリドジアール 106
イリドミルメシン 110
イリノテカン 162, 221
イルジン S 192
イルダン型セスキテルペン 115
インジカン 197
インジゴ 197
インジゴカルミン 198
インドキシル 197

インドジャボク(印度蛇木)　2, 158
インドセンダン　213
インドールアルカロイド　51
インドロキナゾリン型アルカロイド　161
E, Z 異性体　39

ウ

ウイキョウ(茴香)　73
ウコン(鬱金)　101, 113, 114, 210
ウシ　131
ウズ(烏頭)　165
右旋性　15
ウツボグサ　125
ウメ　169
ウラルカンゾウ　93, 203
ウルサン型トリテルペン　125
ウルソデオキシコール酸　131
ウルソール酸　125
ウロン酸　57
ウワウルシ　125
ウンシュウミカン　92

エ

エイコサノイド　67
エイコサペンタエン酸　65
エイジツ(営実)　92
栄養機能食品　206
液−液分配クロマトグラフィー　12
エキス　11
液体クロマトグラフィー　12
エクジステロン　133
エクダイソン　133
エクティナサイジン 743　187
エクリプス　42
エストラジオール　131
エストラトリオール　131
エストロン　131
エゼリン　161
エトポシド　78, 222
エナンチオマー　33, 34
エピカテキン　208
(−)-エピカテキン　95
エピカテキンガレート　208
エピガロカテキン　208
エピガロカテキンガレート　208
(−)-エピガロカテキン 3-O-ガレート　95
エピジャスモン酸メチルエステル　213
エピマー　35
エフェドリン　1, 164

エボジアミン　161
エムルシン　169
エメチン　156
エモジン　84, 195
エラジタンニン　99
エリスリトール　34
エリスロ型　40
エリスロース　34, 40
エリスロマイシン類　178
エルゴカルシフェロール　130
エルゴステロール　130
エルゴタミン　160, 219
エルゴメトリン　1, 160
エレクトロスプレーイオン化　19
エンジムシ　194
エンジュ　91
円二色性　29
円偏光二色性　29
$erythro, threo$ 表示　40
^{1}H 化学シフト　22
L 糖　38
N-グリコシド　63
S 配置　37

オ

オイゲノール　74, 200, 213
オイデスマン型セスキテルペン　114
オウゴニン　91
オウゴン(黄芩)　8, 91
黄体ホルモン類　132
オウバク(黄柏)　126, 154
オウレン(黄連)　154
オエナントトキシン　70
オオアザミ　93
オオカラスウリ　124
オオツヅラフジ　155
オオバナオケラ　114
オカダ酸　185
オキサセフェム　175
オキシコドン　217
オクタデシルシリル基　12
オクトリカブト　165
オケラ　114
オタネニンジン　70, 122, 128
オニドコロ　134
オバクノン　126
オフィオボリン A　120
オリゴ配糖体　63
オリーブノキ　66
オリーブ油　66
オリベトール酸　102
オルニチン由来アルカロイド　146

オレアナン型トリテルペン　124
オレイン酸　65
オレンジ油　108
オンジ(遠志)　127
オンジサポニン F　127
ORD スペクトル　29

カ

カイカ(槐花)　91
海産毒　184
ガイシ(芥子)　171
カイソウ　137
害虫駆除物質　211
カイニン酸　167, 188, 193
カウラン型ジテルペン　118
カカオ　66, 167
カカオ脂　66
化学シフト　21, 22
核オーバーハウザー効果　23
核磁気共鳴スペクトル　21
カゴソウ(夏枯草)　125
カーサミン　93
カジナン型セスキテルペン　113
ガジュツ(莪蒁)　114
加水分解型タンニン　98
カスガマイシン　213
ガスクロマトグラフィー　13
カタルポシド　111
カッコン(葛根)　94
活性炭　13
(+)-カテキン　95
カテキン類　94, 208
果糖　202
カナマイシン　177
カビレン　69
カフェイン　167
カフェ酸　74
カプサイシン　164
カプサンチン　141, 194
カマズレン　116
カミツレ　116
カミツレ油　116
カーミン酸　194
D-ガラクツロン酸　57
D-ガラクトサミン　57
D-ガラクトース　56
カラシ　171
カラシナ　171
カラシ油配糖体　170
ガラナ　167
カラバルマメ(カラバル豆)　7, 161
カルコン類　93

カルデノリド　135
カルナウバヤシ　65
カルナウバロウ　65
カルバペネム　175, 176
カルボキシメチルセルロース　60
カルボン　108
カルメロース　60
カロコン(栝楼根)　124
ガロタンニン　98
カロチノイド系色素　194
カロテノイド　139
カロテン類　139
カワラタケ　62
還元性二糖類　59
環状構造　52
カンゾウ(甘草)　93, 124
カンテン　62
カンナビノイド　102
カンナビノール　102
官能基異性体　33
官能基の吸収帯　16
カンファー　32
カンプトテシン　162, 220
d-カンフル　110
カンペステロール　130
甘味料　202
含硫化合物　210
カンレンボク　162
γ-オリザノール　123

キ

気-液分配クロマトグラフィー　13
規格基準型特定保健用食品　206
幾何異性体　39
キカラスウリ　124
キササゲ　111
キサントトキシン　75
キサントフィル類　139
キジツ(枳実)　92
擬似不斉炭素　35
擬似不斉的　35
キジュ(喜樹)　162
キシリトール　35, 58
D-キシロース　55
キダチマオウ　164
キチン　62
キナ　7
キナ酸　74
キナ皮　161
キニジン　161
キニーネ　1, 161
キノコ毒　191

キノリチジンアルカロイド　51, 150
キノリンアルカロイド　51, 161
キノン系色素　194
キハダ　126, 154
逆相クロマトグラフィー　12
キャッサバ　170
吸着クロマトグラフィー　13
キョウカツ(羌活)　76
強心配糖体　135
鏡像異性体　30, 32, 33
橋頭位　39
キョウニン(杏仁)　169
キラリティー　32
キラル　32
銀鏡反応　55
ギンコリドA　117
キンマ　151
菌類ステロール　130

ク

グアイアン型セスキテルペン　116
クァシノイド型トリテルペン　126
ケェルセチン　91, 208
ククルビタシン　124
ククルビタン型トリテルペン　124
クジン(苦参)　150
クズ　94
クチナシ　110, 141
グッタペルカ　142
クマコケモモ　125
クマリン　50, 75
クラムヨモギ　115
クララ　150
クラーレノキ　152
グリコーゲン　62
グリコシド　63
グリコペプチド系抗生物質　179
クリサンテミン　96
グリシトール　58
クリスマスローズ　138
グリセルアルデヒド　32, 52
クリソファノール　84, 195
グリチルリチン　203
グリチルリチン酸　126, 203
グリチルレチン酸　124
グルカン　60
クルクミン　101, 196, 210
D-グルクロン酸　57
D-グルコサミン　57
グルコシノレート　170
グルコース　56, 202
クレスチン　62

クロカラシ　171
クロシン　141, 194
クロマトグラフィー　12
クロモグリク酸ナトリウム　82
クロモリン　222
クロモン　82
クロラムフェニコール　178
クロロゲン酸　74, 101
クロロフィル　196

ケ

ケイヒ(桂皮)　74, 100, 200
ケイヒアルデヒド　74, 200
ケシ　7, 152
ケジギタリス　136
ケトース　55
ゲニスチン　94
ゲニステイン　94, 208, 223
ゲニポシド　110
ゲニン　63
ケラ実　222
ゲラニイン　99
ゲラニオール　107, 199
ゲラニル二リン酸　102
ケリン　82, 222
ゲルマクラン型セスキテルペン　114
ゲルマクロン　114
元素分析　16
ゲンタマイシン　177
ゲンチアナ　111
ゲンチオビオース　59
ゲンチオピクロシド　111
ゲンノショウコ　99
ケンフェロール　92

コ

抗炎症物質　187
コウカ(紅花)　93
光学異性体　52
抗がん活性物質　186
鉱質コルチコイド類　133
抗腫瘍性抗生物質　180
構造異性体　33
構造決定法　15
高速液体クロマトグラフィー　13
高速原子衝撃イオン化法　20
酵素阻害剤　182
コウボク(厚朴)　79, 114, 152
香料　199
コエンザイムQ　86
ゴオウ(牛黄)　131

コカ　6, 148
コカイン　148, 218
コガネバナ　91
ココヤシ　66
五色豆　170
ゴシポール　113
ゴシュユ(呉茱萸)　161
コショウ　150
コジョウコン(虎杖根)　97
五炭糖　55
骨格異性体　33
コデイン　3, 155
コニフェリルアルコール　74
コニフェリン　74
ゴバイシ(五倍子)　80, 98
コーヒーノキ　167
コプリン　193
ゴマ　66, 78
ゴマ油　66
ゴミシ(五味子)　79
ゴミシンA　79
コーラノキ　167
コリアミルチン　191
コール酸　131
コルチゾン　132
コルヒクム　155
コルヒチン　155
コレカルシフェロール　130
コレステロール　131
昆虫ホルモン　213
コンドロイチン硫酸　62
Cotton効果　29

サ

サイカシン　170, 190
サイコ(柴胡)　127
サイコサポニンa　127
サキシトキシン　184
酢酸-マロン酸経路　49, 81
ザクロ　149
サジオモダカ　123
鎖状ジテルペン　117
鎖状トリテルペン　122
鎖状モノテルペン　107
左旋性　15
サフラシンB　187
サフラワーイエロー　196
サフラン　141
サポジラ　142
サリシン　80, 217
サリチル酸　5
サリチル酸メチル　200
サルブタモール　220

サンシシ(山梔子)　110, 141
サンシュユ(山茱萸)　110
山豆根　7
三炭糖　55
三糖類　60
サントニン　115
　　質量スペクトル　20
　　赤外吸収スペクトル　17
　　二次元NMRスペクトル　28
　　¹³C-NMRスペクトル　26
　　DEPTスペクトル　26
　　EI-MSフラグメント　20
　　EIMS, HR-ESIMSスペクトル　19
　　¹H-NMRスペクトル　23
　　UVスペクトル　18

シ

ジアステレオマー　30, 34
シアニジン　96, 195
シアノヒドリン　169
ジアリルジスルフィド　210
ジアリルスルフィド　210
ジアリルヘプタイド　101, 196, 210
CDスペクトル　29
ジオスゲニン　134
ジオスチン　134
紫外・可視吸収スペクトル　17
紫外吸収スペクトル　18
シガトキシン　185
ジギタリス　136
ジギトキシン　2, 136
D-ジギトキソース　56
シキミアニン　162
シキミ酸経路　49, 71
シクトキシン　70, 191
軸不斉化合物　41
ジクマロール　76, 222
シクロアルタン型トリテルペン　123
シクロアルテノール　123
シクロスポリン　182
シクロヘキサン
　　配座異性体　43
ジゴキシン　136
シコニン　86, 195
シコン(紫根)　86
脂質　64
シス-ペルベノール　31
自然毒　189
シソ　101, 109
シタラビン　186
七炭糖　55

質量スペクトル　20
質量分析法　19
ジテルペン　51, 116
ジテルペン配糖体　202
シトラール　107
シトロネロール　199
シナ　115
シナヒキガエル　138
シナピン　171
シナマオウ　164
シナルビン　171
シニグリン　171
シノブファギン　138
シノメニン　155
ジヒドロエルゴタミン　219
シビレタケ　192
ジベレラン型ジテルペン　119
ジベレリンA₁　119
脂肪酸　64
指紋領域　16
シャクヤク(芍薬)　109
ジャコウ　201
集合フェロモン　213
ジュウヤク(十薬)　91
自由誘導減衰　21
縮合型タンニン　99
ジュグロン　213
ショウガ　113
ショウキョウ(生姜)　113
条件付き特定保健用食品　206
少糖類　58
食品の機能性　205
植物色素　95
植物ステロール　130
植物性自然毒　189
助色素　96
助色団　18
女性卵胞ホルモン類　131
除虫菊　112, 211
ショ糖　58, 202
シリカゲル　12
ジリグナン　79
シリビン　93
シロカラシ　171
シロシビン　192
シロシン　192
シロタマゴテングタケ　191
シロバナムシヨケギク　112, 211
シロヤナギ　6
ジンギベレン　113
沈香　200
深色シフト　18
ジンセノシドRb₁　63, 128
ジンセノシドRg₁　128

シンナムアルデヒド 74
シンナムタンニン A$_1$ 100
シンナムタンニン A$_2$ 100
神農本草経 1
^{13}C 化学シフト 25
C-グリコシド 63
C$_6$-C$_1$ 化合物 80
cis 配置 39
cis, trans 異性体 39
G-ストロファンチン 137

ス

水蒸気蒸留 12
スウェルチアマリン 111
スクアラン 122
スクアレン 122
スクロース 202
スコポラミン 147, 218
スタキオース 60
スタッガード 42
スチグマステロール 130
スチラレン A 137
スチルベン 50, 97
スチルベン類 87, 209
ステアリン酸 65
ステビア 118
ステビオシド 118, 202
ステビオール 118
ステロイド 51, 129
ステロイド系アルカロイド 166, 189
ステロイドサポニン 129, 134
ステロイドホルモン 131
ステロール 130
ストリキニーネ 159
ストレプトマイシン 177
スピン-スピン結合 22
スピン-スピン結合定数 22
スペアミント油 108
スペインカンゾウ 203
スポンゴウリジン 186
スポンゴチミジン 186
スルフォラフェン 210
スクロース 58
スレイトール 34
スレオ型 40
スレオース 34, 40

セ

生合成経路 48
青酸配糖体 169
生体防御物質 97
性フェロモン 213
生物活性 30
セイヨウアカネ 85
セイヨウイチイ 119
セイヨウエビラハギ 76
セイヨウオトギリソウ 102
セイヨウシロヤナギ 5
セイヨウナツユキソウ 5, 6
セイヨウムラサキ 86, 101
赤外吸収スペクトル 16
セコイリドイド型モノテルペン 111
セサミン 78
セサモリン 78
セスキテルペン 51, 112, 200
セスキリグナン 79
セスタテルペン 120
摂食阻害物質 212
絶対配置 36, 52
セネガ 127
セファマイシン C 176
セファロスポリン類 175, 176
セファロスポリン C 176
セフェム類 175, 176
セルロース 60
セロビオース 59
センキュウ(川芎) 83
旋光度 15
旋光分散 29
浅色シフト 18
センソ(蟾酥) 138
セントジョーンズワート 102
センナ 84
センノシド 84
センブラン型ジテルペン 119
センブリ 111
ゼンマイ 133

ソ

双環性モノテルペン 109
ソウジュツ(蒼朮) 70, 114
相対的配置 36
ソウハクヒ 223
ソテツ 170, 190
ソラニン 166, 189
D-ソルビトール 58

タ

ダイウイキョウ(大茴香) 73
ダイオウ(大黄) 84
大蒜 168

対掌体 33
ダイジン 94, 208
ダイズ 66, 94
ダイズ油 66
ダイゼイン 94, 208
タイソウ(大棗) 124
ダイダイ 92, 125
タイヘイヨウイチイ 119, 221
大麻 102
タイム油 109
タイワンヒノキ 111
ダウノルビシン 180
タキサン型ジテルペン 119
タキソテール 221
タキソール 119, 221
タクシャ(沢瀉) 123
タクロリムス 182
タチジャコウソウ 109
ダツラ 147
多糖類 60
タバコ 150, 211
タピオカ 177
タマゴテングタケ 191
ダマラン型トリテルペン 122
単環性モノテルペン 108
胆汁酸 131
単純脂質 64, 65
単純多糖類 60
単純トリプタミン誘導体 158
淡色効果 18
炭水化物 52
弾性ゴム 141
男性ホルモン類 132
単糖類 55
タンニン 98
タンニン酸 98

チ

チエナマイシン 176
チオヒドロキシム酸スルホネート 170
チクセツサポニンIV 128
チクセツニンジン(竹節人参) 128
チグラン型ジテルペン 119
チクル 142
チモール 109
チャ 95, 100
茶カテキン 208
チャノキ 167
抽出 11
抽出液 11
チョウジ(丁子) 74, 200
チョウジ油 115

チョウセンゴミシ　79
チロシン由来アルカロイド　151
チンピ(陳皮)　92
Chan-Ingold-Prelog の順位則　37

ツ

ツキヨタケ　192
ツバキ油　66
ツボクラリン　152
ツヤプリシン　111

テ

10-デアセチルバッカチンⅢ　120
低級アルコール　200
低級テルペノイド類　199
ディスバリューア　31
テェアシネンシン A　100
テェアフラビン　100
デオキシコール酸　131
デオキシ糖　56
1-デオキシノジリマイシン　223
2-デオキシ-D-リボース　55
テオフィリン　167
テオブロミン　167
デカリン　39
デキサメタゾン　132
デキストロメトルファン　217
テストステロン　132
デスラノシド　136
テトラサイクリン　177
テトラサイクリン系抗生物質　177
テトラテルペン　139
テトラヒドロカンナビノール　102
テトラヒドロカンナビノール酸　102
テトラメチルシラン　21
テトロース　55
テトロドトキシン　184
テニポシド　78
テバイン　155
7-デヒドロコレステロール　130
デリス　94, 212
デルフィニジン　96, 195
デルフィニジン 3-O-グルコシド　96
テルペノイド　51
テルペノイドアルカロイド　165
テルペノイドイソキノリン型アルカロイド　156
テルペノイドインドールアルカロイド　158
テレビンチナ　118

テレビン油　108
転位ラブダン型ジテルペン　117
電解脱離イオン化法　20
転化糖　59
電子衝撃イオン化法　20
天然色素　194
デンプン　61
D 糖　38
D, L 表示　38

ト

糖アルコール　58
トウガラシ　164
トウキ(当帰)　70, 83
トウゴマ　66
糖質コルチコイド類　132
トウニン(桃仁)　169
トウヒ(橙皮)　92, 125
動物ステロール　130
トウモロコシ　66
トウモロコシ油　66
トウリンドウ　111
糖類　52, 202
トガリバマキ　133
ドキソルビシン　180
ドクウツギ　191
ドクササコ　193
ドクゼリ　70, 191
ドクダミ　91
ドクツルタケ　191
特定保健用食品　206
ドクフジ　94
特別用途食品　206
ドコサヘキサエン酸　65
トコン(吐根)　156
ドセタキセル　221
トチバニンジン　128
トチュウ(杜仲)　142
トマチン　212
トマト　212
トラガント　62
トリアシルグリセロール　66
トリオース　55
トリテルペン　51, 120, 203
トリテルペンサポニン　120, 126
トリプトファン由来アルカロイド　156
トレハロース　59, 202
トレンス反応　55
(S)-トロパ酸　37
トロパンアルカロイド　51, 146
トロピン　37
トロポロン型アルカロイド　155

トロンボキサン　67
trans 配置　39

ナ

ナギオン　32
ナタネナ　66
ナタネ油　66
ナツミカン　92
ナツメ　124
ナフトキノン　85
ナリンギン　92, 208
ナロキソン　217
ナンテン　8

ニ

ニガキ(苦木)　126
ニガキラクトン A　126
ニコチノイド　211
ニコチン　150, 211
ニコチン酸由来アルカロイド　150
二次元 NMR　27
二次代謝　47
二次代謝産物　49
ニチニチソウ　159
二糖類　58
ニーム　213
乳糖　59
ニンジン(人参)　70, 122, 128, 139
ニンニク　168
Newman 式　42

ヌ

ヌルデ　80, 98

ネ

ネオスチグミン　219
ネオスルガトキシン　185
ネオリグナン　77
ねじれ舟型　43

ノ

ノイバラ　92
濃色効果　18
農薬　211
農薬用抗生物質　213
ノギテカン　162
ノスカピン　154
ノトプテロール　76
ノルニコチン　212

ハ

バイカリン　91
バイカレイン　91, 222
配座　30, 42
配座異性体　42
配糖体　63
馬鹿苗病菌　119
麦芽糖　59, 202
薄層クロマトグラフィー　12
バクチノキ　169
ハクトウカ（白桃花）　92
パクリタキセル　119, 221
ハシッシュ　102
ハシリドコロ　147
ハズ　119
ハッカ　30, 108
バッカクアルカロイド　160, 219
バッカク菌　160
ハッカ油　108
発癌性物質　190
発色団　18
パナキサジオール　128
パナキサトリオール　128
パナキシノール　70
ハナトリカブト　165
バニリン　2000
パパベリン　152
パラゴムノキ　141
バルバロイン　84
パルミチン酸　65
パルミトレイン酸　65
半いす型　43
バンコマイシン　179

ヒ

ヒアルロン酸　62
ビアンスロン　50
ヒイラギソウ　133
ヒカゲシビレタケ　192
非還元性二糖類　58
ビキシン　194
ビサボラン型セスキテルペン　113
ビサボレン　113
ヒスチジン由来アルカロイド　163
ビスデスモシド　63
ピセイド　97
比旋光度　15
ビタミンA　139
ビタミンD_2　130
ビタミンD_3　130
ビタミンK_1　85
ビタミンK_2　86
ヒトヨタケ　193
ヒドランゲノール　203
3-ヒドロキシフラバン誘導体　208
ヒドロコルチゾン　132
ヒドロペルオキシエイコサテトラエン酸　68
ビニフェリン　97
ピネン　213
ヒノキチオール　111
ピペリジンアルカロイド　149
ピペリン　150
ヒペルフォリン　102
ヒマシ油　66
非メバロン酸経路　104
ビャクジュツ（白朮）　114
ビャクダン　200
ヒヨス　147
ヒヨスチアミン　37, 147, 218
ピリジンアルカロイド　150
ビルベリー　209
ピレスリン　112, 211
ピレスロイド　112, 211
ピロカルピン　163
ヒロハセネガ　127
ヒロポン　220
ピロロインドールアルカロイド　161
ビンクリスチン　159
ビンブラスチン　159
ビンロウ　151
ビンロウジ（檳榔子）　151

フ

ファイトアレキシン　97
ファルカリノール　70
ファルカリンジオール　70
ファロイン　191
ファロトキシン群　191
フィゾスチグミン　161, 219
フィチン　58
フィトエクダイソン　133
フィトケミカル　205
フィトナジオン　85
フィロズルシン　97, 203
フェニルアラニン由来アルカロイド　164
フェニルオサゾン誘導体　55
フェニルプロパノイド　50, 73, 200
プエラリン　94
フェーリング反応　55
フェロモン　213
フェンタニル　217

不規則型モノテルペン　111
複合脂質　64, 66
複合多糖類　62
L-フコース　56
ブシ（附子）　165
不斉　32
不斉炭素　30, 52
プタキロシド　115, 190
フタリド　50, 82
フタリドイソキノリン型アルカロイド　154
ブチリデンフタリド　83
ブチルフタリド　83
プテロカルパン類　94
ブドウ　97
ブドウ糖　202
舟型　43
ブファジエノリド　135, 137
ブファリン　138
ブフォゲニン　138
ブフォトキシン　138
不飽和脂肪酸　65
フムラン型セスキテルペン　115
フムレン　115
フムロン　103
プラウノイ　117
プラウノトール　117
ブラスチシジンS　213
フラッシュバック現象　192
プラバスタチン　183
フラバノール類　93
フラバノン　50, 92
フラボノイド　50, 87, 88, 207
フラボノイド系色素　196
フラボノール　50, 91
フラボン　50, 90
プリンアルカロイド　166
ブルガロブフォトキシン　138
フルクタン　61
フルクトース　56, 202
プルナシン　169
ブレオマイシン　181
プレドニゾロン　132
プレニレーティドフロログルシノール誘導体　102
フレミング　175
プロアントシアニジン類　100
プロカイン　6, 218
プロカインアミド　6
プロゲステロン　132
プロシアニジンC-1　100
プロスタグランジン　67, 68
プロスチラリジンA　137
プロトジオスチン　134

ヘ

プロトスタン型トリテルペン　123
プロトパナキサジオール　122
プロトパナキサトリオール　122
プロビタミン D_2　130
フロログルシノール型フェノール　50
Fischer 投影式　36, 42

ベイスギ　111
ペオニフロリン　109
ヘキサデカン酸トリアコンチル　65
cis-3-ヘキセノール　200
ヘキソース　55
ペクチン　62
ヘスペリジン　92, 208
ベタシアニン系色素　196
ベタニン　196
ペチジン　217
ベツリン酸　124
ペナム類　176
ペニシリン　175, 176
ペニシリン G　176
ベニテングタケ　192
ベニノキ　194
ベニバナ　93
ペーパークロマトグラフィー　13
ペパーミント油　108
ヘパリン　63
ヘプトース　55
ベラドンナ　147
ベラドンナコン　147
ペラルゴニジン　95, 195
ペリラアルデヒド　109
ペルシャクルミ　213
ベルベリン　154, 197
ペレチエリン　149
ヘレブリン　138
ヘロイン　217
変形トリテルペン　125
変形モノテルペン　110
ベンジルイソキノリン型アルカロイド　51, 152
ベンジルペニシリンカリウム　176
変旋光　53
ベンゾキノン　86
変態ホルモン　133
ペンタゾシン　217
ペントース　55
β-オイデスモール　114
β-カロテン　139
β-シトステロール　130
(−)-β-ピネン　199

ホ

β-ラクタム系抗生物質　175

ボウイ（防已）　155
芳香族化合物
　　酢酸-マロン酸経路　81
　　シキミ酸経路　71
ホウノキ　114, 152
ボウフウ　70
飽和脂肪酸　65
ホオノキ　79
ボグリボース　223
保健機能食品　206
保持時間　13
ホソバオケラ　70, 114
ホップ　115
ホテイシメジ　193
ポドフィルム　78, 222
ポドフィロトキシン　78, 222
ポナステロイド A　133
ホマトロピン　218
ホミカ　110
ポリアセチレン化合物　69
ポリエンマクロライド系抗生物質　179
ポリオキシン類　214
ポリケチド　50, 81
ポリテルペノイド　141
ポリフェノール　206
ポリポディン B　133
ポルフィリン系色素　196
ホロトキシン A　188
ホンアンズ　169
ボンビコール　213

マ

マイトトキシン　185
マイトマイシン C　180
マオウ（麻黄）　164
マクサ　62
マグネシア　13
マグノクラリン　152
マグノロール　79
マクリ　167, 188
マクロライド系抗生物質　178
マジックマッシュルーム　192
マタタビ　110
マテ　167
マトリシン　116
マトリックス支援レーザー脱離イオン化法　20
マトリン　150

マノアライド　187
マリーゴールド　212
マリファナ　102
マルチフロリン A　92
マルトース　59, 202
マルビジン　209
マロニルアオバニン　96
マンデロニトリル　169
D-マンニトール　58
D-マンノース　56

ミ

ミオイノシトール　58
ミシマサイコ　127
ミツバチ　65
ミツロウ　65
ミツワガシワ　110
ミドリハッカ　108
ミネラルコルチコイド類　133
ミブヨモギ　115
ミルジオマイシン　214
ミロシナーゼ　170

ム

ムスカリン　192
ムスコン　201
ムラサキ　86
ムラサキウマゴヤシ　6, 76, 222

メ

メソ体　34
メタンフェタミン　220
メチシリン耐性黄色ブドウ球菌　179
メチルアゾキシメタノール　170
メチルエフェドリン　220
メチルエリスリトールリン酸経路　49, 104
メチルエルゴメトリン　219
メトキサレン　75
メナテトレノン　86
メバロン酸経路　49, 104
メロペネム　177
免疫抑制剤　182
メントール　30
l-メントール　108
面不斉化合物　41

モ

モグロシド V　203

モ

モッショクシ（没食子）　80, 98
没食子酸　80
モナスコルブリン　197
モノテルペン　51, 106, 199
モモ　169
モルヒネ　1, 3, 155, 217
モルフィナン型アルカロイド　155

ヤ

ヤシ油　66
ヤナギ　217
ヤブツバキ　66
ヤボランジ葉　163
ヤマシキミ　162

ユ

ユウタン（熊胆）　131
融点　15
誘導脂質　64
ユビキノン　86
ユビデカレノン　86

ヨ

幼若ホルモン　213
ヨヒンビン　158
ヨヒンベ　158
ヨーロッパイチイ　120
四炭糖　55
四糖類　60

ラ

ラウオルフィア　1, 158
羅漢果　203
ラクトース　59
ラッカイン酸類　194
ラッカセイ　66
ラッカセイ油　66
ラックカイガラムシ　194
ラナトシドC　136
ラノスタン型トリテルペン　123
ラノステロール　123
ラフィノース　60
ラベンダー油　115
L-ラムノース　56
ランプテロール　192
Lambert–Beerの法則　18

リ

リクイリチン　93
リグスチリド　83
リグナン　50, 77
リグニン　79
リコペン　139
リジン由来アルカロイド　149
立体異性体　33, 52
立体化学　30
立体構造式　41
立体配座　33, 53
立体配置　33, 37, 52
リドカイン　218
リード化合物　217
リトスペルミン酸　101
リナマリン　170
(−)-リナロール　199
リノール酸　65
リノレイン酸　65
リビトール　35
リファマイシン　178
リファンピシン　178
D-リボース　55
リボフラビン　35
リモニン　125
(＋)-リモネン　199
リモネン　31, 108
リモノイド型トリテルペン　125
リュウタン（竜胆）　111
緑茶タンニン　95

ル

ルチン　208
ルテイン　140
ルテオリン　90
ルテカルピン　161
ルパン型トリテルペン　124
ルブソシド　202
ルプロン　103

レ

レイン　84
レインアンスロン　85
レスベラトロール　97, 209
レセルピン　158
レチノール　139
レボピマール酸　118
レモン　107

ロ

ロイコトリエン　67
ロガニン　110
六炭糖　55
ろ紙分配クロマトグラフィー　13
ロジン　118
ローズマリー　101
ロスマリン酸　101
ロテノイド　94, 212
ロテノン　94, 212
ロートコン　147

ワ

ワサビ　171
ワタ　113
ワラビ　115, 133, 190
ワルファリン　222
ワルファリンカリウム　76

外国語索引

A

abietic acid 118
absolute configuration 36
Acacia senegal 62
acarbose 182, 183
acetylatractylodinol 70
achiral 32
Achras zapota 142
aconitine 165
Aconitum carmichaeli 165
A. japonicum 165
acromelic acid A 193
Actinida polygama 110
actinomycin D 181
adonitol 35
adriamycin 180
aflatoxin B_1 77
agar 62
agarospirol 200
aglycone 63
ajmarine 158
Ajuga incisa 133
alanine 38
aldohexose 56
aldonic acids 57
aldopentose 55
aldose 55
aldosterone 133
Alisma orientale 123
alisol 123
alizarin 85, 195
alkaloids 143
Alkanna tinctoria 86
alkannin 86
allene isomer 41
allicin 168
alliin 168
allinase 168
allithiamine 168
Allium sativum 168
allothreonine 41
allylisothiocyanate 171
Aloe africana 84
aloe-emodin anthrone 84
Aloe ferox 84
A. spicata 84
Amanita muscaria 192
A. pantherina 192
A. phalloides 191

A. verna 191
A. virosa 191
α-amanitin 191, 192
amentoflavone 91
1-aminocyclopropanol 193
amino sugars 57
amlexanox 8, 223
Ammi majus 75
A. visnaga 7, 82
ammoidin 75
amphetamine 220
amphotericin B 179
amygdalin 169
anabasine 150, 212
Anabasis aphylla 150
androgens 132
androsterone 132, 133
anethole 73
Angelica acutiloba 70, 83
anisatin 191
anomer 52
anomeric carbon 52
anomeric hydroxyl 52
anomeric proton 52
anomerisation 53
ansamycins 178
anthocyanidin 89
anthocyanine 209
anti form 42
apigenin 90
Apis indica 65
A. mellifera 65
L-arabinose 55
arabitol 35
Ara-C 186
Arachis hypogaea 66
Arctostaphylos uva-ursi 125
Areca catechu 151
arecoline 151
Arnebia euchroma 86
aromatherapy 199
Artemisia cina 115
A. kurramensis 115
A. monogyna 115
L-ascorbic acid 57
Aspergillus flavus 77
aspirin 6, 217
Astragalus gummifer 62
asymmetric carbon 30, 52
Atractylodes chinensis 70
A. japonica 114

A. lancea 70, 114
A. ovata 114
atractylodin 70
atractylodinol 70
atractylon 114
Atropa belladonna 147
atropine 147, 219
atrop isomer 41
aurone 89
auxochrome 18
Azadirachta india 213
azadirachtin 212, 213

B

Babylonia japonica 185
baicalein 8, 50, 91, 223
baicalin 91
barbaloin 84
bathochromic shift 18
benzaldehyde cyanohydrin 169
benzoic acid 80
berberine 154, 197
betanin 196
betulinic acid 124
bile acids 121
bisabolene 113
bisdesmoside 63
Bixa orellana 194
bixin 194
blasticidin S 213, 214
bleomycin A_2 181
boat form 43
bombykol 213
Bos taurus var. *domesticus* 131
Brassica campestris 66
B. juncea 171
B. nigra 171
bufadienolides 135, 137
bufalin 138
Bufo bufo gargarizans 138
bufogenin 138
bufotoxin 138
Bufo vulgaris 138
Bupleurum falcatum 127
butylidenephthalide 83
butylphthalide 50, 83

C

Caffea arabica 167

caffeic acid 74
caffeine 167
Camellia japonica 66
C. sinensis 95, 100, 167
campesterol 130
camphor 32, 110
Camptotheca acuminata 162
camptothecin 162, 221
cannabinol 102
Cannabis sativa 102
capillene 69
capsaicin 164
capsanthin 141, 194
Capsicum annuum 164
carbapenem 175, 176
carbohydrates 53
carboxymethylcellulose 60
cardenolides 135
cardiac glycosides 135
carmellose 60
carminic acid 194, 195
carotenes 139
β-carotene 51, 139
carotenoids 139
carthamin 93
Carthamus tinctorius 93
carvone 108
Cassia acutifolia 84
C. angustifolia 84
Catalpa ovata 111
catalposide 111
(+)-catechin 95
Catharanthus roseus 159
cellulose 60
Cephaelis acuminata 156
C. ipecacuanha 156
cephalosporin C 176
cephalosporins 175
cephamycin C 176
cephem 176
C-glycoside 63
chair form 43
chalcone 89
Chamaecyparis taiwanensis 111
chamazulene 116
chemical shift 21
chicle 142
chikusetsusaponin Ⅳ 128
chiral 32
chiral carbon 52
chirality 32
chitin 62
chloramphenicol 178
chlorogenic acid 74

chlorophyll 196
chloroquine 7
cholecalciferol 130
cholesterol 131
cholic acid 131
chologenic acid 101
Chondrodendron tomentosum 152
chondroitin sulfate 62
chromophore 18
chrysanthemin 96
Chrysanthemum cineraliaefolium 112, 211
chrysophanol 84, 195
ciclosporin 182
Cicuta virosa 70, 191
cicutoxin 70, 191
ciguatoxin 185, 186
Cinchona succirubra 7, 161
cinnamaldehyde 50
cinnamic aldehyde 74, 200
Cinnamomum cassia 74, 100
cinnamtannin A_1 100
cinnamtannin A_2 100
cinobufagin 138
circular dichromism 29
citral 107
citronellol 199
Citrus aurantium 125
C. aurantium var. *daidai* 93, 125
C. limon 107
C. natsudaidai 93
C. unshiu 93
Clitocybe acromelalga 193
C. clavipes 193
Cnidium officinale 83
^{13}C-NMR 25
cocaine 2, 6, 51, 148, 218
Coccus cacti 194
Cocos nucifera 66
codeine 4, 155
coenzyme Q 86
coenzyme Q_{10} 86
Coernicia cerifera 65
Cola nitida 167
colchicine 155
Colchicum autumnale 155
COLOC 28
configuration 33, 52
conformation 30, 33, 42, 53
coniferin 74
coniferyl alcohol 74
constitutional isomer 33
co-pigment 96

coprine 193
Coprinus atramentarius 193
Coptis japonica 154
coriamyrtin 191
Coriaria japonica 191
Coriolus versicolor 62
Cornus officinalis 110
cortisone 132
crocetin 194
crocin 141, 194
Crocus sativa 141
cromolyn 7
Croton sublyratus 117
C. tiglium 119
cucurbitacin 124
Curcuma longa 101, 113, 114, 210
C. zedoaria 114
curcumin 101, 196, 210
cyanidin 96, 195
cyanohydrin 169
cycasin 170, 190
Cycas revoluta 170, 190
cycloartenol 123
Cymbopogon citratus 107
cytarabine 186

D

daidzein 94
daidzin 94
daigein 208
daigin 208
Datura stramonium 147
Daucus carota 139
daunorubicin 180
10-deacetylbaccatin Ⅲ 120, 221
decarine 40
7-dehydrocholesterol 130
delphinidin 96, 195
delphinidin-3-*O*-glucoside 96
deoxycholic acid 131
2-deoxy-D-ribose 55
1-deoxynojirimycin 223
deoxy-sugars 56
DEPT 27
Derris elliptica 94, 212
deslanoside 136
dexamethasone 132
dextromethorphan 217
diallyl disulfide 210
diallyl sulfide 210
diastereo isomer 30
diastereomer 34
dicoumarol 6, 76, 222

Digenea simplex 167, 188
Digitalis lanata 136
D. purpurea 136
digitoxin 2, 51, 136
D-digitoxose 56
digoxin 136
dihydroergotamine 219
3,4-dihydroxybenzoic acid 4
dimethycyclohexane 39
dioscin 134
Dioscorea tokoro 134
diosgenin 134
disaccharides 58
distortion enhancement by polarization transfer 27
docetaxel 222
doxorubicin 180

E

EC 208
ecdysone 133
ECG 208
eclipse 42, 43
Ecteinascidia turbinata 187
ecteinascidin 743 187
EGC 208
EGCG 208
EI 20
eicosanoid 67
electron impact 20
electrospray ionization 20
emetine 156
emodin 50, 84, 195
emulsin 169
enantiomer 30, 33, 34
ent-oplopanone 32
Ephedra intermedia 164
E. quisetina 164
E. sinica 164
(−)-ephedrine 2
ephedrine 1, 42, 164, 220
epicatechin 208, 209
(−)-epicatechin 95
epicatechin gallate 208, 209
epigallocatechin 208, 209
epigallocatechin gallate 208, 209
(−)-epigallocatechin 3-*O*-gallate 95
epi-jasmonic acid methylester 213
epimer 35
ergocalciferol 130
ergometrine 1, 2, 51, 160, 219

ergosterol 130
ergotamine 160, 220
erythreose 41
erythritol 34, 35
erythro 40
erythromycin A 178
erythromycins 178
erythrose 34
Erythroxylon coca 6, 148
eserine 161
ESI 20
estradiol 131
estratriol 131
estrogens 131
estrone 131
etoposide 78, 222
Eucommia ulmoides 142
β-eudesmol 114
eugenol 74, 200, 213
Evodia bodinieri 161
E. officinalis 161
E. rutaecarpa 161
evodiamine 161

F

FAB 20
falcarindiol 70
falcarinol 70
farnesyl pyrophosphate 112
fast atom bombardment 20
FD 20
fentanyl 217
FID 21
field desorption 20
Filipendula ulmaria 5
flavanone 89
flavanonol 89
flavone 89
flavonol 89
Fleming 175
Foeniculum vulgare 73
free induction decay 21
fructans 61
fructose 202
D-fructose 56
L-fucose 56
fumalic acid 39
functional isomer 33

G

D-galactosamine 57
D-galactose 56

D-galacturonic acid 57
gallic acid 80
Gambierdiscus toxicus 185
Gardenia jasminoides 110, 141
gas–liquid chromatography 13
Gelidium amansii 62
genin 63
geniposide 110
genistein 94, 208, 223
genistin 94
gentamicin 177
Gentiana lutea 111
G. scabra 111
gentiobiose 59, 194
gentiobiosyldiacylglycerol 67
gentiopicroside 111
geometrical isomer 39
geraniin 99
geraniol 107, 199
Geranium thunbergii 99
geranyl pyrophosphate 102
germacrone 114
Gibberella fujikuroi 119
gibberellin A_1 119
Ginkgo biloba 117
ginkgolide A 117
ginsenoside Rb_1 63, 128
GLC 13
glcyrrhizic acid 51
glucans 60
glucocerebroside 67
glucocorticoids 132
D-glucosamine 57
glucose 38, 202
α-glucose 223
D-glucose 56
D-glucuronic acid 57
glyceraldehyde 32, 38, 52
Glycine max 66, 94
glycitols 58
glycogen 62
glycosides 63
glycyrrhetic acid 124
Glycyrrhiza glabra 124, 126, 203
G. uralensis 93, 124, 126, 203
glycyrrhizic acid 126, 203
glycyrrhizin 203
gomisin A 79
Gossypium arboreum 113
gossypol 113
G-strophantin 137
gum arabic 62
guttapercha 142

H

half-chair form　43
Halichondria okadai　185
¹H–¹³C COSY　27
head bridge　39
Helleborus niger　138
hellebrin　138
heparin　63
heptose　55
heroin　217
hesperidin　50, 92, 208
HETCOR　28
hetero-nuclear shift correlation spectroscopy　27
Hevea brasiliensis　141
cis-3-hexenol　200
hexose　55
¹H–¹H COSY　27
¹H–¹H shift correlation spectroscopy　27
high performance liquid chromatography　13
hinokitiol　111
HMBC　28
HMQC　28
¹H-NMR　21
holotoxin A　188
homatropine　219
homoglycans　60
Houttuynia cordata　91
HPETE　68
HPLC　13
humulene　115
humulone　103
Humulus lupulus　115
hyaluronic acid　62
Hydrangea macrohylla　96
H. macrophylla var. *thunbergii*　97, 203
hydrangenol　203
hydrocortisone　132
hydroperoxyeicosatetraenoic acid　68
hyoscyamine　38, 147, 218
Hyoscyamus niger　147
hyperchromism　18
hyperforin　102
Hypericum perforatum　102
hypochromism　18
hypsochromic shift　18

I

ibotenic acid　192
ibuprofen　6
Ilex paraguensis　167
Illicium verum　73
illudin S　192, 193
imipenem　177
indican　197
indigo　197
indigocarmine　198
indoxyl　197
infrared spectrum　16
myo-inositol　58
inulin　61
invert sugar　59
ipomeamarone　32
ipratropium　219
ipriflavone　94, 223
iridodial　106
iridomyrmecin　110
irinotecan　162, 221
IR spectrum　16
isoflavone　89, 94
isohumulone　103
isoiridomyrmecin　110
isoliquiritigenin　93
isomenthol　31
isomer　33
isoprenaline　220
isoproterenol　220
isoquercitrin　91

J

Juglans regia　213
juglone　212, 213
juvenile hormone　213

K

kaempferol　92
α-kainic acid　167 188, 193
kanamycin　177
kasugamycin　213, 214
ketose　55
khellin　7, 82, 223
krestin　62

L

laccaic acids　195
Laccifer lacca　194
lactose　59
lampterol　192
Lampteromyces japonica　192
lanatoside C　136
lanosterol　123
LC　12
lecithin　67
leukotriene　67
levopimaric acid　118
lidocaine　218
ligustilide　83
limonene　31, 108, 199
limonin　125
(−)-linalool　199
linamarin　170
liquid chromatography　12
liquiritin　93
lithospermic acid　101
Lithospermum erythrorhizon　86
L. officinale　101
loganin　110
loperamide　7
LSD　160, 219
Luffariella variabilis　187
lupulone　103
lutein　140
luteolin　90
lycopene　139
Lycopersicon esculentum　212
L-lysergic acid　160
L-lysine　149

M

Macrotomia euchroma　86
magnocurarine　152
Magnolia obovata　79, 114, 152
magnolol　79
maitotoxin　185
MALDI　20
malic acid　39
malonylawobanin　96
maltose　59, 202
malvidin　209
mandelonitrile　169
Manihot esculenta　170
D-mannitol　58
D-mannose　56
manoalide　187
mass spectrum　20
Matricaria chamomilla　116
matricin　116
matrine　51, 150
matrix assisted laser desorption/

ionization　20
Medicago sativa　6, 76
Melilotus officinalis　76
menatetrenone　86
Menispermaceous curare　152
Mentha arvensis var. *piperascens*
　　30, 108
M. piperita　108
M. spicata　108
menthol　30, 31, 42, 108
l-menthol　51
Menyanthes trifoliata　110
meropenem　177
meso compound　34
methamphetamine　220
methylazoxymethanol　170
methylephedrine　220
methylergometrine　220
methylerythritol phosphate (MEP)
　　pathway　104
methylsalicilate　200
mevalonate-independent pathway
　　104
mevalonate (MVA) pathway　104
mildiomycin　214
Millettia taiwaniana　94
mineral corticoids　133
mitomycin C　180
mogroside V　203
Momordica grosvenorii　203
monascorubrin　197
monosaccharides　55
morphine　1, 2, 4, 7, 155, 217, 218
morphol　4
moulting hormones　133
MRSA　178
MS　20
multiflorin A　92
muscarine　192
muscone　201
mutarotation　53
myrosinase　170
m/z　20

N

nagione　32
naloxone　217, 218
Nandina domestica　8
nandinoside　8
naringin　92, 208
neoisomenthol　31
neomenthol　31
neostigmine　7, 219

neosurugatoxin　185
N-glycoside　63
Nicotiana tabacum　150, 211
nicotine　150, 212
nicotinic acid　150
nicotinoids　211
nigakilactone A　126
NMR spectrum　21
NOE correlated spectroscopy　27
NOESY　27
nogitecan　162
non-reducing disaccharides　58
nornicotine　212
noscapine　154
notopterol　76
Notopterygium forbesii　76
N. incisum　76
nuclear magnetic resonance
　　spectrum　21

O

obakunone　126
ODS　12
Oenanthe crocata　70
oenanthotoxin　70
okadaic acid　185
Olea europaea　66
olibetolic acid　102
oligoglycoside　63
oligosaccharides　58
olivetolic acid　102
onjisaponin F　127
ophiobolin A　120
Ophiobolus miyabeanus　120
opium　152
oplopanone　32
optical rotatory dispersion　29
ORD　29
γ-oryzanol　123
Osmunda japonica　133
ouabain　137
oxacephem　175, 176
oxycodone　217, 218

P

paclitaxel　119, 221
Paeonia lactiflora　109
paeoniflorin　109
paeonol　50
panaxadiol　129
panaxatriol　129
Panax ginseng　70, 122, 128

P. japonicus　128
panaxynol　70
papaverine　51, 152
Papaver somniferum　7, 152
paper partition chromatography
　　13
Paullinia cupana　167
Pausinystalia yohimbe　158
pectin　62
pelargonidin　96, 195
pelletierine　149
penam　176
penicillin G　176
penicillins　175
Penicillium chrysogenum　175
pentazocine　7, 217, 218
pentose　55
Perilla frutescens　101, 109
perillaldehyde　109
pethidine　217, 218
phalloin　191, 192
Phaseolus lunatus　170
Phellodendron amurense　126, 154
P. chinense　126
phenanthrene　4
phyllodulcin　203, 204
D-phyllodulcin　97
Physostigma venenosum　7, 161
physostigmine　7, 161, 219
phytin　58
phytochemical　205
phytoecdysone　133
phytonadione　85
phytosterol　130
piceid　97
Picrasma quassioides　126
pilocarpine　163
Pilocarpus microphyllus　163
α-pinene　199, 213
Piper betle　151
P. nigrum　150
piperidine alkaloid　149
piperine　150
plaunotol　117
Podocarpus macrophyllus　133
P. nakai　133
podophyllotoxin　78, 222
Podophyllum peltatum　78
Polygala senega var. *latifolia*　127
P. tenuifolia　127
P. senega　127
Polygonum cuspidatum　97
polyoxin A　214
polyoxins　214

polypodine B　133
Polypodium vulgare　133
polysaccharides　60
polyterpenoids　141
positional isomer　33
PPC　13
pravastatin　183
prednisolone　132
procaine　6, 218
procyanidin C-1　100
progesterone　132
proscillaridin A　137
prostaglandin　67
protodioscin　134
protopanaxadiol　122
protopanaxatriol　122
provitamin D₂　130
prunasin　169
Prunella vulgaris var. *lilacina*　125
Prunus armeniaca　169
P. armeniaca var. *ansu*　169
P. persica　92, 169
P. persica var. *davidiana*　169
P. zippeliana　169
pseudoasymmetric　35
psilocin　192
Psilocybe argentipes　192
P. vanenata　192
psilocybin　192
ptaquiloside　115, 190
Pteridium aquilinum var.
　latiusculum　115, 132, 190
pterocarpan　94
Pueraria lobata　94
puerarin　50, 94
Punica granatum　149
pyrethrin　110, 211
pyrethroid　113, 211
pyridine alkaloid　150

Q

quercetin　91, 208
quercitrin　91
Quercus infectoria　80, 98
quinic acid　74
quinidine　31, 161
quinine　1, 2, 7, 31, 51, 161
quinolizidine alkaloid　150

R

raffinose　60
Rauwolfia serpentina　158

R-configuration　37
reducing disaccharides　59
relative configuration　36
reserpine　2, 158
resveratrol　50, 97, 209, 210
retention time　13
retinol　139
L-rhamnose　56
rhein　84
rhein anthrone　85
Rheum coreanum　84
R. officinale　84
R. palmatum　84
R. tanguticum　84
Rhus javanica　80, 98
ribitol　35
riboflavin　35
D-ribose　55
Ricinus communis　66
rifampicin　179
rifamycin　178
Rosa multiflora　92
rosmarinic acid　101
Rosmarinus officinalis　101
rotenoid　94, 212
rotenone　94, 212
rubber　141
Rubia tinctorum　85
rubusoside　202
rutaecarpine　161
rutin　50, 91, 208

S

saccharose　58
safflomin A　196
safflower yellow　196
saikosaponin a　127
salbutamol　220
salicin　5, 6, 80, 217
salicylic acid　6
Salix alba　5, 6
α-santalol　200
santonin　115
α-santonin　51
Saposhnikovia divaricata　70
saxitoxin　184, 185
Schisandra chinensis　79
scillaren A　137
S-configuration　37
scopolamine　147, 218
Scopolia carniolica　147
S. japonica　147
S. parviflora　147

Scutellaria baicalensis　8, 91
sellobiose　59
sennoside　50, 84
sesamin　50, 78
sesamolin　78
Sesamum indicum　66, 78
shikonin　86, 195
silybin　93
Silybum marianum　93
sinalbin　171
sinapine　171
Sinapis alba　171
sinigrin　171
sinomenine　155
Sinomenium acutum　155
β-sitosterol　130
skeletal isomer　33
Skimmia japonica　162
skimmianine　162
sodium cromoglicate　82, 223
sofalcone　7
solanidine　189
solanine　166, 189
Solanum tuberosum　189
Sophora angustifolia　150
S. flavescens　150
S. japonica　91
S. subprostrata　7
sophoradin　7
D-sorbitol　58
sphingomyelin　67
Spiraea ulmaria　6
spongothymidine　186
spongouridine　186
squalane　122
squalene　122
stachyose　60
staggard　42
staggard form　42
starch　61
stereoisomer　33, 52
steroidal hormones　131
steroidal saponins　134
sterols　130
Stevia rebaudiana　118
steviol　118
stevioside　51, 118, 202
Stichopus japonicus　188
stigmasterol　130
stilbene　88
St. John's wort　102
Streptomyces antibioticus　181
S. caespitosus　180
S. verticillus　181

streptomycin 177
Strophanthus gratus 137
strychnine 159
Strychnos nux-vomica 110, 159
Styrax benzoin 80
sucrose 58, 202
sugar alcohols 58
sugars 52
sulforaphane 210
Swertia japonica 111
swertiamarin 111
Syzygium aromaticum 74, 115

T

tacrolimus 182
Tagetes erecta 212
tannic acid 98
Taxol 119, 221
Taxotere 222
Taxus bacca 120
T. brevifolia 119
teniposide 78
terebinthina 118
α-terthienyl 212
testosterone 132
tetracycline 177, 178
12-O-tetradecanoylphorbol-13
 -acetate 119
tetrahydrocannabinol 102
tetrahydrocannabinolic acid 102
tetrasaccharides 60
tetraterpenes 139
tetrodotoxin 184
tetrose 55
theaflavin 100
theasinensin A 100
Thea sinensis 167
thebaine 155
Theobroma cacao 66, 167
theobromine 167
theophylline 167
thienamycin 176, 177

thin-layer chromatography 12
thiohydroximate sulphonate 170
threitol 34, 35
threo 40
threonine 41
threose 34, 41
thromboxane 67
Thuja plicata 111
thujaplicin 111
Thujopsis dolabrata 111
thymol 109
Thymus vulgaris 109
TLC 12
TMS 21
tomatine 212
TPA 119
tragacanth 62
tranilast 8
trehalose 202
α, α-trehalose 59
triacontyl hexadecanoate 65
triacylglycerol 66
Trichosanthes bracteata 124
T. kirilowii 124
T. kirilowii var. *japonicum* 124
triose 55
trisaccharides 60
tropane alkaloid 146
(S)-tropic acid 37, 38
tropine 37, 38
tubocurarine 152
twisted-boat form 43

U

ubidecarenone 86
ubiquinone 86
ultraviolet absorption spectrum
 18
umbelliferone 50
Urginea maritima 137
uronic acids 57
ursodeoxycholic acid 131

ursolic acid 125
Ursus arctos 131

V

vancomycin 179
vanillin 200
vinblastine 159
vincristine 159
viniferin 97
vitamin A 139
vitamin K_1 85
vitamin K_2 86
Vitis vinifera 97
voglibose 223
vulgarobufotoxin 138

W

warfarin 6
warfarin potassium 76, 222
Wasabia japonica 171
wogonin 91

X

xanthophylls 139
xanthotoxin 75
xylitol 35, 58
D-xylose 55

Y

yohimbine 158

Z

Zea mays 66
zingiberene 113
Zingiber officinale 113
Zizyphus jujuba var. *inermis* 124

薬学生のための天然物化学テキスト

定 価（本体 4,500 円＋税）

編者承認
検印省略

| 編者 | 高馬（たかば）本（ほん） | 石場（いしば）多（だ） | 喜（よし）義（ぎ） | 久江（ひさえ）昭（しょう） | 平成 21 年 3 月 31 日　初版発行ⓒ
平成 22 年 8 月 30 日　初版 2 刷発行 |

発行者　廣　川　節　男
東京都文京区本郷 3 丁目 27 番 14 号

発 行 所　株式会社　廣 川 書 店

〒 113-0033　東京都文京区本郷 3 丁目 27 番 14 号
〔編集〕電話 03(3815)3656　FAX 03(5684)7030
〔販売〕　　03(3815)3652　　　03(3815)3650

Hirokawa Publishing Co.
27-14, Hongō-3, Bunkyo-ku, Tokyo